坐好月子健康一生

主 编

王新良

副主编

侯红艳 马贵林

编著者

路 娟　杨丽昕　王会松　尹 力

闫晓静　尤晓雪　张菲菲　李艳艳

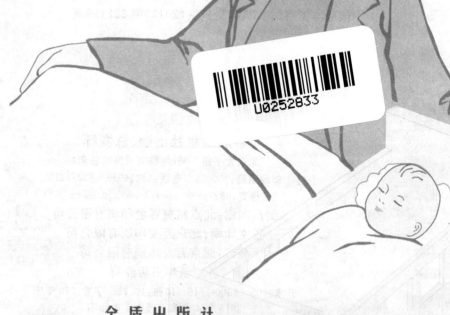

金盾出版社

内 容 提 要

　　本书由儿科和妇产科专家撰写。全书分上下两篇,上篇为妈妈篇,介绍其坐月子期间的保健知识,包括准备迎接新生宝宝、开始坐月子、坐月子饮食调理、月子里健康检查及防病、产后减肥与避孕;下篇为宝宝篇,介绍宝宝怎样能健康成长,包括了解新生儿的发育、新生儿喂养、新生儿的日常照料、新生儿常见疾病防治。本书内容科学,通俗易懂,着重解答年轻妈妈在坐月子期间可能遇到的各种问题及应对措施,适合年轻父母阅读。

图书在版编目(CIP)数据

坐好月子健康一生/王新良主编 . -- 北京 : 金盾出版社,2013.4
ISBN 978-7-5082-7893-3

Ⅰ.①坐… Ⅱ.①王… Ⅲ.①产褥期—妇幼保健—基本知识②新生儿—妇幼保健—基本知识 Ⅳ.①R714.6②R174

中国版本图书馆 CIP 数据核字(2012)第 222199 号

金盾出版社出版、总发行

北京太平路 5 号(地铁万寿路站往南)
邮政编码:100036 电话:68214039 83219215
传真:68276683 网址:www.jdcbs.cn
封面印刷:北京精美彩色印刷有限公司
正文印刷:北京万友印刷有限公司
装订:北京万友印刷有限公司
各地新华书店经销
开本:705×1000 1/16 印张:16.75 字数:270 千字
2013 年 4 月第 1 版第 1 次印刷
印数:1~6 000 册 定价:39.00 元
(凡购买金盾出版社的图书,如有缺页、
倒页、脱页者,本社发行部负责调换)

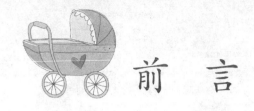

前 言

十月怀胎，一朝分娩。准妈妈们无不对这一时刻充满期待。但现实的问题又摆在面前：到底是自然分娩还是剖宫产，生完宝宝我还能像以前一样漂亮吗，坐月子吃什么才既健康又有营养，我该如何迎接这个小生命，如何照顾好这个娇嫩的小苗，母乳喂养和人工喂养哪个好，母乳喂养真的会让我变苗条吗，传统"捂月子"到底是对还是错，宝宝病了怎么办，产后检查都查什么，问题一个个的浮出，准妈妈们无所适从，怎样解决呢？

不用着急，我们参考了国内外的最新科研资料，结合多年的临床工作经验，针对月子里可能遇到的各种问题，编写了《坐好月子健康一生》一书，就是奉献给新妈妈们既科学又实用、解决这些问题的锦囊妙计。本书分为上下两篇，上篇妈妈篇，详细介绍坐月子可能遇到的各种问题及针对这些问题的应对措施；下篇宝宝篇，则相当于手把手教给新妈妈如何精心地护理和喂养好这个小生命的方法，以及防治新生儿疾病的知识。书中科学的方法，详尽的讲解，通俗的语言，能帮助产妇科学坐月子，使月子里更轻松，坐月子的生活方式更健康，让坐月子成为一生中最美好的回忆。

相信当今天的新妈妈们，以后回首这段坐月子的经历时，不会因没按本书的科学方法仍然"捂月子"落下病根影响健康而悔恨，会为科学喂养的无数宝宝成为社会精英、国家栋梁而自豪。我们也将为本书能使更多妈妈坐好月子既健康一生，又幸福一生而欣慰。

王新良

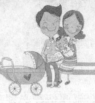

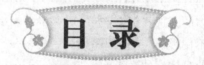

上篇　妈妈篇

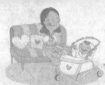

坐好月子健康一生

Zuohaoyuejijiankangyisheng

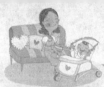

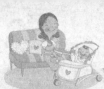

下篇 宝宝篇

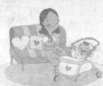

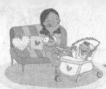

坐好月子健康一生

Zuohaoyuezijiankangyisheng

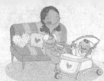

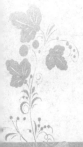

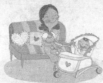

坐好月子健康一生
Zuohaoyuejijiankangyisheng

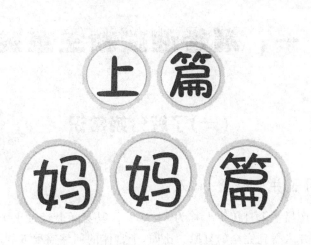

上篇

妈妈篇

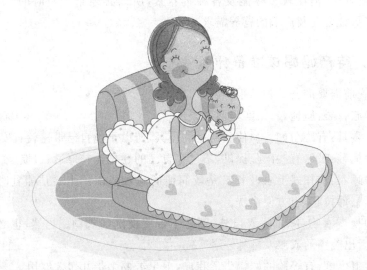

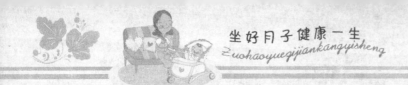

一、准备迎接新生宝宝

(一)了解分娩常识

1. 月子并非整整30天

人们将产后一个月传统上称为"坐月子",但实际上经过1个月的调整,身体许多器官并未得到完全的复原。比如,子宫体的回缩需要6周时间才能恢复到接近非孕期子宫的大小,胎盘附着处子宫内膜的全部再生修复也需6周;产后腹壁紧张度的恢复需要6~8周的时间。如果产妇在此期间干重活就容易患上子宫下垂等疾病。

产后除了产妇自身系统需要恢复外,还有一个重要任务就是哺乳。乳母由于要分泌乳汁,消耗较多热能及各种营养素,所以必须给予及时的、足够的补充,才能保证婴儿及产妇的营养需求。

2. 待产妈妈该准备什么

分娩前需要准备的物品很多。

(1)旅行袋:质地轻、结实是两大条件。

(2)寝具:有些孕妇习惯使用自己的寝具,所以干脆自己带比较有安全感。

(3)拖鞋:虽然有些医院提供,不过穿自己的还是比较舒适、习惯。

(4)睡衣:前扣式上衣及长裤是较简便的睡衣搭配。主要是哺乳时开扣方便,不须整件拉起,也方便换洗。

(5)换洗衣物:除了睡衣以外,别忘了带些换洗的衣物。当然,也必须准备一套产后出院穿的衣服及鞋袜。

(6)卫生纸:有经验的妈妈告诉我们,卫生纸要多带几包才够用。

(7)润肤乳液:避免皮肤干燥发痒使用的护肤用品。

(8)吸奶器:电动、手动两种。

(9)弹性袜:用于腿部保健。

(10)产褥垫:坐月子用。

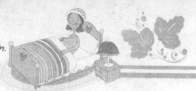

(11)妊娠膏:保养湿润产妇的皮肤。

(12)喂奶胸罩:喂母乳用。

(13)背婴带:带宝宝外出用。

(14)弹性内裤:帮助产后腹部恢复。

(15)束腹带:可以塑身,也可以帮助子宫收缩。

(16)防溢奶垫:多准备一些,可以选用一次性的。

(17)头发干洗剂:分娩期间可用来干洗头发。

(18)孕妇内裤:产前穿。

(19)乳头保护器:喂母乳时保护乳头。

(20)孕妇用免洗裤:产前、产后都可使用。

(21)产妇专用卫生棉:产后使用。

3．树立信心待分娩

为了能够顺利分娩,准妈妈们在孕期应该学习了解一些分娩的知识。

(1)分娩是人类繁衍的自然现象,绝大多数的妈妈都是可以平安度过分娩期的。准妈妈要有良好的心态,认识到自然分娩对宝宝将来生长发育的好处,树立信心。

(2)要知道分娩是一个时间较长的过程,只有经过充分有力的阵痛,使产道充分扩展,胎儿才能顺利娩出,所以疼痛是必然的。当逼着胎儿离开母体的宫缩到来时,不要感到恐慌和害怕。

(3)做好产前检查,及时发现怀孕期的不利因素,及时纠正治疗。注意调整饮食结构,避免因营养过剩而造成胎儿过大,影响产程进展。

(4)在分娩期间多听医生建议,选择合适分娩方式。在分娩中不要自作主张,应听从医务人员的指导。

4．分娩前要和医生沟通好

对多数孕妇来讲,从老人、长者、同事、朋友及邻居那里都会听到有关分娩的知识,亲人也会帮助孕妇做好精神和物质上的准备。准备越充分、越周密,越有利于分娩和母婴生活。除做好已经成为经验之谈的"硬件"准备外,还应做好如下"软件"准备。

(1)知道应该什么时候给医生打电话。

(2)知道如何能在医生和护士下班后还能找到他们。

(3)确定是先给医生打电话还是直接去医院。

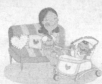

（4）了解家离医院有多远。

（5）清楚乘什么交通工具去医院。

（6）看看是否有人时刻守护在自己身边。

（7）清楚在上下班时间交通拥挤时，从家到达医院大约需要多长时间。

（8）最好预先演练一下去医院的路程和时间。

（9）寻找一条备用的路，以便当第一条路堵塞时有另外一条路可尽快到达医院。

（10）提前将家里的事情安排好，如请人帮助照顾和料理家务。

（11）工作的事情是否安排好了，应该让上司和同事知道预产期。

5. 如何选择分娩医院

生孩子可是大事，所以要慎重选择医院。如何选择呢？

（1）看医院和医生的口碑如何：这一点对于外行人来说是很难判断的。可以先收集一下医院的有关信息，再做选择。比如，可以听听已经作了妈妈的人或护士的介绍。

除了对医院的评价外，还要认真地了解一下是否有单人的产房，配餐，以及费用等详细情况。

（2）看能否选择分娩方法：正常的分娩方法中有不用任何药物的自然分娩和进行麻醉的无痛分娩两种分娩方式。

一般来说，选择医院的时候，也会同时选择分娩方法。尽可能在决定分娩方法以后再选择医院。

（3）看是母婴分室还是母婴同室：如果是母婴分室，孩子会被放在卫生的新生儿室，妈妈产后能得到较好的休息。但缺点是，妈妈还没来得及知道孩子的状况及带孩子的方法，就出院了。

如果是母婴同室，虽然妈妈有时休息不好，但是妈妈可以与宝宝保持亲密接触，让自己的爱心陪伴着小宝宝。

（4）看是否倡导母乳喂养：倡导母乳喂养的医院会指导新妈妈哺乳的方法和乳房按摩法等。

（5）看离家的远近：即使是口碑再好的医院，如果离家太远，入院也很困难。妊娠中如何抵达医院，以及住院的有关事宜，也是要考虑的问题，所以最好能选附近的医院。

6. 入院倒计时应做的事

临产的孕妇马上要入院待产了,要从精神和物质两方面做准备。

(1)精神饱满、情绪稳定地去迎接分娩挑战,不害怕、不紧张、不听不看刺激性强的新闻和影片。

(2)每天洗澡,清洁身体,修剪指甲,但要注意安全,不宜长时间地进行热水浴。

(3)严禁性生活,防止胎膜早破和早产。

(4)禁止做大动作如追赶汽车,避免在拥挤的环境中逗留,或做登高运动等。

(5)不要独自长时间外出。外出要有人陪伴。万不得已独自外出需要先告知家人或留便条通知家人,以防突然临产。

(6)饮食要高营养、低盐分,多食牛奶、鸡蛋、鸡汤。尤其午餐要有营养、定时,对分娩有益。保持充足睡眠,积累体力。

(7)准备好入院所需用具,妥善安排分娩回家后所需用具。

(8)将自己和孩子所需物品放置于显眼位置。

(9)熟练分娩的辅助动作,练习呼吸技巧。

7. 什么时候该去医院待产

临近预产期,对孕妇来讲已到了身体和心理负担最重的时期,但总要再努力坚持一段时间,很快就会度过难关。此时,孕妇应当有信心,保持心情愉快;丈夫应给予妻子充分的关心和爱护;周围的人和医务人员也必须给予孕妇一定的帮助和指导,使之能顺利分娩。什么时候该去医院待产呢?有如下症状就应做准备了:

(1)宫缩腹痛:如果子宫一阵阵发硬,并感到疼痛或腰酸,提示分娩快要开始了。这种宫缩腹痛开始时往往不规律,持续时间很短,10分钟甚至半小时1次。此时不要紧张,不必马上到医院,因为这种宫缩有的人持续1~2小时,有的人也可能要2~3天,有的人夜里腹痛,天一亮又不痛了。在此期间要吃好、休息好,保存体力。宫缩一旦频繁、剧烈且有规律,每10分钟左右一阵儿,子宫又变硬,估计是要临产了,应到医院待产。

(2)见红:阴道流出少量血性分泌物,初产妇可能在24小时要正式临产。阴道出血量多、鲜红,比月经还多,应马上去医院。

(3)破水:阴道突然流出像尿一样多的水,带点腥味,不能自己控制,这是破水。此时无论是否有宫缩都要及时去医院,在路上应平卧,因羊水流出时可能脐带会随之脱出,脐带绕颈可导致胎儿死亡。

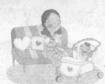
从临产到分娩,初产妇要经历几个小时到十几个小时,经产妇要短一些,因此初产妇夜间临产不必像经产妇那样急于去医院,但也不要刻意延误。

8.为宝宝准备什么样的衣服

新生儿皮肤娇嫩,毛细血管丰富,对冷热的调节功能差,抵抗力弱。所以,为宝宝准备的衣服要以冬天保暖、夏天散热、穿着舒适、不影响生理功能(皮肤出汗、手脚的运动等)为原则。

最好用纯棉布、薄棉布、薄绒布自制衣服,也可以选用其他新生儿穿过的衣服。衣服要质地柔软、装饰物少、色彩浅淡、洗涤方便。衣服要洁净,存放时不要放樟脑丸。

衣服的胸围和袖口要宽松,以便穿脱。不要用扣子,可以系带子。扣子会擦伤新生儿娇嫩的皮肤。衣服的接缝要少,接缝处及衣下摆毛边朝外,以免衣缝太厚磨伤孩子的皮肤。新生儿颈短,不适合穿带领子的衣服,所以上衣的式样以斜襟为宜。新生儿不宜穿毛衣,天冷时可穿无领斜襟棉袄,前身要盖过肚脐,后身可以稍微短一些,以防尿湿。亦可以穿后开口的小棉袄,不必穿裤子。夏装可为睡裙式单衣,高温天气可用肚兜。

另外,还要有蓬式拉链袋和婴儿帽,外出时很实用。

9.宝宝需要专用被褥

新生儿应有专用被褥,不可与成年人共用。被子最好是用棉花做的。棉花透气性好,容易吸汗,太阳晒后比较柔软和蓬松。被子要易于拆洗。可以装在被套内。褥子不一定要买新的,因太松软的褥子会使新生儿身体下陷,导致脊柱弯曲,不利于睡眠。可将成年人的褥子折叠给婴儿使用。褥垫应该舒适整洁,边角完好。褥垫边与床边距离不得超过两指宽。如果家中有人有过敏症史,在选择褥垫、被子时要格外注意其质地、性质,以防引起各种过敏症。

新生儿的枕头约36厘米宽。可用荞麦皮作芯,不宜装得太满,否则会使头颈弯曲,影响新生儿的呼吸和吞咽。

其实,新生儿也不一定要用枕头,吐奶和打嗝会不断弄湿枕头,可用折叠的毛巾代替枕头。若新生儿枕毛巾不舒服再换枕头。

10.为宝宝准备物品应注意的事项

宝宝即将出生,准爸爸准妈妈需要为迎接宝宝而忙碌了。为宝宝准备东西有什么要注意的事项呢?

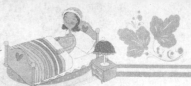

第一,购买新生儿生活用品最佳时期是怀孕中期。如果太早了难免会有点冲动;太晚了的话,准妈妈就会身材臃肿不方便出行。怀孕中期,准妈妈可以去商场选购自己喜欢的用品。

第二,新生儿的一些用品可以借用或求租。新生儿的一些生活用品只是一时之需,所以可以借用周围的亲戚、朋友家用过的二手用品,如摇篮、小床等。如果借不到,租用一个也是可以的。

第三,父母要灵活的利用家中现有的物品。例如,大小适合的毛巾可以当单包被;大小合适的桶可以做一个浴缸;可以用锅来做奶瓶的专用消毒器皿。

第四,准妈妈可以亲手准备几样用品,如手脚套、肚兜等简单的用品。

11. 宝宝需要的物品

宝宝即将出世,准爸爸准妈妈需要为宝宝准备必要的生活用品了。也许一些准妈妈正为此事而伤脑筋,其实这一点儿也不难,下面的用品清单既科学又全面。

(1)衣服和被褥:这些用品可以根据宝宝的出生季节来准备。如果是在冬季,就要准备贴身穿的小棉衣裤和小棉外衣。衣服尽量穿脱方便、质地柔软和吸水性强。准备的小棉被褥最好用新棉花制作,这样的被褥保暖性好。在夏季出生,有单薄的内衣裤、小毛巾被或单包被就可以了。若在春秋两季,要选择棉绒的内衣裤、夹被或毛毯。衣服和被褥要多准备几套,以便换洗,并且不要放在有樟脑球的衣柜中。在宝宝出生前几天,要把准备的内衣裤清洗一遍,把衣服、被褥晒一晒。

(2)尿布和尿垫:尿布可用柔软、吸水性强的旧棉织品裁剪而成,如旧被单、旧衣裤等,颜色宜淡,以便观察宝宝大小便的颜色。尿布要准备20块以上,以备勤替换。另外,还可以准备点一次性的纸尿裤。为了防止大小便浸湿被褥,可准备10个左右的尿垫,垫在尿布下面。尿垫最好也是用棉布做的,因为透气性好。

(3)清洗用品:宝宝的清洗用品要个人专用,以防交叉感染。首先要多准备几条毛巾,洗脸、洗澡、洗屁股时分开使用。此外,还要准备好洗澡的用具,如洗澡盆、浴巾、婴儿皂、爽身粉等。

(4)喂哺用具:奶瓶是必须准备的,无论父母打算用什么方式喂养。最好准备个大奶瓶,同时小奶瓶也要准备2~3个。另外,还要准备吸奶器。

(5)其他用品:体温表、热水袋、消毒棉花棒及酒精也是要准备的物品。

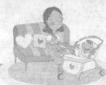

12. 准爸爸须知

越接近预产期,准妈妈越容易因为不知何时会发生阵痛而感到焦虑。就算心理已经有所准备,但是大多数的准妈妈还是希望丈夫在身旁时才开始阵痛。准爸爸应该了解妻子这种不安的心理,不要以为只要去医院就会有医生照顾。丈夫一句体贴的话往往能给妻子生小宝宝增加力量。请为妻子和宝宝做好下列几点:

(1)早一点回家:让待产的准妈妈最不安的就是夜晚独自在家。所以,请准爸爸尽可能早点回家。

(2)随时保持联络:晚回家时一定要告诉妻子自己身在何处。不管是加班或和朋友一起喝酒,妻子知道丈夫在哪里会比较安心。准备回家时最好先打个电话:"我要回家了。"在自己随身携带的笔记本上记下预定分娩医院的电话,妻子娘家和邻居的电话号码。

(3)减少假日的应酬:预产期越来越近,假日最好尽可能陪在妻子身旁。可以向周围的人说明原因,请对方理解。妻子为了准备分娩会有许多事需要外出办理,丈夫不妨陪妻子去买东西、帮忙开车或提东西。

(4)不要在意妻子的任性:当产期越来越接近,不安、担心和害怕往往会使准妈妈焦虑不安,或许会变得有点任性,这时丈夫不妨睁只眼闭只眼。相信不久后,妻子就会抱着宝宝展露美好笑容。

(5)调整工作日程:妻子的预产期临近了,准爸爸也该有些准备,先将工作安排好,以便在自己照顾妻子时,不影响工作的顺利进行。

(6)尽早交接家务事:尽早询问家务事的处理方法。如果已经有第一个孩子,不妨和孩子一起等待妈妈出院。不要忘了洗碗盘、清扫、洗衣服等工作,不要以充满垃圾的房子迎接新生的宝宝。

13. 推测预产期的方法

计算预产期的方法有下列几种:

(1)按末次月经计算:末次月经第一天的月份+9(或-3),月经日期+7。例如,最后一次月经日期:2008年5月13日,预产期应是:2009年2月20日。

(2)按引起妊娠的性交日期计算:从性交日期算起的第266天,即分娩预定日期。

(3)按初感觉胎动日期计算:最后一次月经不清楚或月经不准的人,上面的方法不可靠,就以母体第一次感到胎动的日子加22周(第一次分娩的产妇),或

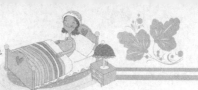

加 24 周(已有分娩经历的产妇)。第一次分娩的产妇一般在 18 周后会感到胎动,已有分娩经历的产妇一般在 16 周后会感到胎动,但此法不太可靠。

推算预产期的目的,并不能确定真正的分娩日期,其实在预产期的前后 2 周分娩都算正常,及时、有计划地做准备对孕妇和胎儿都会有帮助。

14. 产程分为哪 3 个阶段

从规律性子宫收缩开始到胎儿胎盘娩出为止的全过程称为总产程。总产程在临床上分为 3 个阶段,即 3 个产程。

第一产程,又称宫口开全期。从产妇出现间隔 5～6 分钟的规律性宫缩开始,到子宫颈口开全结束。

初产妇的子宫颈较紧,扩张较慢,需 10～12 小时。经产妇的子宫颈较松,需 4～10 小时。

第二产程,又称胎儿娩出期。从子宫颈口开全到胎儿娩出,初产妇需 1～2 个小时,经产妇在 1 小时以内,有的仅数分钟。

第三产程,又称胎盘娩出期。从胎儿娩出到胎盘娩出,需 5～15 分钟,一般不超过 30 分钟。

现在,有人主张把产后 2 小时称为"第四产程"。因产后出血大多发生在这 2 小时内,在这段时间里产妇仍需留在产房观察。如一切正常,2 小时后产妇被送到休息室,分娩过程才算真正结束。

15. 如何预防早产

预防早产的关键是加强孕期保健,从妊娠早期开始,定期做好产前检查,以便尽早发现问题,进行恰当的处理。

要积极预防和治疗妊娠高血压综合征及各种异常妊娠。注意改善生活环境,减轻劳动强度,增加休息时间。

保持心境平和,消除紧张情绪,避免不良刺激。

要摄取合理的、充分的营养,多吃含蛋白质丰富的鱼、肉、蛋及豆类食品,多吃些新鲜蔬菜及水果。怀孕后期应多卧床休息,并采取左侧卧位,以改善子宫、胎盘的血液循环,减少宫腔内向宫口的压力。

妊娠期间要节制性生活,妊娠 7 个月后应避免性生活。发现产前出血(主要是前置胎盘和胎盘早剥)和先兆早产征象应及时请医生诊治。

如能做到以上几条,就可以避免胎儿早产。

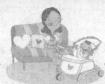
16. 什么是产力

当准妈妈的预产期到了，这就提示胎儿已经成熟，很快就要来到人间，同时胎盘的营养供应系统就会慢慢退化直到停止。可是宝宝哪知道问题的严重性，他们只知道在妈妈的子宫里吃得好、睡得好，不愿意经过艰难的路程来到人间。所以，准妈妈需要一种把胎儿逼出来的力量，这就是医学上所说的"产力"。这种把胎儿逼出来的力量有它的特点，即节律性、对称性、极性和缩复作用。这些特点既能保证把宝宝"逼"出来，又不会造成宝宝的损害，还能让孕妇的子宫下段、子宫口和阴道慢慢地、被动地扩张开大，将宝宝平安娩出。

一般来说，产力在怀孕晚期就已经出现了，临近预产期出现的频率就更多了。它表现在孕妇身上，就是子宫突然像球样隆起变硬，不过很快就消失了，而且没有规律。真正的临产标志是在10分钟内有两次的宫缩，而且有规律，同时有宫颈口的扩张和胎头的下降。从这时算起宫口扩张完全（10厘米）到宝宝娩出需要12～14小时。对产妇来说，她感到的只是一阵一阵有规律并且不断加重的腹痛（即宫缩）。在这个时候，有的产妇坚持不住了或信心不足，就叫喊着医生："快给我打催生针吧！我要止痛针！"在这里要告诉产妇的是：只有经过足够时间的宫缩，才能使子宫口扩张开全，以利于胎儿的下降。这个过程过急、过慢、过强、过弱，都会造成妈妈和宝宝身体的严重损害。医生们都懂得这个道理，没有特殊情况是不会干涉的。准妈妈也应该提前了解这个过程，尤其对初产妇来说，短时间的疼痛是很难完成上述过程的。

17. 什么是产道

胎儿从阴道娩出的通道，就是医学上所说的产道，包括骨产道和软产道。

软产道是由子宫下段、子宫颈、阴道及盆底软组织构成的弯曲管道。软产道通常是紧闭的，当分娩时，由于强有力的宫缩，以及胎头下降的挤压，软产道会被动地、慢慢地扩大，当扩张达到直径10厘米时，宝宝就可以顺利通过。

通常我们所说的产道，是指骨产道（骨盆），它不是一个四壁光滑的垂直通道，而是一个仅8～9厘米深，形态不规则的椭圆形弯曲管道，宝宝要想通过它可不是那么容易。而且，在这个不规则弯曲管道中间还有两个路障（坐骨棘），宝宝只能从两者中间通过。这个间径的距离平均为10厘米，所以大脑袋的宝宝就容易被卡住。

通过以上叙述就可以知道，宝宝要想垂直下降通过产道来到人间是不可能的，他必须在通过每一个关卡时发生转动，用自己头部来适应妈妈固定产道的最大径线。很多宝宝就是因为各种原因被阻挡在产道的某一部位而造成难产。如果妈妈的骨盆有异常(发育过小或受过外伤),那么这个管道的某些径线就会缩短,宝宝通过时就会受阻。有时妈妈的骨盆径线是正常的,但宝宝在妈妈肚子里贪吃贪睡变成个小胖子(巨大儿),在分娩通过产道时,就可能会因为头太大、躯体太胖而不能通过妈妈产道固定的径线而被拦住。

18. 胎儿太胖是否影响顺产

胎儿的大小及胎儿在妈妈子宫里所躺的位置都很关键,这在自然分娩中是相当重要的因素。

一个足月胎儿的头径(双顶径)平均为 91～93 毫米,而妈妈骨盆中最窄的一条径线宽度约为 100 毫米。如果宝宝的脑袋很大,双顶径近于 100 毫米,通过产道时就会比较困难。一般的宝宝重 3 000～3 500 克,通过妈妈的骨盆没有什么问题。但是,当宝宝的体重大于 4 000 克(通称巨大儿)时,通过妈妈的产道就会有一定难度。所以提醒准妈妈们要注意营养均衡,不要让胎儿长成小胖子。胎儿巨大的体形不仅可以造成分娩困难,还会影响孩子将来的发育。

有些宝宝虽然很小,当在妈妈子宫里躺的位置不对(正常位置的宝宝应该是头向下,双手紧紧抱在胸前,两腿紧紧贴于胸部),如仰面朝天、屁股或腿朝下、或头部不紧贴胸部等,就不能在产道里及时转动来适应产道的形态,可能会被卡住而影响娩出。当发生这种情况时,妈妈也是没有办法的,只好求助于医生。

19. 临产紧张会使产程变慢

焦虑紧张不但会影响产妇情绪,同时会消耗产妇的体力,使产妇对疼痛的敏感性增加,以致大脑皮质神经中枢指令的发放紊乱。

宝宝要来到人间,妈妈的身体会"发动"宫缩,让宝宝快出来。这些动作需要听从人的大脑皮质神经中枢司令部的命令,而精神因素的好坏可以直接影响大脑皮质神经中枢命令的传送,产力过强或过弱,都会影响宝宝的下降及转动,使产程进展缓慢。

胎儿在子宫内待的时间过长容易造成缺氧、窒息,甚至死亡,即使存活下来,也有可能出现智力障碍。同时,产妇精神紧张还会使产后大出血的发生率升高。

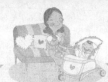

20. 哪些表现是产后正常现象

十月怀胎,一朝分娩。虽然怀孕生孩子是一个很自然的过程,但是有不少准妈妈还是心中有些畏惧。我们来了解一下产后有哪些现象属于正常现象,心中的恐惧自然会减轻一些。

(1)分娩后发抖或寒战:胎儿一娩出,产妇感到全身轻松,有时会出现全身不可控制的抖动,有的出现寒战。这些都是正常现象,喝点红糖水就会好的。

(2)体温升高:在分娩时由于肌肉的疲劳,有的人体温一时上升到38℃左右,这是正常的生理反应,一般在数小时后就会退下去。由于乳汁分泌旺盛,在产后3~4天,乳房胀痛的同时,身体也会发热,但不超过38℃,24小时内自行下降也属正常。如果38℃以上的高热持续不退,就可能是其他异常情况,需要请医生诊治。

(3)出汗:产后数日内,由于皮肤排泄功能旺盛,出汗特别多,尤其是在睡眠和刚醒时更多,有时可浸湿内衣,常在数日内自行好转,这是正常生理现象。但出汗过多,身体虚弱,要注意预防感冒。

(4)子宫收缩痛:分娩之后的1~2天,子宫一阵阵收缩引起腹痛,称为宫缩痛。多见于生第二胎以上的产妇,常在喂奶时加剧,3~4天后自行消失。

(5)会阴部疼痛:分娩时由于胎头的压迫,使会阴部水肿疼痛。在分娩后1~2天内排尿时会感到会阴部疼痛,1周后可恢复。如果分娩时施行了会阴切开术,分娩后1~2天内伤口有时会发生痉挛性疼痛,但不必担心,拆线后症状会减轻。

(6)分泌乳汁:乳房在妊娠期受到激素的影响而开始变大,分娩后会更大。分娩后2~3天感到乳房疼痛,并开始流出乳汁,分娩后4~5天乳汁逐渐增多。乳汁分泌因人而异,从正常到能充分满足婴儿的必需量,大部分人需要2周左右的时间。开始流出的乳汁叫初乳,呈黄色,内含丰富的抗体,能增强新生儿的免疫功能,千万不要倒掉。1周后初乳过渡成白色的不黏的成熟乳。

(二)慎重选择分娩方式

1. 自然分娩

近年来,国内外剖宫产手术率不断上升,根据某市的专项调查结果表明,剖宫产率竟然达到了32%以上。其中除了绝大部分是产科医生根据孕情的需要

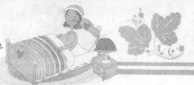

而决定做的之外，其余部分是社会因素和心理因素造成的。有的孕妇及其家人认为剖宫产安全，可保证顺利得到孩子；有的孕妇惧怕临产时"撕心裂肺"的痛苦，以为剖宫产可以免受痛苦；也有的人认为剖宫产的孩子聪明，因而要求做剖宫产手术。

其实，女性妊娠和分娩都是极其自然的生理现象，是人类繁衍后代所必经之路。怀孕 280 天左右，正如瓜熟蒂落，必然要分娩。在妊娠期间为了适应胎儿不断生长发育的需要，以及迎接分娩的到来，母亲体内的各个系统和器官，尤其是生殖器官都发生了很大的变化，这些变化都是生理性的。妊娠足月后，子宫肌肉出现有规律的收缩，随之子宫颈口开大，胎儿通过产道从子宫里娩出。产后母亲身体各个系统和生殖器官又相继恢复到原来的状况，这个复杂的过程也是一个自然规律。

首先，胎儿经阴道分娩，分娩过程中有规律的子宫收缩能使胎儿肺脏得到锻炼，为出生后自主呼吸创造了有利条件。其次，经阴道分娩时，胎头的娩出就像游泳时抬头换气一样，可将胎内积储在肺、鼻和口腔中的羊水和黏液挤出，这样胎儿落地后呼吸道通畅，新鲜空气进入肺部，可以立即进行氧气交换，胎儿易成活。另外，阴道自然分娩时，最低处的胎头因受子宫收缩的挤压，头部血液充沛，可为脑部的呼吸中枢提供较多物质供给。值得注意的是，胎头在通过产道时被拉长变形是一种自然情况，一般不会影响智力。

现在，人们都提倡回归自然，分娩也如此。自然分娩能在分娩过程中通过产道的挤压作用进一步刺激婴儿的脑和肺的发育，比剖宫产的孩子更健康聪明。但事情总是两个方面的，这种自然分娩会疼痛十几个小时，尽管不会像有的产妇所说的那样会痛得死去活来，但也需要妈妈们去忍受。因此，要向产妇介绍如何才能让自己少受痛苦，顺利分娩的合作方法。

2. 剖宫产不比自然分娩安全

近些年，剖宫产在我国一直呈现居高不下的趋势。据了解，在发达国家选择剖宫产的比率在 20 世纪 70 年代是 5％，而现在一些国家剖宫产的比率已经超过 50％。尽管剖宫产是否有利还存在争议，但是在一些贫穷国家剖宫产手术也在大量增加。

妇产科专家认为，剖宫产在许多案例中都曾挽救过产妇的生命。例如，在胎盘前置的情况下，如果产妇自然分娩就会引发大出血，从而面临生命危险。另外，剖宫产也更适合多胞胎等特殊情况。许多产妇都认为剖宫产是更保险的方式。

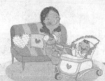

然而,剖宫产因为使用了大量的麻醉药而受到人们的质疑。研究表明,迄今为止仍没有证据表明剖宫产比自然分娩更安全。从新生儿角度来看,由于婴儿未经产道挤压,有部分胎肺液不能排出,容易导致出生后不能自主呼吸,而引发新生儿窒息、肺透明膜等并发症。

3. 高龄初产妇不是必须剖宫产

女性 35 岁以后初次分娩,医学上称之为高龄初产妇。由于高龄初产妇的某些生理变化,选择剖宫产分娩的人数较多,剖宫产率也有随年龄增长而增高的趋势。

高龄初产妇剖宫产率高有主客观两方面因素。从客观讲,随着女性年龄的增长,子宫肌层退化,肌层中的裂隙逐渐减少,这种生理改变使得分娩过程中神经冲动传递减少,肌肉收缩减弱,可能难以产生有效宫缩而造成宫缩无力。此外,在医疗条件差的地区,由于孕期医疗保险防护差,高龄初产妇并发症如妊娠高血压综合征发病率增高,使得阴道分娩安全系数下降;从主观上讲,不少高龄初产妇对阴道分娩缺乏信心,害怕经阴道分娩失败后再行剖宫产。同时,对于临床产科医师来说,高龄初产妇经阴道助产分娩的技术水平要求极高,难免要承担风险,因而也宁愿选择对产妇实施剖宫分娩。

其实剖宫产存在不安全问题,突出的是剖宫产手术麻醉时可能导致产妇低血压而致胎儿缺氧;术中有造成胎儿损伤的危险性;由于缺少阴道挤压,胎儿气道内液体未被挤压排出,易致胎儿生后产生肺透明膜病等,这些都是不利因素。

对于高龄初产妇选择何种分娩方式,应根据产妇自身情况决定。如果产妇处于无妊娠高血压综合征等并发症,分娩发生后宫缩良好,胎儿位置正常的情况下,最好是以阴道助产分娩为主。如果产妇状况差,就应该选择时机采用剖宫产术终止妊娠,以提高母婴的生命安全性。

4. 哪些情况必须剖宫产

剖宫产是一种经腹部切开子宫取出胎儿的手术,应用及时得当可起到挽救母婴生命的作用。一般用于解决各种难产及妊娠分娩过程中的并发症。不过,若不能正确掌握此种手术的使用标准,不仅达不到预期目的,还可能造成不良后果。不管怎样,医生在决定是否采用剖宫产时是有具体标准的,大致有以下几种情况:

(1)产妇方面:产道异常,如骨盆狭小、畸形、骨盆与胎儿头围大小不符;先兆子宫破裂;重度妊娠并发症,如合并心脏病、糖尿病、慢性肾炎等;重度妊娠高血压综合征;临产前子宫收缩无力,经用缩宫素无效者;产前发生严重大出血,

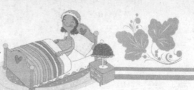

如前置胎盘、胎盘早期剥离等；产程过长（超过30小时）；高龄初产妇（大于35岁）；产妇患有急性疱疹或阴道性病者。

对于有剖宫产适应证的孕妇，剖宫产不但能使其少受痛苦，而且还能避免其生命受到威胁。但是剖宫产带来的负面作用也很多。首先，剖宫产比正常分娩的产妇出血多，术后恢复也较慢，产后乳汁分泌也会减少。其次，术后可能引发泌尿、心血管和呼吸系统的综合征，也可能引发子宫等生殖器官的多种病变，如子宫切口愈合不良、子宫内膜异位等。另外，对于再次分娩也会有不利的影响。

（2）胎儿方面：在危急情况下，剖宫产确实是挽救胎儿生命的有效手段。在当代，由于手术及麻醉技术的发展，输血安全性的提高，抗生素的发展和应用，大大提高了剖宫产手术的安全系数，确实是帮助胎儿安全降生的好方法。

胎位异常，如横位、臀位，尤其是胎足先入盆，持续性枕后位等；产程停止，胎儿从阴道娩出困难；胎儿尚未分娩，而胎盘提早剥离，或脐带先行由阴道脱出者；胎儿宫内窘迫、缺氧，经治疗无效者；其他不宜自然分娩者，均可行剖宫产手术。

5. 为什么越来越多的人选择剖宫产

剖宫产并不是最理想的分娩方式，它只是一种万不得已的补救措施，用来解决难产、保全胎儿和孕妇生命的一种应急措施，孕妇不能盲目选择剖宫产。

我国剖宫产率逐年增高的两大主要原因：

（1）社会因素：对剖宫产缺乏正确认识，认为剖宫产儿比正常产儿聪明、母亲体形恢复好，产妇及其家属不愿让胎儿有任何围生期缺氧及产伤的风险，忽略剖宫产的弊端。产科医师由于工作缺乏有力的法律保护，因此对于可能对母婴不利的某些异常情况，产科医生就会动员产妇做剖宫产手术，避免承担风险。在这种情况下，产妇为了胎儿的安危也愿意选择手术；还有些产妇对自然分娩有恐惧心理，无法忍受分娩过程中的疼痛，从心里拒绝自然分娩；另有些产妇及其家属对分娩时辰有要求，想选择吉时让宝宝出生。

（2）医源因素：臀位分娩几乎已经被剖宫产替代；人群中，高龄产妇比例增加；胎心监护仪的普及应用，假阳性率较高增加了剖宫产概率；年轻医生处理难产的经验不足、怕承担风险，剖宫产相对容易解决问题。这些都是造成剖宫产率升高的原因。

6. 剖宫产有哪些不良影响

近期看，剖宫产手术后妈妈的身体恢复比自然分娩慢。远期看，剖宫产妈

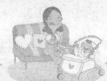

妈发生子宫粘连、慢性腹痛、贫血、劳动力减退等情况都比自然分娩的妈妈严重。剖宫产后,宫外孕的发生与手术造成的子宫周围粘连或感染有关。

与正常分娩相比,剖宫产并发症较多。对产妇来讲,手术过程中的麻醉风险,术中出血量多于自然分娩,手术后易发生感染,手术后活动受限制,不能很快恢复饮食,这些因素会引起乳汁减少,使哺乳时间推迟;腹部手术伤口愈合比阴道自然分娩慢得多。对宝宝来讲,阴道分娩,胎头娩出过程中经产道多次挤压,使胎儿的大脑和肺受到规律性、渐进性的良性刺激,有利于新生儿的智力发育。同时,肺内液体被挤压出来可明显降低新生儿肺炎、湿肺的发生。剖宫产分娩的孩子由于没有经过产道挤压过程,湿肺等并发症比自然分娩高。

7. 剖宫产对宝宝的身体有什么影响

剖宫产不但对妈妈有影响,对宝宝也会有一些影响。

正常分娩的胎儿经过产道,经历子宫收缩和产道的压迫,胎儿发生了一系列的变化,特别是适应能力的变化,在踏入复杂的外界环境之前已做好了充分的准备,出生后会很快适应周围环境;剖宫产儿适应较慢,尤其是未开始宫缩前的剖宫产儿(称为选择性剖宫产)。

正常分娩过程中,胎头受压,头部出现充血,有利于建立正常呼吸,出生后短时间性呼吸量高达每分钟1 530毫升,胸廓扩展程度较高;剖宫产儿的呼吸中枢处于胎儿期的低功能状态,出生后每分钟的呼吸量仅为1 080毫升。

肾上腺皮质激素有利于肺泡表面活化剂(卵磷脂)合成,促进肺泡的成熟;剖宫产儿由于纤维溶解作用低,肺泡表面沉积纤维素形成透明膜症,易发生呼吸困难、缺氧症等。

近年来,儿科医生已发现剖宫产儿在幼儿时期有"认知"方面的障碍,朗读及计算能力较差,估计与出生时未经挤压有关。孕妇一定要知道剖宫产的利弊,正确对待才能兴利除弊,促进母婴健康。

8. 剖宫产可影响孩子胃肠健康

剖宫产的婴儿肠道中双歧杆菌样细菌和乳酸杆菌样细菌定植的速度延迟,发生腹泻和对食物过敏的危险性大于阴道分娩婴儿。剖宫产可能是2岁以前发生喉喘鸣和至少对食物过敏原发生过敏的危险因素。剖宫产的婴儿形成多样化菌群的速度比较缓慢,与顺产的婴儿有差别,甚至在出生6个月之后,也可能到7岁的时候仍与顺产的婴儿有差别。

研究提示,剖宫产的婴儿肠道菌群的形成延迟可导致婴儿在相当长一段时

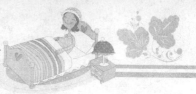

间内可能存在免疫功能相对不足,易发生过敏性疾病。如果剖宫产的婴儿不能母乳喂养,那么只能为这些宝宝选择合适的奶粉来替代母乳。

(三)识别产前征兆

1. 真假分娩怎样辨别

有的产妇有时会出现分娩的假象或子宫无规律的收缩,真假分娩需要仔细辨别,通常假分娩宫缩无规律,且宫缩程度不如真分娩剧烈。辨别的办法是检查阴道,看子宫颈的变化。还可进行宫缩计时,计算连续两次开始宫缩的时间间隔,持续记录 1 小时。下面列出真假分娩之间的差别。

(1)宫缩时间不同:假分娩的宫缩无规律,时间间隔不会越来越小。真分娩的宫缩有固定的时间间隔,随着时间的推移,间隔越来越小,每次宫缩持续30~70秒。

(2)宫缩强度不同:假分娩的宫缩通常比较弱,不会越来越强;有时会增强,但之后又会转弱。真分娩的宫缩强度稳定增加。

(3)宫缩疼痛部位不同:假分娩通常只在腹前部疼痛。真分娩先从后背开始疼痛,尔后转移至前部。

(4)运动后的反应:假分娩的产妇行走或休息片刻,甚至换一下体位都会停止宫缩。真分娩不管如何运动,宫缩照常进行。

2. 什么是急产

经常在一些电视、电影情节里看到,孕妇一大叫肚子痛,接着宝宝就要生了;事实上,如果出现产痛就立即分娩不是常态,而是急产。急产会对妈妈及胎儿造成伤害。

什么是急产?急产是指出现产痛后 3 个小时内即完成分娩,子宫颈的扩张速度初产妇每小时 5 厘米以上、经产妇(生二胎或以上的女性)每小时 10 厘米以上;通常会有异常强烈的子宫收缩、很低的产道阻力,或者产妇对产痛没有知觉。

3. 发生急产怎么办

假如急产发生了,来不及到医院去怎么办呢?发现小宝宝的头已经降到阴道时,不要惊慌,以下步骤可让胎儿安全娩出。

(1)先找到一个安全平坦的地方,准备干净的毛巾,助产者以蹲坐或者半坐卧

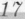

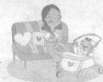
的姿势,用手掌轻轻压住阴道与肛门间,让小宝宝的头以缓慢的速度慢慢娩出。

（2）头娩出之后再用一点点力,胎儿应该就可以娩出了。

（3）胎儿娩出的速度通常在头娩出之后变快,因为有羊水和胎脂所以很滑,应用干净毛巾小心包裹胎儿并擦拭。

（4）脐带用橡皮筋或绳子在中间绑紧,再用干净的剪刀剪断,注意脐带断端长度至少要留5厘米。

（5）通常在胎儿娩出后15分钟内,胎盘会伴随一阵子宫收缩娩出,假如没有,不用急着娩出来,待到医院再处理。

（6）胎儿体温调节能力差,娩出后要注意保暖。

分娩其实是很自然的事情,通常都能在自然的状态下顺利完成,只是医护人员的协助可以避免一些可能的危险,或者使整个产程安全顺利,而医院的各种设施可以使胎儿在出生后立即得到卫生与安全的照护。

假如是已知可能发生急产的孕妇,最好在事前与医师做好充分准备,并准备好生产包,事先将入院所需证件及物品放入其中,再安排好交通工具、路线,以及可陪同分娩的人,以避免措手不及的分娩。

假如分娩已经不可避免的发生了,也不要慌张,按照上述步骤一步一步完成,再尽早到医院进行产后的照顾就可以了。

4. 分娩前容易忽视的征兆

多数产妇能推算出预产期是哪一天,但却无法准确知道是什么时刻。一般来说,即将分娩时子宫会以固定的时间周期收缩。收缩时腹部变硬,停止收缩时子宫松弛,腹部转软。另外,还有一些变化也许不为人们所重视,举例如下:

（1）产妇感觉胎儿要掉下来,这是胎儿头部已经沉入产妇骨盆。这种情况多发生在分娩前的一周或数小时。

（2）阴道流出物增加,这是由于孕期黏稠的分泌物积聚在子宫颈口,由于黏稠的原因,平时像塞子一样将分泌物堵住。当临产时,子宫颈胀大,这个塞子就不起作用了,所以分泌物就会流出来。这种现象多在分娩前数日或在即将分娩前发生。

（3）水样液体的涓涓细流或呈喷射状自阴道流出,这叫做羊膜破裂或破水。这种现象多发生在分娩前数小时或临近分娩时。

（4）有规律的痉挛或后背痛,这是子宫交替收缩和松弛所致。随着分娩的临近,这种收缩会加剧。由于子宫颈的胀大和胎儿自生殖道产出,疼痛是必然的。这种现象只是发生在分娩开始时。

5. 分娩前有哪些紧急情况

孕妇若出现下列情况,请马上去医院或请医生处理。

(1)在没有发生宫缩的情况下,羊膜破裂,羊水流出。

(2)阴道流出的是血,而非血样黏液。

(3)宫缩稳定而持续的加剧。

(4)产妇感觉胎儿活动明显减少。

(四)产前助产食谱

1. 马齿苋粥

【配方】 马齿苋 150 克,粳米 100 克,食盐、味精各少许,清水适量。

【做法】 将马齿苋择洗干净,入开水锅中焯一下,捞出,漂去黏液,切成碎段;粳米淘洗干净。锅置火上,放入清水、粳米煮至半熟时,加入马齿苋,再续煮至粥成,用食盐、味精调味后即可食用。

马齿苋含蛋白质、脂肪、糖类、粗纤维、钙、磷、铁、铜、胡萝卜素、维生素 C、维生素 B_2,还含有大量的去甲肾上腺素、钾盐、二羟乙胺、苹果酸、葡萄糖、维生素 B_1 等营养成分。马齿苋有散热消肿,利肠滑胎,解毒通淋的功效;粳米有养胃的功效。

【特点】 马齿苋与粳米共煮成粥,具有健脾胃、清热、凉血、利尿、助产的功效。产妇临产前食之,能滑胎易产。

2. 空心菜粥

【配方】 空心菜 200 克,粳米 100 克,食盐少许,清水适量。

【做法】 将空心菜择洗干净,切细;粳米淘洗干净。锅置火上,放适量清水、粳米煮至粥将成时,加入空心菜、食盐,再续煮至粥成。

【特点】 粥稠,味清淡,爽滑。空心菜含游离氨基酸及蛋白质、脂肪、糖类、粗纤维、胡萝卜素、维生素 B_1、维生素 B_2、维生素 C、钙、铁、磷等。中医学认为,空心菜味甘,性寒而滑,有清热、解毒、凉血、利尿等功效。

此粥由空心菜和粳米煮制而成,具有清热、凉血、利尿、助产的作用。产妇临盆食之,可滑胎易产。

19

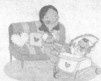
3. 陈皮海带粥

【配方】 海带、粳米各 100 克,陈皮 2 片,白糖适量。

【做法】 将海带用温水浸软,换清水漂洗干净,切成碎末;陈皮用清水洗净。将粳米淘洗干净,放入锅内,加水适量,置于火上,煮沸后加入陈皮、海带,不时地搅动,用小火煮至粥成,加白糖调味即可。

【特点】 陈皮有理气健胃、燥湿化痰的作用。海带含有碘、钙、磷、铁、蛋白质、脂肪、糖类、粗纤维、胡萝卜素、维生素 B_1、维生素 B_2、烟酸、维生素 C 等。具有通经利水、化瘀软坚、消痰平喘等功效。

此粥有补气养血、清热利水、安神健身作用。产妇临产时食之,能积蓄足够力气完成分娩过程。

4. 豆腐皮粥

【配方】 豆腐皮 50 克,粳米 100 克,冰糖适量。

【做法】 将豆腐皮放入清水中漂洗干净,切成丝。将粳米淘洗干净,放入锅内,加清水适量,置于火上,先用大火煮沸后,再改用小火煮至粥将成,加入豆腐皮、冰糖,续煮至粥成。

【特点】 豆腐皮性味甘、淡、平,有清肺养胃、止咳、敛汗的作用。主治肺热咳嗽、便秘等症。豆腐皮与健脾养胃、止渴除烦的粳米及冰糖共煮成粥,具有益气通便、保胎顺产、滑胎催生作用。产妇临产前食用,可使胎滑易产,缩短产程,是产妇临产前的保健佳品。

5. 冬苋菜粥

【配方】 冬苋菜 250 克,粳米 100 克,食盐、味精、猪油各适量。

【做法】 将冬苋菜择洗干净,切细;粳米淘洗干净。锅置火上,放入清水、粳米煮至粥将成时,加入冬苋菜、食盐、猪油,再略煮即成。

【特点】 粥清香,甘美爽口。冬苋菜含胡萝卜素、维生素 B_1、维生素 B_2、烟酸、维生素 C、粗纤维、蛋白质、脂肪、糖类、铁、钙、磷等,具有解毒清热、清利湿热、通利二便的作用。

此粥具有清热、滑窍、顺胎产的功效。产妇临产前食用,能滑胎易产。

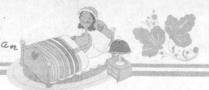

二、坐月子的保健与护理

（一）自然分娩前后的护理

1. 为什么初产妇产程长

初产妇和经产妇的分娩过程存在一些差别，因为初产妇的宫颈外口较紧，扩张极慢。已经有过一次或一次以上生育经历的经产妇，当子宫开始收缩时，宫颈外口随之扩张，阻力比初产妇要小。初产妇的宫颈口充分开全至胎儿能够通过所需的时间要比经产妇长得多，这便是初产妇产程时间长的原因。

2. 哪些姿势可缓解产痛

当宫缩开始后，一阵阵的腹痛侵袭着产妇，使其心理上感到恐惧，身心备受煎熬。这时采取恰当的姿势可以帮助产妇缓解产痛，有助于顺利度过分娩。

（1）在子宫收缩间歇时产妇分开脚站立，双臂环抱住陪护者或丈夫的颈部，头部靠在其肩头，身体斜靠在其身上；陪护者或丈夫支撑产妇的身体，双手环绕住产妇的腰部，在产妇的背部下方进行轻柔地按摩。

（2）在子宫收缩时产妇分开脚站立，产妇将自己的身体背靠在丈夫或陪护者的怀里，头部靠在其肩上，双手托住下腹部；陪护者或丈夫的双手环绕住产妇的腹部，在鼓励产妇的同时，不断地与其身体一起晃动或一起走动。

（3）在床上或地板上放几个松软的垫子，产妇跪趴在垫子上。陪护者或丈夫在床的一边，用双手不断地抚摩产妇的后背，可以减轻产痛引起的腰背疼痛，使产妇感到舒适一些，特别是胎儿的面部朝向产妇腹部时。

（4）找一把舒适柔软的椅子，产妇面向椅背而坐，胸腹部靠在有柔软靠垫的椅背上，头部放松地搭在上面；陪护者或丈夫在其身后，一条腿跪蹲下去，不断地用手按压产妇的腰部，这样可以使产妇腰部的疼痛缓解。

（5）产妇趴伏在床上，双手放于床上的垫子上，使自己的臀部低于肩膀，并且将双腿分开一些，左右晃动臀部，有助于减轻产妇腰背部的疼痛。

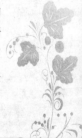

21

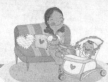
（6）丈夫或陪护者坐在床上或椅子上，产妇趴伏在其大腿上，双手环绕着抱着丈夫或陪护者的腰臀部，托着自己的身体；丈夫或陪护者轻柔地上下抚摩产妇的腰背部。

（7）在从第一产程向第二产程进入时，产妇可以在床上采取蹲坐的姿势，丈夫及其他陪护者分别站在床的两旁，产妇把自己的双臂搭靠在丈夫及其他陪护者的颈肩上，这种由别人支撑的趴跪姿势，可以使产妇感到舒服一些，而且借助胎儿的重力还可以促进骨盆扩张。

（8）如果需要的话，在子宫收缩间歇产妇可以采取直坐的姿势坐在床上，后背贴在有靠垫或枕头的床背上，双腿屈起，双手放松地放在膝头上。这样可以使产妇的腹部及腰部得到放松，还可以将胎儿的头向子宫颈推进，让宫缩更为有效。

3. 化解产痛三步曲

新生命的开始总是伴随着母体的痛苦，所以应该最大限度地减轻妈妈分娩时的痛苦。可以从感情交流、运动护理、情绪调整这三个方面来减轻产妇的分娩痛。

（1）情感交流：丈夫或陪护者对产妇说话时态度应亲切，对她的话表现出感兴趣并及时回答。丈夫或陪护者要不断地给予产妇表扬和鼓励，增强她的自信心。尽量运用有帮助的非语言交流技巧帮助产妇树立自然分娩的信心。

在分娩过程中经常询问产妇的感觉，并对她的失态行为表示理解。对产妇说话时使用简单、易懂的语言，尽量使产妇的心理放松。丈夫及陪护者应在医生指导下，经常帮助产妇抚摩、按摩、擦汗，握住产妇的手使她感到温暖。

（2）运动护理：在子宫收缩间歇下床走动一下可以帮助产妇减轻产痛，但要尽量放松。在子宫收缩间歇，产妇要注意多喝一些饮料并吃一点儿食物，以补充能量，注意及时排尿。随着疼痛加重，产妇的恐惧不断增加，依赖性更强，丈夫和陪护者要给予她更多的关心和支持。丈夫或陪护者要根据产妇的需要，经常握着她的手，或给予腰背部按摩。

（3）情绪调整：指导产妇使用在产前辅导课上学习的呼吸技巧，帮助她镇定精神，缓解产痛。让产妇变换各种体位，如站、蹲、走等，避免平卧位，以促进分娩进程。产妇不要担心自己发出声音，需要时可以适当地叫喊一下，但不宜过度，以免造成不必要的体力消耗。随时满足产妇的生理需要，如饮水、擦汗等。将灯光调暗、关灯或欣赏音乐都有助于减轻产妇的烦躁情绪。指导产妇配合宫缩屏气用力，对她的努力及时给予肯定和鼓励。

4. 哪些运动可缓解分娩阵痛

分娩阵痛即为产妇在产程中出现的规律性宫缩,它是胎儿得以顺利娩出的原动力。但是有许多产妇存在着恐惧的心理,甚至把与分娩无关且出现时间短、间歇期长而不规则、强度不大的假阵痛误认为是分娩的发动,白白浪费了气力,到了真正需要用力娩出胎儿时反而会感到精力不济,同时喊叫又会使肠管胀气,不利于宫口扩张和胎儿下降。

正确的做法应该是:产妇要对分娩有正确认识,消除精神紧张,抓紧宫缩间歇休息,也可看书或听音乐使自己放松下来。规律进食、喝水,使身体有足够的能力和体力。这些不但能促进分娩,也大大增强了对疼痛的耐受力。如果确实疼痛难忍,也可以通过调整呼吸和按摩来减轻疼痛。

(1)调整呼吸:阵痛末期,阵痛程度会加剧,持续时间会延长,次数会增多。每次阵痛开始和结束都用全胸式呼吸,中间部分用上胸式呼吸,以便尽量放松下腹减低痛楚。上胸呼吸:口微微张开,用口轻吸气,然后轻吹气,只用肺上半部像吹熄小蜡烛,不需太用力。全胸式呼吸即用力深呼吸,先用鼻子深深地吸一口气,然后慢慢用口呼出。

(2)按摩:在调整呼吸的同时辅以合理的按摩能更好地放松肌肉,减轻痛楚。具体做法为:吸气时,两手从两侧下腹部向腹中央轻轻按摩,呼气时,从腹中央向两侧按摩。每分钟按摩次数与呼吸相同,也可用手轻轻按摩不舒服处,如腰部、耻骨联合处,这些部位是经络要地,合理按摩可以起到通经活络、舒缓疼痛的作用。

(3)压迫止痛:在深呼吸的同时用拳头压迫腰部或耻骨联合处。

(4)适当走动:产妇如果一切正常,经医生同意后,可适当走动一下,可以缓解疼痛。

5. 第一产程产妇应如何与医生合作

在整个产程中第一产程所需的时间最长。从子宫开始规律宫缩到子宫颈口完全开全为止,初产妇平均需花费10~12小时,但也有更长或较短时间的。经产妇仅用4~10小时。

但第一产程需要的时间会因人而异,假如产妇过于紧张,会延长分娩的时间。因此,产妇的精神状态对正常分娩的进程极为重要。

在分娩的过程中,第一产程不但时间长,而且极为关键,随着宫缩的越来越频繁和增强,产妇会本能地非常想用力将胎儿娩出。但由于宫口尚未开全,盲目用力只会消耗体力,同时使胎儿受到更大的压力。因此,在第一产程的前几个小时,产妇不要急躁,不要过于紧张,要顺其自然,能吃就吃,如可以吃一些巧克力、香蕉等食物;能喝就喝,如可以适当喝些水和果汁,补充水分;能睡就睡,趁宫缩间歇小睡是养精蓄锐的最佳方法。

为了便于子宫颈口扩张,产妇可在医生的指导下做各种辅助动作,以便解除子宫颈口的紧张,使子宫颈口的肌肉充分放松。如果进展缓慢,千万不要气馁,不要失去信心。每位产妇都有很大的潜力,应满怀信心地等待子宫颈口开大。

产妇可以采取侧卧位,当子宫开始收缩时,产妇尽量放松手、脚及全身肌肉。从妊娠中期开始,孕妇就应练习这个动作,先握拳,勾脚尖,全身用力,然后松手,放松全身的肌肉,解除全身的紧张状态。预先掌握了这些动作,在分娩过程中产妇就能很好地配合医生接生。

当宫缩的间歇时间越来越短、腹痛难以忍耐时,产妇可保持侧卧位,也可取仰卧的姿势,或取坐位或蹲位,均匀地做腹式深呼吸。腹式深呼吸的要领是当子宫开始收缩时,慢慢地用鼻子深深吸气,使腹部膨胀到最大,然后再慢慢地用嘴呼出气体。注意在缓慢呼气的过程中,不要在呼吸到一半时停止。做不好时,可用手抱住下腹,拇指与其他四指分开,协助腹部做深呼吸,这样会好一些。尽量地全身放松和缓慢地深呼吸是顺利度过第一产程的关键。有时也可做短而浅的呼吸,由于不影响子宫收缩和下腹部的肌肉运动,会感觉比较舒服。还可以配合腹式呼吸,在每次宫缩开始时,用手掌轻轻地按摩下腹部。

上面所说的动作在宫缩间歇时不要做。做上述动作时,产妇应冷静、精神集中,不要在不该用力时乱用力,否则因子宫颈口尚未开全,会早早消耗掉体力,而在真正需要用力时反而感到疲乏无力。当宫口将要开全并需要用力时,医生和护士会告诉产妇。因此,这些动作都应与医生、助产士密切配合,按他们的指导去做。

正常情况下,当每次宫缩持续 60～90 秒,间隔只有 30～90 秒时就到了第一阶段的后期了,再坚持一下就要进入第二产程。

6. 第一产程需要吃东西补充能量

第一产程是宫颈扩张期,从规律性的宫缩开始到宫口开全为止。这一时期的时间最长,宫缩逐渐频繁且增强。初产妇第一产程持续时间长,体力和精力的消耗都相当大,因此应在第一产程时鼓励产妇尽量吃点东西。

吃什么好呢? 此时首选巧克力,因为它富含大量优质糖类,营养丰富,而且能够在短时间内被人体吸收,产生大量热量供人体消耗。还可以吃一些细软食物和流质食物,以淀粉类食品为主,照顾产妇的口味,食用面包、稀饭、蛋糕、面条等。也可喝些糖水,保证体力和精力。蛋白质、脂肪类食物在胃里停留时间长,在分娩时容易导致胃不适,甚至呕吐,所以不宜进食。

第二产程是胎儿娩出期,从宫口开全至胎儿娩出为止。一般初产妇需要1~2小时。第三产程是胎盘娩出期,从胎儿娩出至胎盘娩出为止,一般不超过30分钟。这两个阶段一般不吃东西。

7. 助产呼吸四步法

产妇调整好呼吸,可以让小宝宝顺利的出生。以下是有助产作用的呼吸四步法。

(1)深呼吸法:每次宫缩时均匀地深吸气,做腹式深呼吸动作,吸气要深而慢,呼气时也要慢慢呼出,宫缩停止时闭眼休息。

(2)随呼吸按摩法:用两手手指轻轻按摩腹壁皮肤,深吸气时将两手按摩至腹中线,呼气时再从腹中线移向两侧。也可按摩腹部最痛的地方。

(3)深吸气腰部肌肉压迫法:在深吸气的同时,用拳头压迫腰部肌肉或髂前上棘、髂嵴及耻骨联合部位。此方法与按摩法交替使用,可以减轻子宫收缩对大脑的刺激,减轻腹部酸胀疼痛的感觉。

(4)屏气法:宫口开全后,当宫缩开始时,在医生的指导下,双腿屈起分开,两手抓住把手,像排大便一样用力向下屏气,时间越长越好。待宫缩过后立即放松,争取时间休息。当胎头即将娩出时,产妇要密切配合接生人员,不要再用力屏气,避免造成会阴严重裂伤。

8. 什么是新生儿脐带缠绕

在孕期,有些胎儿会发生脐带缠绕现象。脐带缠绕是一种常见的脐带异常。在分娩中,其发生率高达20%~25%。

脐带缠绕究竟是怎么回事?脐带缠绕是指脐带环绕胎儿身体,通常以绕颈最为常见,分娩时看到脐绕颈一两圈的宝宝并不少见。另外,躯干及肢体的缠绕也有可能发生。发生脐带缠绕的胎儿,缠绕多为1~2圈,3圈以上较为少见。有一种不完全绕颈,称为脐带搭颈。

脐带是胎儿生命的桥梁。它一端连接胎儿脐轮,另一端连接胎盘。脐带中有两条脐动脉和一条脐静脉,以及包裹于它们表面的胶胨状组织。通过脐带,胎儿从母亲身体获得氧气,以及所需的各种营养物质,排出胎儿体内的废物。

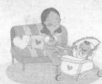
正常情况下,脐带的长度约为 50 厘米,长于 70 厘米为脐带过长,短于 30 厘米为脐带过短。

胎儿在母体内并不老实,他们在空间并不很大的子宫内翻滚打转,脐带缠绕住颈部、躯干或手脚是有可能发生的。有时候缠绕住的脐带可能会在临产前松解开,有时候明明没有被脐带缠绕的胎儿也有可能在最后几周发生缠绕现象。

9. 脐带缠绕有什么危险性

脐带缠绕的结果类似于"上吊",对胎儿的影响与缠绕的圈数及松紧度、脐带的长短、羊水量有关。同时还与是否临产有关。临产时,胎头往下分娩,会造成原先缠绕较松的脐带逐渐拉紧。

一般来说,被脐带缠绕一圈或脐带搭颈的胎儿,因脐带缠绕及压迫程度较轻,是不会发生临床症状的,这种缠绕对母儿危险不大,母亲仍可经阴道将胎儿顺利娩出。即使是脐带绕颈,由于胎头的活动性较小,只要脐带没有被勒紧,通常就不会危害胎儿健康。在孕期,如果发现有脐带缠绕现象,只要胎儿继续在活动,孕妇就不需要太担心。

然而,缠绕圈数多及压迫程度重的胎儿,因脐带缠绕可导致相对性脐带过短,缠绕过紧会影响脐带血流,首先就会影响胎儿氧和二氧化碳的代谢,使胎儿出现胎心减慢;严重时可能出现胎儿缺氧,甚至胎儿死亡,处理较为被动和棘手。

10. 孕妇摔跤不会导致胎儿脐带缠绕

一般认为,脐带缠绕与脐带过长、胎动过频有关。在妊娠中期,子宫腔体积较大,而胎儿相对较小,他们有很大的活动范围,如果是脐带过长或胎儿在做由头位变为臀位或臀位变成头位的大幅度活动时,就有可能发生脐带缠绕。

民间有传言,说孕妇在妊娠期摔一跤脐带绕一周,摔两跤脐带绕两周。其实,这两者之间并没有明显的因果关系。孕妇摔跤时,由于有子宫韧带的支撑和宫腔内羊水缓冲作用,对胎儿不会造成太大的冲击,因此对胎位的影响不会太大,通常不会造成脐带缠绕。

脐带绕颈过紧会影响脐带血流量,引起胎儿宫内发育迟缓,导致产时窒息缺氧。这可以通过脐血流检测和超声检查来了解。如果脐带缠绕不紧,对孕期并无影响,但产时必须实施严密监护,以确保胎儿安全。

11. 产前B超可以查出脐带缠绕

随着医学技术的发展,脐带缠绕在胎儿娩出前完全有可能诊断,严重脐带缠绕可以引起胎心率改变,因此在胎位大幅度改变时,利用胎心监护仪可以帮助医生早期发现脐带缠绕现象。

B超检查,特别是彩超多普勒检查对于脐带缠绕诊断是有帮助的,医生可以清楚看到胎儿的颈部有脐带的血流。然而,目前的检查还没有办法测量宫内脐带长度及判断脐带缠绕的松紧。另外,即使超声波发现胎儿有脐带缠绕现象,医生并不能做任何处理,而只能做进一步监视。

在预产期临近时,如果出现胎头还不入盆,或孕期检查发现胎位经常发生头位或臀位转换,就应警惕脐带缠绕。脐带绕颈属高危妊娠,随时可引起胎儿宫内窘迫,孕妇应提前住院待产,让医生通过胎心监护仪和超声检查等间接方法判断脐带情况,确保母子平安。

12. 分娩过程中脐带缠绕怎么办

当发现脐带缠绕时,如果胎儿没有其他异常,就不必惊慌,也不必立即进行手术结束分娩。

当脐带缠绕引起胎儿宫内缺氧时,胎儿会表现出胎动减少,医生会通过电子胎心仪监护胎儿情况,观察是否有异常的图形出现,并根据当时孕妇的情况做相应处理。如孕妇还未临产,医生通常建议进行手术分娩,以规避风险。

如果医生在产妇临产时发现脐带缠绕,通常会选择手术或选用产钳助产。当然,有相当一部分产妇即使有胎儿脐带缠绕,但无胎儿缺氧情况发生,会和正常孕妇一样能自然分娩。胎儿娩出时发现脐带缠绕,医生会立即经头部或肩部将其解脱;若缠绕脐带牵拉过紧,就立即以钳夹剪断脐带。

13. 产后阴道出血该如何护理

产后大约1小时后,产妇阴道会出很多血,这是子宫里未排净的余血、黏液和其他组织。血量会逐渐减少,刚开始是暗红色的,然后会变成粉红色,最后变成褐色。产后出血会持续6周左右。

对策:准备一些一次性短裤(可用男式的)和产妇用卫生巾,每天定时更换、保持洁净。

27

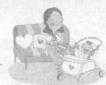

14. 产褥期有哪些讲究

如何让产妇平安度过产褥期,尽快恢复体力是产妇及其家人比较关心的话题。

产妇产褥期需要特别注意以下事项:

(1)产后阴道忌用内置棉条:产后2~6周内会有阴道出血,也就是我们常说的恶露。起初鲜红色分泌物很多,过几天就会减少,并逐渐变为褐色。这种分泌物一般持续到产后第一次月经来潮。

产妇要使用卫生护垫吸收流出的分泌物并注意清洗外阴,不要用内置棉条,以免引起感染。

(2)大小便有讲究:分娩后,产妇想大便时应立即去排便,不要忍着,也不要太用力。排便时,用一块清洁的卫生垫压住有缝线的部位。产后第一天排小便较多是正常的,起初排尿时会感到伤口疼痛,如果局部有缝线,应用温热的水做局部冲洗,在尿液排出时皮肤就不会有刺痛感了。

(3)早期活动有利于康复:早期下床活动对产妇非常有利,正常分娩的产妇一般卧床休息6~8小时后即可坐起。起床动作不要过猛,分娩第二天就可以下床活动。如果产妇有并发症或剖宫产,可推迟几天下床。早期活动有利于恶露的排出及子宫的恢复,减少产褥病;长期卧床可使子宫体积较大而易发生子宫后移位。另外,由于产褥期间盆底组织尚未完全恢复,因此应避免从事重体力劳动,以防止子宫脱垂。

15. 产妇如何进行自我护理

产妇可以通过自我护理使身体尽快恢复。

(1)按摩子宫:目的是帮助子宫复原并刺激恶露排出,也可预防因收缩不良而引起的产后出血。

方法:先找出子宫在体表的位置。正常分娩的产妇可以在肚脐下触摸到一个硬块,即子宫。当子宫变软时,用手掌稍施力于子宫位置环行按摩,使子宫硬起,表示收缩良好;当子宫收缩疼痛厉害时则暂时停止按摩,可采取俯卧姿势以减轻疼痛,若仍疼痛不舒服,影响休息及睡眠,可通知护理人员。

(2)观察恶露:恶露是指由子宫排出的分泌物,产后1~3天,量多、色较红,以后颜色变淡,量少。10天后呈淡黄色,一般在4~6周会完全消失;若恶露有大血块、恶臭或鲜血流出等异常现象,应立即通知医护人员。

(3)小便:由于会阴伤口疼痛及分娩时膀胱和尿道受损及压迫,可能在产后

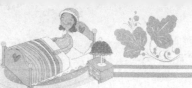

有解小便或解不干净的感觉,产妇应于产后 2 小时开始排小便,若排小便不畅,请通知护理人员协助。

(4)大便:产后由于腹压消失、饮食中缺少纤维素、卧床等原因可使肠蠕动减弱,排空时间延长,会阴切口的疼痛使得产妇不愿意做排便的动作,产褥期出汗多等原因均易导致便秘。故产妇在产褥期应以易消化的半流质饮食为主,特别注意多吃含纤维素多的新鲜水果和蔬菜,适当下床活动,并养成每日按时排便的良好习惯。必要时可进食蜂蜜、香蕉等,以促进肠蠕动;开塞露也可以缓解大便秘结。

(5)母乳喂养:母乳是婴儿的理想食品,其所含的各种营养物质最适合婴儿消化吸收,因此世界卫生组织建议产后 6 个月内应实施纯母乳喂养。来奶需要几天时间,母亲一定要耐心等待;护理人员应有高度责任心和爱心,多给产妇鼓励和支持,并尽早地向她们讲解早期母乳喂养的一些常见问题,消除她们的紧张心理,使母乳喂养有一个良好开端。

(6)活动:产妇第一次下床可能因姿势性低血压、贫血或空腹造成血糖下降而头晕,最好有家属或护理人员协助及陪伴。产妇下床动作要慢,先坐于床边,无头晕再下床。剖宫产手术后 24 小时宜下床活动,这样可以帮助肠蠕动,减轻腹胀及预防血管栓塞,下床时可以使用腹带或用手支托伤口,以减轻伤口疼痛。

(7)情绪调整:由于产妇对于宝宝不了解,因此会产生自觉没用的感觉,如果喂奶、换尿片等缺少了家人和医护人员的安慰、帮助,产妇易极度紧张,感到孤立无援,再加上严重睡眠不足,这些都会影响产妇产后的情绪,情况严重的会在产褥期内出现抑郁症状。

16. 产后要不要早下床活动

分娩时,产妇付出很多体力,感到十分疲劳,的确需要很好地休息。但长期卧床休息不活动也有许多坏处。因此,一般情况下产妇在分娩或剖宫产后 24 小时就可起床下地活动了。开始可下地如厕,在床旁轻微活动,如感觉体力较差,可在护士或家属协助下活动,以后可逐渐增加活动量,甚至可做产后运动来促进恢复。

及早下床活动可促进宫内积血排出,减少感染的发生;产后血流缓慢容易发生血栓形成,早下地活动可以促进血液循环、组织代谢,防止血栓形成,这对有心脏病及剖宫产的产妇尤为重要。

早下地活动可促进肠蠕动,排气早,防止肠粘连,这对剖宫产的产妇是很重要的。

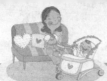

早一点活动有利于防止便秘、尿潴留的发生;有利于体力恢复,增加食欲,促进母乳产生及产后的营养吸收。产后"坐月子"并不是指要卧床休息1个月,而是适当休息和活动,这样产妇才能更好地恢复。

17. 产后多久可以下床活动

一个顺产的产妇为了促使身体早日复原,于产后8~12小时就可以自己到厕所大小便,并在室内行走活动,但应以不疲劳为度。产妇下地活动,有助于产妇身心的恢复,减轻疲劳;下地活动可预防子宫后倾感染;有利于子宫的复旧和恶露的排出,增进肠管功能的恢复和肠蠕动,帮助消化,减少便秘并能促进盆底肌肉及筋膜、韧带的功能恢复。

剖宫产无并发症者产后第二天可以试着在室内走动,剖宫产的产妇早期下床活动还能预防肠粘连,但活动必须以不引起疲劳为度。

如果天气晴朗,产后1周可到户外活动。在户外呼吸新鲜空气,晒晒太阳会使精神愉快,心情舒畅。天气不好如刮风或下雨就不要出去了。应该注意的是:不要着凉或过度疲劳,要量力而为,开始每天出屋1~2次,每次不超过半小时,以后再逐渐增多。

18. 产后可以做哪些简单的运动

产后妇女可做的运动:

(1)呼吸运动:仰卧,两臂放在脑后,深呼吸,使腹壁下陷,而将内脏牵向上方,然后将气呼出。

(2)抬腿运动:仰卧,两臂伸直,平放在身边,左右腿轮流抬高,与身体成一直角。这可加强腹直肌的力量。

(3)缩肛运动:两膝分开,再用力合拢,同时用力收缩与放松肛门。这种方法可锻炼骨盆盆底肌肉,预防肌肉松弛和尿失禁。

(4)胸膝运动:跪姿,两膝分开,胸与肩部贴近床面,头侧向一边。可在产后10~14天开始做。目的是防止子宫后位。

19. 产妇产后体温、脉搏、呼吸、血压有哪些变化

产妇产后的体温多数在正常范围内,若产程延长致过度疲劳者,体温可在产后最初24小时内略升高,一般不超过38℃。不哺乳者于产后3~4日因乳房血管、淋巴管极度充盈也可发热,体温可达38.5℃~39℃,一般仅持续数小时,最多不超过12小时,体温即下降,这种情况不属病态。

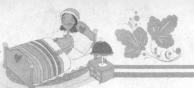

产妇产后脉搏略缓慢,每分钟为 60~70 次,与子宫胎盘循环停止及卧床休息等因素有关,产后 1 周基本可以恢复正常,不属病态。

由于产后腹压降低,膈肌下降,产妇由妊娠期胸式呼吸,变为胸腹式呼吸,使呼吸频率减慢,每分钟 14~16 次。

一般产妇的血压在产褥期平稳,变化不大。患妊娠高血压综合征的产妇在产后,血压多有较明显降低。

20. 产后 24 小时如何进行自我护理

宝宝顺利出生后产妇并非就万事大吉了。产后很多问题都会在 24 小时内发生。因此,要想平安度过产后的日子,有些事情要提前了解,并要认真做到。

(1)观察出血量:产后出血是产妇第一天最需要注意的问题,因此不管多么疲乏、多么虚弱,观察自己的出血量都是新妈妈最重要的功课。产妇在上厕所时应注意把卫生护垫等收集起来,不要丢弃,出血量较多或阴道排出组织都应及时告知大夫。

(2)多多喝水:顺产产妇下了产床后要多喝水。因为在分娩过程中,胎头下降会压迫膀胱、尿道,使得膀胱麻痹及产后腹壁肌肉松弛,因而排不出尿。而膀胱过度充盈会影响子宫的收缩,也会导致产后出血。

此外,由于产程中失血,以及进食过少会导致体液丢失,因此要注意多喝水补液。一般来说,产妇在顺产后 4~6 小时内就可以自己小便了,但是由于外阴创伤,产妇惧怕疼痛而不敢用力排尿,极易导致尿潴留。

(3)定时测体温:产后发热是大事,不要以为只是头痛脑热而等闲视之。新妈妈在产后一定要养成定时测体温的好习惯,如果发现体温超过 38℃ 就要当心。

产妇在产后 24 小时内,由于过度疲劳可能会发热到 38℃,但 24 小时后,体温都应该恢复正常。如有发热,必须查清原因,适当处置。个别妈妈乳胀时发热,但随着乳汁排出,体温将会下降。如果乳汁排出后仍不退热就可能是疾病原因。

(4)多吃蔬菜水果:产后第一天应该吃些稀软且有丰富营养的食物,如肉、蛋、鱼和豆腐之类。有汤水的食物,像鸡汤、排骨汤,对下奶是有效的。而富含膳食纤维的新鲜蔬菜和水果,不仅增加维生素的摄入,而且对防止便秘也有帮助。总之,要荤素搭配,多样化。贫血的产妇要多吃些猪肝、鸭血和菠菜。抽筋和关节痛的产妇更要继续服用钙片。为了保证泌乳的需要,晚上也可以再加一

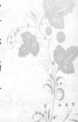

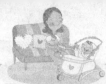
次半流质或点心一类的夜宵。

（5）坐一坐，走一走：很多妈妈在产后第一天基本上是躺着度过的，这样不好。其实，顺产产妇可以在产后6～8小时就坐起来；剖宫产的产妇在术后24小时可以坐起。要适当地坐一坐，少睡，不能总躺在床上。如分娩顺利，产后可根据体力恢复情况下床适当活动。产后24小时可以随意活动，但要避免长时间站立、久蹲或做重活，以防子宫脱垂。产后8周可逐渐恢复正常工作。产后做做轻缓的体操有助于形体恢复。

（6）关注初乳：初乳不可浪费。一般来说，当宝宝脐带处理好后，妈妈就可以尝试给孩子喂奶了。母亲第一天有少量黏稠、略带黄色的乳汁，这就是初乳。初乳含有大量的抗体，从而保护婴儿免受细菌的侵害，所以这个时候应尽可能地给婴儿喂初乳，减少新生儿疾病的发生。

其次，哺乳的行为可刺激大脑，形成神经反射，以增加乳汁的分泌。

21. 分娩过程会阴部为什么容易受伤

会阴部是指女性外阴部，尤其指阴道与肛门之间的区域，它是胎儿从妈妈腹中娩出的下出口部。

会阴伤口是指会阴在分娩中造成的损伤，主要有两种：

（1）产妇在分娩中，在宫口开全、胎头拨露时，产力过猛、产道紧小、胎儿太大且娩出过快或助产技术不佳等因素，都可造成会阴撕裂伤，严重时还可造成子宫颈、阴道撕裂。轻度仅为皮肤、黏膜擦伤或撕裂伤，中度伤及肛门括约肌，但没有断裂，重度会使肛门括约肌断裂。损伤较轻时，产妇虽然感觉到会阴部有烧灼痛，但一般出血很少；较重的撕裂伤则可能伴有明显的出血，医生必须进行缝合修补才能保证愈合，否则就会引起大便失禁，给生活带来很大的麻烦。

（2）施行会阴切开术造成的伤口。这种伤口很整齐，胎儿和胎盘娩出后，医生也方便缝合，一般4～5日即可拆线。对产妇来讲，这样做比勉强保护而又难以保证会阴完好更为有利，现已是产科非常普通的一个助产小手术了。

22. 饮食调理可促进会阴伤口愈合

（1）术后1周内最好进食少渣饮食，如牛奶、蛋藕粉、藕粉、蛋汤、米汤、稀粥等半流质食物，以防形成硬便而难以排出，影响会阴伤口。便秘时，多吃些香蕉有利于通便。

（2）饮食上注意补充蛋、瘦肉等含蛋白质多的食物，可促进伤口修复；多吃

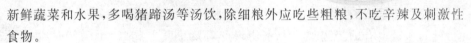

新鲜蔬菜和水果,多喝猪蹄汤等汤饮,除细粮外应吃些粗粮,不吃辛辣及刺激性食物。

(3)在伤口未愈合前要少吃鱼类,鱼中含有的有机酸物质具有抑制血小板凝集的作用,因此不利于伤口愈合。

23. 产后如何护理会阴伤口

(1)保持会阴部清洁:不论是自然撕裂,还是切开的伤口,一般都可在3~5日愈合,每天要用温开水冲洗2次;为防止伤口污染,每次便后用新洁尔灭消毒棉擦拭冲洗外阴,大便后切忌由后向前擦,应该由前向后,还需再次冲洗;注意勤换卫生护垫。

(2)防止会阴切口裂开:发生便秘时,不可屏气用力扩张会阴部,可用开塞露或液状石蜡润滑,尤其是拆线后头2~3日,避免做下蹲或用力动作;排便时宜先收紧会阴部和臀部,然后坐在马桶上,可以有效地避免会阴伤口裂开。

坐或立时身体重心偏向右侧,既可减轻伤口受压而引起的疼痛,也可防止表皮错开;避免摔倒或大腿过度外展而使伤口裂开;不宜在拆线当日出院,伤口裂开多发生在伤口拆线的当天,回家后伤口裂开会给处理带来麻烦。

(3)避免伤口发生血肿:产后最初几天,产妇宜采取右侧卧位,促使伤口内的积血流出,不致内积而形成血肿,影响愈合,也可防止恶露中的子宫内膜碎片流入伤口,日后形成子宫内膜异位症;待4~5日后伤口长得较为牢固,恶露难以流入时,便可采取左右轮换卧位;注意会阴切口的情况,术后1~2小时内伤口出现疼痛且越来越严重,应马上与医生联系,及时进行处理。

(4)避免会阴切口感染:当伤口出现肿胀、疼痛、硬结,并在挤压时有脓性分泌物时,应在医生的指导下服用抗生素,拆除缝线,以利脓液流出;局部采用1∶5 000温高锰酸钾水坐浴,每天2次,每次10~15分钟,或用清热、解毒、散结中药液清洗伤口;使用台灯进行局部理疗也可促进伤口愈合。

(5)小心护理水肿伤口:伤口水肿时,在拆线前缝合线勒得很紧,疼痛持续不减。可用95%酒精纱布或50%硫酸镁溶液进行局部热敷、湿敷,每天2次;卧位时,尽量将臀部抬高一些,以利于体液回流,减轻伤口水肿和疼痛。

24. 产后如何护理乳房

医院会在产妇产后第二天开始教护理乳房的卫生知识,教会哺乳的妈妈如何热敷、按摩乳管,当乳房发炎时不要直接给孩子吸,尽可能用挤奶的方式喂食婴儿等注意事项。至于不打算哺乳的产妇,因为有些退乳药有不良反

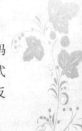

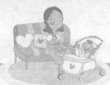
应,医院会建议产妇以吃韭菜、喝生麦芽水等传统的方式退乳。对于不哺乳的妈妈,冰敷也有助于退奶。专家建议产后及早戴上胸罩,对胸部曲线的保持效果较好。

25. 产后如何护理生殖器官

(1)观察恶露分泌:恶露在产后10日应该就变得清淡,如果量一直很多,要请医师确定原因。基本上剖宫产的产妇恶露的量会比较少、比较清淡。

(2)子宫复旧:产后居家护理的重点之一是观察子宫恢复的情况。一般而言,分娩之后子宫约在肚脐的位置,产妇要观察子宫下降的程度是否正常,自然分娩的产妇可以按摩子宫,但剖宫产者不宜按摩。

(3)预防尿失禁、子宫脱垂:因为怀孕和分娩的过程造成韧带松弛,会导致生殖器官松弛,出现尿失禁、子宫脱垂等现象,最好的改善之道就是产后运动。

(4)产后要预防排尿困难:如果第二产程的时间过长,产妇常会出现排尿困难的情况。在正常的情况下,自然产后4小时应该排尿,如果有困难,医院会放置导尿管帮助排尿,通常休息1日之后情况会有所改善。

孕妇怀孕末期常会有静脉曲张、痔疮的形成,专家建议,产后不要马上急着手术,可以在尝试排便后用温水清洗及热水坐浴的方式来改善。

(二)剖宫产的护理

1. 什么是剖宫产的"急诊手术"

关于剖宫产的时间:一般剖宫产会因时间的决定与危急状况分为"事先安排"与"临时安排"两种,前者习惯上称之为"择期手术",后者称之为"急诊手术"。择期手术的孕妇能够有较充裕的时间做准备,包括心理、生理及家人的支持等;急诊手术因为情况危急,为了挽救孕妇和胎儿而紧急安排,这时孕妇及其家人往往处于被动状态,多数家庭没有做好应对准备。

剖宫产手术前需要留置导尿管。一般手术前30分钟,护士会为孕妇经尿道口插入一根导尿管,并接好引流袋。这是为了不使胀大的膀胱在手术中妨碍医生的视野,又可以避免误伤膀胱的现象。

2. 剖宫产后第一天如何护理产妇

简单谈过手术前的事宜后，我们要关注剖宫产后的护理了，这是比较关键的时段，不可大意。我们看看手术后第一天如何护理产妇。

术后回到病房的产妇需去枕平卧，护士将尿管、引流袋及输液管妥善固定在合适的位置，在臀下垫好卫生巾，观察子宫收缩和阴道出血情况，还会在腹部放置一个沙袋，这样做是为了减少腹部伤口的渗血。护士们会按规定，每隔一段时间为产妇测量血压，查看面色，测量脉搏、体温，小便的颜色、量的多少及尿管是不是通畅，并将这些情况记录下来。

这时，宝宝已经饿了，护士会把宝宝抱给妈妈，妈妈一定要将最珍贵的初乳喂给宝宝。这是值得回味的经历，留给宝宝，也留给自己。殊不知，宝宝的吸吮还可以促进子宫收缩，减少子宫出血的发生呢。

产妇平卧 6 小时以后就可以枕枕头了，这时会觉得舒服很多。之前去枕平卧的原因是：大多数剖宫产选用硬脊膜外腔麻醉方式，术后去枕平卧可以预防头痛；同时，平卧位时头偏向一侧还可以预防呕吐物的误吸。

手术后当天晚上，大多数产妇会感觉腹部伤口疼痛，医生会使用镇痛药来缓解产妇痛苦，可以使产妇度过无痛的夜晚。

特别提示：此时特别需要注意保暖，以及各种管道的畅通情况；禁食禁水 12 小时，当然包括牛奶；勤换卫生巾，保持清洁；腹部的沙袋需放置 8 小时；12 小时后，产妇在家人或护士的帮助下可以改变体位、翻翻身、动动腿。

3. 剖宫产后第二天如何护理产妇

(1)帮助产妇坐起来：术后第二天，产妇可以在丈夫的扶靠下坐起来。具体方法是：丈夫坐床头，与孕妇背靠背并承受着她的重量。产妇也可以先把身体侧过来，由家人扶持坐起来。有条件的医院也可以把床头摇起来，使产妇呈半坐卧位。

(2)饮食：多数产妇现在已经感觉饿了，可以喝一些米汤、细软的面条汤了。但在未排气之前还不能喝牛奶、吃含糖的食物，这是因为牛奶、鸡蛋、糖类食物易在未恢复肠蠕动的产妇体内产生较多的气体，腹部的膨胀会影响伤口愈合，也会影响肠功能的恢复。

(3)身体状况：尿管今天拔除，可以穿好内裤，以利于清理恶露，并能保持外阴的清洁。尿管拔除后 2～4 小时应自排小便。术后第二天的恶露是红色的，有时伴有一些小血块、黏膜状的东西。

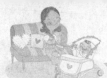

(4)活动:可以在床上慢慢地活动下肢,试着把腿抬起来,再轻轻放下,只做2～3下就可以了。

4. 剖宫产后第三天如何护理产妇

(1)清洁:刷牙、洗脸、梳理头发,使自己精神起来,并保持一份好心情。乳房也需要认真清洁。看着宝宝吃饱后酣睡的模样,新妈妈一定很欣慰。

(2)恶露:依然是红色,量较前一天减少一点儿。

(3)喂养宝宝的体位:坐位时可以在后背放一个大枕头支撑,以减少疼痛;也可以在腹部放一个枕头将宝宝放在枕头上,以减少双臂的酸痛,以及对腹部伤口的压迫。

(4)饮食:此时新妈妈尽管吃喝,保证汤水足够,这样奶量才足。记住肉蛋果蔬均衡,奶水的质量才高。

(5)活动:试着在床上活动下肢,每次5～6下,每日2次,这样可以防止下肢静脉血栓的形成;开始进行下地前的准备,并让自己坐起来,把双腿垂于床边,适应一会儿再站立,防止头晕。并且用双手按压腹部伤口,减轻由于震动引起的疼痛。每次下地活动的时间由1分钟开始,逐渐增加,家人可以在旁协助。

特别提示:勤喂宝宝不用限制次数;喂奶前要洗手;学习自己护理自己,如更换卫生巾,翻身做床上运动,尽量下地活动;清洁自己,保持一份好心情;鼓励新爸爸多抚摸宝宝。

5. 剖宫产后第四天如何护理产妇

产后第四天新妈妈已经能够做更多的事情了,除了清洁自己外,还可以为宝宝换换尿片、衣服等;同家人一起把宝宝从头到脚看一遍,在评点宝宝的过程中,使自己完成由产妇到母亲的角色转变。

(1)活动:下地活动渐渐不再需要过多的扶持,也可以做做胳膊和腿以外的运动,如收缩肛门等。

(2)出汗、尿液增多:这是由于怀孕时体内堆积的过量水分要通过汗液和尿液的形式排出。

(3)恶露:已经变成了粉红色,有血腥味。

(4)饮食:可以多吃些蔬菜、水果,以利于大便的排出。

特别提示:产后第四天,由于产妇在后期必须面对来自育儿的多种压力,如情绪需要重整,自身形象的改变,对家人的照顾感到不满意,家庭经济需求增

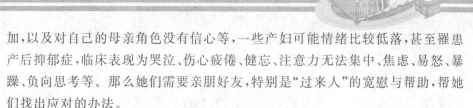

加,以及对自己的母亲角色没有信心等,一些产妇可能情绪比较低落,甚至罹患产后抑郁症,临床表现为哭泣、伤心疲倦、健忘、注意力无法集中、焦虑、易怒、暴躁、负向思考等。那么她们需要亲朋好友,特别是"过来人"的宽慰与帮助,帮她们找出应对的办法。

6. 剖宫产后第五天如何护理产妇

此时新妈妈的体温正常,子宫收缩良好,腹部伤口没有渗出物。她已经从疲倦中走出,作为母亲,大多数都已开始树立信心,喂哺宝宝的手法正确,动作熟练起来。宝宝的一声呻吟都可以把她从沉睡中唤醒,会经常凝视着宝宝。瞧宝宝此时哭声响亮、反应机敏、皮肤有一点点淡淡的黄色。

特别提示:她们需要提供情绪支持,鼓励丈夫听产妇表达对"分娩"的感想。

7. 剖宫产后第六天如何护理产妇

腹部伤口使用无损伤线缝合的产妇今天可以出院回家了。出院前要牢记医生护士的嘱咐,需要了解如何避孕、如何运动,以及如何均衡营养等知识,还要记住何时复诊。要为宝宝完成第一次接种,并保存好注射卡。

8. 如何减轻产后伤口疼痛

术后第二天,许多产妇仍然感到伤口十分疼痛,丈夫可以在妻子翻身改变体位或咳嗽时,用双手紧按伤口,这样通过减少震动而减轻疼痛。在侧位时,可以在产妇腰部放一个枕头,也可以在腹部放一块毛毯支撑一下,以减轻疼痛。为产妇播放一段轻柔的音乐,丈夫穿一件色彩鲜艳的服装,以及给妻子做腰腹部按摩都是很不错的"止痛剂",相信细心的丈夫会用心去做的。

特别提示:新手妈妈需要旁人帮助,以更好地喂哺宝宝;多进食一些流质食物,如稀饭、热汤等;拔除尿管后尽早小便;试着坐一坐,活动活动下肢;按摩腿部肌肉。

9. 剖宫产术后如何进行自我护理

剖宫产是在下腹部做一条长 10 厘米的切口,剖开腹壁,切开子宫,取出胎儿,然后缝合。由于手术伤口大、创面广,又和藏细菌的阴道相连通,所以剖宫产是产科最大的手术,会有很多并发症和后遗症。常见的并发症有发热、子宫出血、尿潴留、肠粘连,最严重的并发症有肺栓塞、羊水栓塞,可导致猝死。后遗

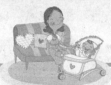

症有慢性输卵管炎及由此导致的宫外孕,另有子宫内膜异位症等。所以,术后加强自我保健对于顺利康复是很重要的。

(1)坚持补液,防止血液浓缩和血栓形成:由于孕妇在试产期内消耗多、进食少、血液浓缩,加之孕期血液呈高凝状,易形成血栓,诱发肺栓塞,导致猝死。因此术后3日内应输液,补足水分,纠正脱水状态。此外,术后6小时可进食蒸蛋羹、蛋花汤、藕粉等流质食物。术后第二天正常饮食,可吃粥、鲫鱼汤等半流质食物。

(2)及早活动:这是防止肠粘连、防止血栓形成、防止猝死的重要措施。麻醉消失后,上下肢肌肉可做些收放动作,术后6小时就可下床活动。这样可促进血液流动和肠蠕动,防止血栓形成,还可预防肠粘连。

(3)注意阴道出血:剖宫产子宫出血较多,家属应注意观察产妇阴道出血量,如远超过月经量,应通知医生,及时采取止血措施。

(4)防腹部伤口裂开:咳嗽、恶心呕吐时应压住伤口两侧,防止缝线断裂。

(5)及时排尿:导尿管一般在手术第二天补液结束后拔除,拔除后3~4小时应及时排尿。卧床排不出时,应起床去厕所,如仍排不出应及时告诉医生,直至能畅通排尿为止。

(6)注意体温:停用抗生素后可能出现低热,这常是生殖道炎症的早期表现,如超过37.4℃,则不宜强行出院。回家1周内,最好每天自行测体温1次,以便及早发现低热,及时处理,不宜等到高热再去急诊就医,因为这时治疗较麻烦,且易转为慢性输卵管炎,造成继发不孕症或宫外孕。

(7)当心晚期产后出血:剖宫产子宫有伤口,较易形成致死性大出血,产后晚期出血较多见,回家后如恶露明显增多,如月经样,应及时就医,特别是家住农村交通不便者更宜早。最好直接去分娩医院诊治,因其对产妇情况了解,处理方便。

(8)及时采取避孕措施:房事一般于产后42日、恶露完全干净后开始。初期宜用避孕套,产后3个月应去原手术医院放环。因为如果一旦受孕,做人工流产会特别危险。

(9)注意经期伤口疼痛:伤口部位的子宫内膜异位症时有所见,表现为经期伤口处持续胀痛,且一月比一月严重,后期可出现硬块。一旦出现此类症状,应及早去医院就诊。

当前,剖宫产率如此之高是极不正常的,很多剖宫产是孕妇自己要求的,而由此造成的并发症防不胜防,故孕妇不应要求做此种手术。自然分娩是顺产,产后并发症极少,是有理智、有毅力的孕妇应极力争取的,如果不能自然分娩,何时进行剖宫产应该尊重产科医生的意见。

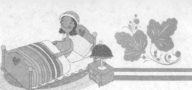

10. 剖宫产后为什么不宜多用镇痛药物

剖宫术后,麻醉药作用逐渐消退。一般在术后数小时,产妇的伤口开始出现疼痛。此时为了让产妇很好地休息,医生在手术当天会用一些镇痛药物。在此之后最好不要再用镇痛药物,因为它会影响产妇的身体健康,尤其是影响肠蠕动功能的恢复。所以,产妇要做好一定的思想准备,对疼痛多些忍耐。

11. 剖宫产后为什么需要多翻身

剖宫产手术对肠道的刺激加上麻醉药的影响,产妇会有不同程度的肠胀气。多做翻身动作会使麻痹的肠管蠕动功能恢复得快些,肠道内的气体就会尽早排出,解除腹胀。

12. 剖宫产后为什么采取半卧位

正常分娩的产妇在产后 24 小时就起床活动,剖宫产的产妇却不能,因此恶露相对不易排出。采取半卧的同时配合多翻身就可以促使恶露排出,促进子宫复原。

13. 剖宫产后为什么需要尽快自行排尿

在手术前,医生会给产妇放置导尿管。导尿管一般在术后 24～48 小时,待膀胱肌肉恢复收缩排尿功能后拔掉。导尿管拔掉后,产妇要尽量努力自行排小便,否则较长时间保留导尿管容易引起尿路感染。

另外,只要体力允许,在导尿管拔除后尽早下床活动,并逐渐增加活动量,这样不仅可促进肠蠕动和子宫复原,还可避免术后肠粘连及血栓性静脉炎形成。

(三)坐月子的日常生活护理

1. 心情愉快坐月子

产妇分娩后,全身的器官(乳房除外)恢复到非妊娠状态需要 6～8 周,这一阶段医学上称为"产褥期",也就是人们通常所说的"坐月子"。

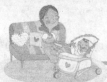
怎样才能过好月子里的生活呢？

首先，要精神愉快，心情舒畅，有一个安静、舒适、阳光充足的休养环境。

产后应逐渐增加活动量，下床活动能促进子宫及全身其他器官、腹肌恢复，可以选做一些简单的床上体操，活动量以不感觉疲劳为限度。这样对机体的新陈代谢，形体恢复都大有益处。

产后要注意观察子宫恢复情况，也就是要注意观察恶露的色、味及量。恶露是子宫在复原过程中排出的血液、坏死的蜕膜组织及黏液组成的混合物。

正常情况下，恶露随着子宫的逐渐缩小，色由红变白，量由多渐少，由血腥味到无味，3～4周后干净，所以保持外阴清洁很重要，每日应及时更换内衣裤，禁止洗盆浴，月子里应停止性生活，以免引起盆腔炎等妇科疾病。

乳房的护理也很重要。每次哺乳前应清洗乳房及双手，哺乳时间一般不超过30分钟。如果婴儿吃不完，应将乳汁排空。如遇到有乳头皲裂，乳腺发炎时，应停止哺乳，及时治疗。

合理安排产妇的饮食，以高蛋白、高热量、高维生素、易消化的食物为宜。每日应有荤有素，切忌偏食及过量。不食油腻及辛辣有刺激性的食物，保持大便通畅。

注意保暖或防止中暑。当室内温度过高时，如果不注意通风降温，产妇极易虚脱，婴儿也会出现脱水热；如出汗较多时，应及时擦干并更换衣物，每日用温水擦浴或淋浴，以保持皮肤清洁。冬天要注意防寒保暖工作。

最后提醒产妇注意的是，产后42天要到医院去做检查，以便了解全身及生殖系统恢复的情况。

2. 产后需要怎样的休养环境

(1) 清洁卫生：在产妇出院之前，家中最好用3%来苏水(200～300毫升/平方米)湿擦或喷洒地板、家具和2米以下的墙壁，2小时后通风。卧具、家具亦要消毒，在阳光下直射5小时可以达到消毒的目的。除此以外，保持卫生间的清洁卫生不可忽视，要随时清洗大小便池，以免产生臭味污染室内空气。在产妇室内燃烧卫生香，可调节室内空气，消毒抑菌。当卫生香点燃后，紫烟缭绕，芬芳飘逸，清洁空气，香雅提神，非常有益于室内的环境卫生。一般一间屋内每次点燃一支卫生香即可，以防化学香精的烟雾引起中毒。

(2) 温度适宜：以"寒无凄怆，热无出汗"为原则，即冬天温度21℃～24℃，湿度30%～50%；夏天温度23℃～28℃，湿度40%～60%。产妇不宜住在敞、漏、湿的房间里，因为产妇的体质和抗病力都较低下，居室更需要保温、舒适，否则

容易生病。卧室通风要根据四时气候和产妇的体质而定。产妇居室采光要明暗适中,随时调节。要选择阳光照射和坐向好的房间作为产妇卧室,这样夏季可以避免过热,冬天又能得到最大限度的阳光照射,使居室温暖。

(3)保持室内空气清新:空气清新有益于产妇精神与心情愉快,有利于休息。不可为了庆贺而宾朋满座,设宴摆酒,室内烟雾弥漫,酒气熏人,污染空气。亦要注意避风寒湿邪,因为产妇的身体比较虚弱,抗风寒能力较差,尤其是妊娠时藏在产妇生殖器官里的致病菌,或消毒不严格的产前检查,或产妇不注意产褥卫生等易引起产妇生殖器感染。如果室内空气不流通,室内卫生环境差,空气污浊,易使产妇和婴儿患呼吸道感染疾病。

3. "捂月子"害处有哪些

小红刚刚当上妈妈,正在坐月子。婆婆怕她"受风",就把房间捂得严严实实的,说这叫"捂月子"。这样做合适吗?

首先,屋子封得很严,空气不流通,室内空气污浊,这对产妇和婴儿都不利。产妇分娩后身体虚弱,需要有新鲜空气,以尽快改变身体虚弱状况,恢复健康。新生儿出生后,生长发育很快,不仅需要充足的营养,也需要空气新鲜、通风良好和清洁卫生的环境,否则容易得感冒、患肺炎等病,有碍健康成长。

其次,屋子捂得过严,室内通风不好必然造成室内潮湿,易产生细菌,侵害人体。产妇和婴儿都处于身体虚弱时期,抵抗力差,经不起细菌的侵蚀,极易得病。更重要的是,产妇和婴儿都需要阳光的照射,只有在阳光照射下身体才会正常发育,如果把屋子捂得过严,整月不见阳光会使产妇和婴儿的身体健康受损。

产妇和婴儿在室内都是暂时的,过一段时间就要到室外活动。如果室内封得过严使他们不能接触外界环境,当需要到室外活动时就会因环境变化过大,而造成不适。这种不适就会导致一些病症,影响身体健康。如果屋内通风好,有阳光照射,这就为以后到室外活动创造了条件。

4. 产后掉头发怎么办

很多年轻的妈妈在刚生完宝宝时都会出现脱发的现象,这是为什么呢?

产后身体内分泌水平骤然降低是产后脱发的主要原因。妇女怀孕之后,体内激素的分泌量大大增加,除雌激素、孕激素外,还产生一定量的催产素和生乳素。它们共同维持着母体的各种生理平衡,对处于发育旺盛阶段的子宫

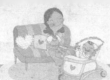
组织起着促进作用,并促进乳腺发育。在这些激素共同作用下,头发会加速生长,故孕期头发数量可增多,且富有光泽。然而,随着一朝分娩,这些激素便会大量减少,头发的营养供应自然减少了,于是就发生了头发脱落的现象。如果分娩时有精神恐惧、情绪波动,以及产后劳累等,亦会使脱发加重。产后一般不会形成大面积脱发,脱发的部位大多在头部前1/3处。随着分娩后机体内分泌水平的逐渐恢复,脱发现象会自行停止,一般在6个月左右即可恢复。

产后脱发是正常的生理现象,产妇不必为此而过度担忧或恐惧。孕期及产后讲究心理调适,注意合理营养及个人卫生,可以有效地减轻脱发。因此,产妇应保持心情愉快,饮食起居要有规律,少吃过于油腻及刺激性食物,并注意产后头发的卫生保养,每周用中性洗发液洗头一次,自然晾干,6个月内不要烫发。如果产后脱发严重,或6个月左右脱发现象仍未停止,则需要请医生检查治疗。

5. 产后为何多汗

不管天热还是天冷,产妇分娩后总是比正常人汗多。有的产妇会大汗淋漓,如果稍微活动或进食时,更是汗流满面,全身汗出,黏湿难受。为什么会出现这种现象呢?

一般情况下产后出汗是一种生理调节现象,不必担忧。产妇在妊娠期间体内水分积蓄,仅是血液就比孕前增加30%左右。一个正常人的血液量约占体重的1/10,为4 000~5 000毫升,而妊娠期孕妇则要增加1 000毫升左右。分娩之后,这些体液就成为多余的东西,不排出体外会增加心脏负担。所以,身体会从多种途径将多余的液体排出体外。

体内的水分排泄有3个主要途径:一是通过肾脏由尿液排出;二是通过肺的呼吸排出;三是通过汗腺由皮肤表面的毛孔蒸发,所以产后会汗多。还有,产妇甲状腺功能亢进,产后尚未恢复,脂肪、糖类、蛋白质代谢旺盛也会造成出汗过多。另外,产后进食较多的高能量食物,又多喝汤水,这也是产后多出汗的原因。

但是,产妇也必须注意病理性出汗,表现为汗湿衣持续不断,常伴气短懒言、倦怠嗜睡,或见睡中多汗,醒来即止,五心烦热,口干咽燥,头晕耳鸣等症状。这种情况要请医生诊治。

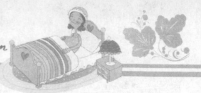

6. 产后不宜过多看书写字

分娩后,妈妈大约需要2周时间便可逐渐习惯三口之家的生活。虽然忙于给宝宝喂奶和洗尿布,有时感到睡眠不足,但只要丈夫勤于帮助,妻子仍然可以好好休息,缓解疲劳。在宝宝睡觉时,母亲有时感到无事可做,想看看育儿知识、看看电视,写写育儿日志,但又碍于一些老的说法:产后要在床上休息1个月。其实,产后也不是绝对地不能看书、写字,只是要注意劳逸结合。

我们知道,分娩不仅影响性器官,还影响到母亲全身。产后身体各个系统,包括皮肤、眼睛都需要一定的时间慢慢恢复,所以消耗精力的事情应等到产褥期结束后再去做。在产褥期一定要休息好,不要过于疲劳。

母亲在产后2周后,只要不感到疲劳,就可以适当地看电视、报纸、书籍。育儿日志也可以记,但应避免写一些很长的费神的东西。当然,想把宝宝成长过程记录下来的心情是可以理解的,此事可请丈夫参与,这样可以增强夫妻间的感情交流,又给做了父亲的丈夫提供了照料宝宝的机会。在选择育儿日志本时尽量选择宽格子的,铅笔也宜用深颜色的。尽管叫日志,并不一定每天都要记,可根据具体情况而定。

7. 产妇如何护理眼睛

坐月子时,产妇眼睛的护理非常重要。如果眼睛失去养分,不仅影响眼的生理功能,还会失去眼睛昔日的美丽。

(1)要经常闭目养神:月子里,产妇需要更好地休息,白天在照料婴儿之余,要经常闭目养神。这样视物才不会感到疲劳。

(2)不要长时间视物:长时间看东西,会损伤眼睛,一般目视1小时左右,就应该闭目休息一会儿,或远眺一下,以缓解眼睛的疲劳,使眼睛的血气通畅。

(3)合理补充营养:多吃富含维生素A的食物,如胡萝卜、瘦肉、扁豆、绿叶蔬菜。可防止角膜干燥、退化和增强眼睛在无光中看物体的能力。

另外,还要少吃一些对眼睛不利的食物如辛热食物,葱、蒜、韭菜、胡椒、辣椒等要尽量少吃。

(4)注意用眼卫生:看书时眼睛与书的距离保持33.3厘米,不要在光线暗弱及阳光直射下看书、写字。平时不用脏手揉眼,不要与家人合用洗漱用品。

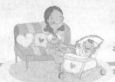

8. 劳逸结合才能早日康复

合理安排产后的休息与活动,对避免留下疾病、促进产妇身体的康复有着十分重要的意义。

在妇女地位低下的年代,许多妇女产后没几天就照常操持家务,下地干活或去工厂做工。产后过早、过重的劳动,有引起产后大出血的危险,还可影响子宫、阴道及盆底组织的恢复。日后易造成子宫脱垂、阴道壁膨出和尿失禁等后遗症。现在,随着妇女社会地位的提高及生活条件的改善,产妇对围生期保健越来越重视,这是应肯定的。但不少产妇即便是顺产,也绝对静卧,产后1个月内吃、喝、拉、撒均不出居室,甚至在床上。产后过于劳累当然影响身体的康复,可将产妇禁锢在床上,一切由别人包办、伺候,对产后恢复并非有利。产妇若持久仰卧,可引起子宫后位,出现经常腰骶酸痛的症状。适当的活动则有利于子宫的复原和排出恶露;促进血液循环,减少盆腔及下肢血管血栓形成;有利于促进肠蠕动,调整排便功能,防止便秘,还可促进胃肠道的消化功能,改善食欲。因此顺产后6~8小时即可坐起来,12小时后可自己下床大小便,24小时后可下床轻微活动。不过,如果产妇有异常情况,如体温升高、心脏病、高血压、严重贫血、难产手术等,应适当延迟下床活动的时间。

总之,每个产妇应根据自己的具体情况,注意劳逸结合,争取早日康复。

9. 月子里不要完全卧床休息

有人认为,坐月子就要完全卧床1个月,以休息来恢复怀孕期和分娩时的劳累,其实这完全不必要。我们知道,生命在于运动,人的健康也来自运动,如果卧床休息1个月,结果将是怎样呢?也许1个月后,产妇根本就不能起床走路了。

生命在于运动,可是如何让月子里的妻子合理运动呢?一般产后第一天因产妇疲劳,应当在24小时内充分睡眠或休息,使精神和体力得以恢复。为此,周围环境应保持安静,家人从各方面给予护理和照顾。正常产妇如果没有手术助产、出血过多、阴道撕裂、恶露不净、腹痛等特殊情况,24小时以后即可起床做轻微活动,这有利于加速血液循环、组织代谢和体力的恢复,也可增进食欲,并促进肠道蠕动,使大小便通畅。有人主张适当做一些产后体操,使肌肉、腹壁和体形尽量恢复到孕前状况。

第1~3天做抬头、伸臂、屈腿等活动,每天4~5次,每次5~6下;1周后可在床上做仰卧位的腹肌运动和俯卧位的腰肌运动。将双腿伸直抬高,做仰卧起

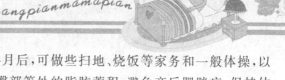

坐,头、肩、腿后抬等运动项目;半月后,可做些扫地、烧饭等家务和一般体操,以利于肌肉收缩,减少腰部、腹部、臀部等处的脂肪蓄积,避免产后肥胖症,保持体形美。

早期适量活动,还可增强消化功能,以利于恶露排出,避免压疮、皮肤汗斑、便秘等产后疾病的发生,并能防止子宫后倾等。总之,单纯卧床休息对产妇来讲是有害无益的。

10. 产后家居动作对与错

坐月子期间,对于子宫的保护非常重要。稍有疏忽就会给年轻的妈妈带来长久的痛苦,有些病很难治愈。然而宝宝一出生,家务骤增,刚刚分娩后的妈妈不得不插手。此时,应避免久蹲、久站及频繁或幅度较大的弯腰活动。因此,正确的家居设计和家务安排,会有助于妈妈保持正确姿势,避免造成对子宫的损伤。

(1)错误1:把热水瓶放在地上。正确方法是应该放在茶几或矮柜上。因为热水瓶是妈妈在月子里经常要用的物品,频繁下蹲取热水瓶易使子宫下垂或不易复位。

(2)错误2:把宝宝的奶具放置在柜橱底层。正确做法是应该把奶锅、奶瓶、刷子及常用厨具放置在柜橱的中上层,但也不能太高,以妈妈伸手可及为佳。还应该在厨房内放置一把椅子,这样,妈妈在厨房内做家务事时就不会久站,能很方便地经常坐下,有利于子宫的复位。

(3)错误3:把宝宝换洗衣物、尿布、湿纸巾及纸尿裤放在卧室橱柜的底层。正确做法是最好放在专用于给宝宝换尿布的台子上,这样的台子通常有放置以上用品的抽屉,并且与婴儿床或摇篮相连,还有与之匹配的椅子,妈妈站着或坐下便可取得到用品,在产妇给宝宝换尿布、衣服和洗澡时就不用总是频繁地弯腰,可避免引起腰痛,而且台子的抽屉及侧柜里可放置宝宝的换洗衣服和尿布,使产妇伸手即能取到,无须经常下蹲或弯腰去做事情,有利于子宫尽快复位。

但需注意的是,妈妈不可以在把宝宝放在台子上时离开,即使几秒钟也不可以。

(4)错误4:经常弯腰从睡床、童车中抱起和放下宝宝。正确做法是最好购买可以升降的童床和较高的童车,这样每次从睡床或童车里往外抱宝宝和放宝宝时就不用弯腰幅度太大。

(5)错误5:把宝宝的洗浴用品放在浴室低处。正确做法是因为宝宝要经常洗澡,如果位置过低,妈妈要不停地下蹲去取,而且浴室往往较滑,容易使产后

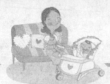
体质虚弱的妈妈滑倒。应该放在浴室台架上伸手可及之处,或放在换尿布台的抽屉里。

(6)错误6:给宝宝洗澡时浴盆放在地上。如果把浴盆放在地上,妈妈给宝宝洗澡时会因久蹲而致腰腿痛。正确做法应该是把宝宝洗澡的浴盆放在换尿布的台子上或茶几上,并在旁边放一把小凳子,妈妈坐在小凳子上给宝宝洗澡。

11. 产后如何抗衰老

许多妈妈以为,给宝宝哺乳过程中最容易出现问题的是宝宝,殊不知,在这期间由于种种不正确的做法,妈妈自身的健康也很容易受到影响。

乳汁孕育宝宝,宝宝长大了,妈妈却衰老了,在哺乳宝宝的过程中妈妈的身体健康常常被忽视。

(1)腰酸腿痛:要保证摄入充足的钙。哺乳妈妈应保证摄入充足的钙,以满足母婴的生理需要,否则可能造成腰酸腿痛,还可能因为奶水中的钙不足影响婴儿的生长发育;在自身钙不足的情况下,哺乳还可能使妈妈体内的钙消耗过多,造成骨质疏松等问题。

(2)大量掉头发:不要过度用脑。适当降低对事业的期望值。许多事业心很强的年轻妈妈产后闲不住,积极地做计划,或是已经开始筹划工作方面的事情了。

产后是精力和体力都需要好好休养的时期,过度用脑也会影响血液循环,从而造成脱发。在产后这个特殊的时期,恢复身体和照顾好宝宝应是第一位的。

(3)两个乳房大小不一致:正确哺乳。哺乳时,左右两侧乳房交替喂奶,避免因宝宝单吸一侧而引起乳房不对称。

(4)身体僵硬、不灵活:多喝水,多运动。产后,由于整个生活都要围绕着宝宝,再加上家务突然增加,每天一定会感觉疲惫、睡不够。缺少运动是这个时期妈妈们生活中普遍存在的问题。多运动,早晨早点起来,做做操,可以让身体更加灵活,缓解僵硬感。

(5)乳房松弛下垂:坚持戴乳罩、坚持运动。哺乳过程中应佩戴柔软的棉布乳罩,因哺乳期乳房肥大,受重力的作用容易下垂,用乳罩能起到一定的固定、托起的作用,从而防止乳房发生下垂。每天用温水洗乳房1~2次;每天坚持做胸前肌肉的运动,如俯卧撑、扩胸等,加强胸部肌肉的力量,从而增强对乳房的支撑,防止乳房松弛下垂。

(6)感觉心情烦躁,易发脾气:少吃酸性食物。哺乳期,很多人认为要给孩

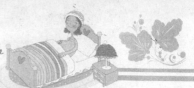

子喂奶,需要自己先大补,因而每天吃很多大鱼大肉。酸性食物吃得过多会大大影响身体的消化功能,也容易上火。火气旺,加上添了宝宝也添了很多家务,难免就会心情烦躁,容易发脾气。多吃清淡食物,多喝水,练练瑜伽都可以调节心情。

(7)明显消瘦:注意产后休养。生孩子是一项相当艰苦的体力劳动。哺乳期的妈妈在身体和精神上都应该尽快找回最佳状态。新妈妈千万不要使自己虚弱的身体过度紧张劳累或受风着凉。家中之事,尽可以少操心。

(8)经常困倦:保证睡眠质量。宝宝刚刚出生,与外界沟通的能力弱,哭是他(她)向外界表达信息的最常用、最有效的途径,有的宝宝甚至整夜不睡,妈妈的睡眠质量大受影响。每当孩子睡着了或者有人照看时,妈妈不妨也睡上一觉,睡觉是最好的休养。睡眠不足的时候,身体很容易变成亚健康状态。

(9)皮肤松弛,皱纹明显增多:多吃含胶质的食物。生育加上自然的衰老,皮肤松弛是很自然的生理现象。在哺乳期间,体内营养消耗较大,有的妈妈不注意营养补充,脸色也会变得很难看。这时要多吃含胶质的食物,如猪蹄、骨头汤等,以补充肌肤所需要的胶原蛋白。

(四)居室与着装

1. 孕产妇如何温暖过冬

(1)注意保暖:进入冬季,气温一般在零上几度到零下七八度,甚至有时温度会降至零下20℃左右,这对孕产妇和胎儿(新生儿)的健康很不利,因此做好保暖十分重要。要完善取暖设施,如果用煤火炉取暖,一定要保持烟道通畅,预防煤气中毒;注意室内空气新鲜流通;室内温度以21℃～24℃为宜,并力求恒定;每天收听天气预报,根据气温变化适时增减衣服,要穿得暖和一些;天气晴好时可到室外散步。大风、降雪、寒潮天气则尽量减少出门。

(2)晒太阳看天气:孕产妇对钙质的需求量比一般人要多,以保障胎儿骨髓成分的正常。钙在体内吸收与利用离不开维生素D,而维生素D需要在阳光的紫外线参与下在体内进行合成。孕妇常晒太阳有益于钙的吸收和利用。天气晴好时,穿好保暖衣到室外晒太阳,天太冷或大风天时可在室内有阳光的地方接受日光照射,每天至少晒半小时。

(3)冷天要吃得更好:孕期营养对胎儿的发育至关重要。在冬季,孕妇应比

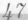

47

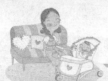
其他季节吃得更好些,适当多吃含蛋白质、糖类、维生素和微量元素多的食物,如瘦肉、鸡、牛奶、豆制品、绿叶蔬菜和水果等。碘是人体必需的微量元素,如果孕妇体内缺碘,将会导致胎儿缺碘,这会影响胎儿大脑发育,重度缺碘可导致胎儿畸形、死胎、早产等。由于孕妇对碘的需求量较大,因此应多摄入一些含碘食物,如海产品、豆制品等。孕早期补充叶酸也能有效地预防新生儿神经管畸形的发生,而叶酸广泛存在于蔬菜、水果和动物肝脏中。

(4)保持良好的情绪:孕妇良好而稳定的情绪是保证优生优育的重要因素之一。科学研究发现,孕妇保持乐观情绪,所怀胎儿发育正常,分娩时也比较顺利。寒冬中,因为路滑、行动不便、满眼没有绿色会影响到孕妇心情,她们有时会情绪紧张、恐惧、愤怒、烦躁、悲哀、忧郁,这些坏情绪可使母体的激素及其他有害化学物质浓度剧增,并通过胎盘影响胎儿发育。家人要多与孕妇沟通,让她们心情愉快,以免经常生气、发怒,特别是怀孕早期出现经常发怒、紧张情绪持续过长或反复出现的情况,可引起胎儿器官发育畸形,严重者会引起流产、难产或死胎。

(5)严防病毒感染:冬季气温低,温差变化大,呼吸道抵抗力降低,容易患病毒性传染病,孕早期如感染风疹、巨细胞病毒、水痘、流行性腮腺炎和流感病毒,会对胎儿发育产生影响,甚至会导致胎儿畸形。尽量不去商店、影剧院等公共场所,避免传染上流感等疾病。如患病应在医生指导下合理用药,不可擅自用药,避免对胎儿造成危害。

2. 天热如何坐月子

暑夏季节,不少产妇坐月子为避免受凉,常紧闭门窗,身着厚衣,包头盖被等,这样会严重妨碍体温的散发而易发生中暑。因此,暑夏坐月子应保持室内空气流通,室温以22℃左右为宜。可常用干毛巾或温水擦身,勤换内衣、床单,同时常饮绿豆汤等非冰镇饮料对预防中暑也有好处。

由于夏日炎炎,酷暑难熬,现在的很多产妇睡觉时大开门窗形成穿堂风,或开风扇对着直吹,或开空调使室内温度太低,或睡觉时赤身裸体,不盖被子,这些都是产妇伤风感冒的原因。

月子里的饮食很重要。暑天人们的食物以清淡为主,但这对产妇不利。由于消化能力减弱,产妇应该吃容易消化、富有营养和不油腻的食物,如鸡蛋、面条、牛奶等。起初两天最好不要吃鲫鱼、鸡蛋等发奶的食物,因为刚生下来的婴儿食量不大,奶量过多容易淤积而引起乳腺炎。待孩子食量逐渐增加时,母亲可多吃鸡肉、鸡蛋、鲜鱼、排骨等营养食物。

　　胎儿出生后,在胎盘剥离处的子宫留下了创面,这时子宫口还没有完全关闭,加上会阴和阴道有不同程度的损伤,所以要特别注意外阴的清洁卫生,以免细菌侵入而发生感染,这一点在夏季显得格外重要。每天可用温开水慢慢冲洗外阴及尿道口周围。洗澡时最好用淋浴,没有淋浴条件的可用脸盆装水往身上边浇边洗,这样可以防止脏水流进阴道。

　　母乳是婴儿最理想的食品,故应好好保护乳房。一般在产后12小时左右开始喂奶。喂奶时先让婴儿吃空一侧乳房,然后再吃另一侧,吃不完的奶要挤出来,不要让乳汁淤积。如果产妇乳汁没有及时排空,一旦乳头破裂,细菌侵入会引起乳腺发炎。患者会出现发热,患侧乳房胀痛,局部红肿、压痛等症状。倘若没有及时治疗而发生脓肿,需手术排脓,不但痛苦,而且影响哺乳。

　　遇上夏天坐月子,许多年轻女性都抱着"赶上了,没办法"的无奈心态,这对身体无益。专家提醒,夏天坐月子首先要从心理上调整自己,保持一份清爽的好心情,对婴儿和自己的情绪稳定都很重要。

　　有些产妇夏天怕"受风",月子里紧闭门窗,包头盖脚,结果居室通风不好,温度、湿度过高,出现高热等产褥中暑现象。

　　如今,生活水平提高了,关于"坐月子"的老说法已经过时。产妇不需要围着毛巾裹着头,如果室内温度过高的话,产妇和婴儿都可以适当使用空调。空调的温度一般以28℃以上为宜,坐月子时应该穿长袖衣和长裤。如果感觉脚上有凉意,还可以穿上一双薄袜子。婴儿可以盖上小夹被。

　　同时,室内要定时通风(但避免对流风),以保证空气清新,给母婴提供足够的氧气。产妇在产后要有充足的休息时间,否则会出现焦虑、疲倦和精神抑郁,还会影响乳汁的分泌。每天争取能有10个小时的睡眠,睡时采取侧卧位,以利于子宫的复原。

3. 产妇应穿什么内衣

　　小孩出生后,母亲的乳房会有所变化。这时的母亲如果仍用普通款式的胸罩,一定会给每天哺乳带来麻烦。所以,建议哺乳的母亲要选择适合自己的内衣。那么该如何选择呢?

　　(1)选用有简单的活动纽扣的胸罩,只需解开乳杯的纽扣即可喂哺母乳。

　　(2)选用富有弹性的棉质布料制作的内衣,以确保清爽舒适。

　　(3)选用有活动扣的内衣,可以随体形的变化调整大小。

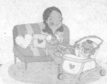

4. 产妇为何不宜穿羊毛内衣

据研究证实,数百名产后少奶或缺奶的妇女中,80%属有异物进入了乳房和乳腺管内。对她们的乳腺分析发现,乳汁中混有一种茧状微粒,经过进一步分析发现,这些茧状微粒是细微的羊毛、化纤织品的纤维。这是由于不少人穿用的乳罩和内衣是羊毛或化纤制品,其纤维堵塞了乳腺管。

为了防止乳腺管被堵塞导致的少奶和缺奶,年轻的妇女在孕期、产期和整个哺乳期不要贴身或在乳罩外面直接穿化纤织物或羊毛类制品的内衣。乳罩要采用柔软透气的全棉织品,内侧最好能垫上几层纱布,以便于防尘。另外,乳罩应勤洗勤换,注意不要和其他衣服混在一起洗涤。

5. 下肢粗短的产妇如何装扮才漂亮

这类产妇穿裤和长裙是掩饰粗腿身材的最好款式,并且一年四季都可以穿着。这类产妇穿的上身衣服一定要注重设计与花样,颜色选择以较浅的色调为好,这是因为上身越突出,下身就越不易惹人注意。衣领、围巾、帽子要加以强调。

穿鞋应该考虑面较宽而式样简单的鞋子,过于秀气的鞋子只会衬得两腿更粗更短。

穿裙子长度最好能超过膝部,到小腿一半的长度更佳。在正式的场合更应该穿长及脚踝的裙子。

若是穿长裤的话,注意上衣的花色要比长裤明显,裤腰部分顺着身材柔滑的剪裁,可以稍微掩饰粗短的腿部。

(五)卫生与清洁

1. 产妇更要注意清洁卫生

产后"不能洗头、洗澡"的时代已经过去。一个产后不清洁的妈妈也得不到宝宝的喜爱。产后要勤洗澡、勤换衣。洗澡时用温水,洗后完全擦干;刚刚洗浴完毕不宜进入通风的环境;不要用吹风机吹干头发;剖宫产的产妇可在2周后洗澡。产后"不刷牙、不梳头"也无科学根据,如果产后1个月不刷牙,对牙齿不利。所以,刷牙时应该用温水,牙刷不要太硬。如果感觉牙齿松动,应找医生咨询,检查是否需要补钙。

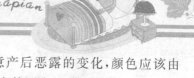

同时,使用的卫生垫要经过消毒杀菌。注意产后恶露的变化,颜色应该由血性逐渐变浅,量也逐渐减少,4～6周干净。只有等到产后检查正常了,才能恢复工作。

2. 产妇不刷牙的危害

妇女在怀孕后,由于内分泌的变化或维生素 C 的摄入不足,可以有牙龈充血、水肿,容易出血,特别是刷牙时出血。另外,怀孕后牙齿的矿物质往往补充不足,牙齿的坚固性差。这些情况已对牙齿不利,再不注意口腔卫生,使口腔内的细菌增多,在大量细菌作用下,食物残渣中的糖类得以发酵、产酸,导致牙齿脱钙,形成龋齿。因此,妊娠期间比平时更要注意口腔卫生,至少早晚刷牙各 1次,饭后漱口。晚上刷牙后不要再吃东西,特别是不要吃甜食。若有吃夜宵的习惯,睡前应再刷 1 次牙。

按照我国的旧习俗,认为产妇在月子里不能刷牙,其实这种说法是错误的。因受女性激素的影响,产妇在月子里会出现牙龈水肿、充血,刷牙时就容易发生牙龈出血,这可能是旧习俗认为产妇不能刷牙的原因。产妇"坐月子"时吃的顿数多,甜食也多,吃了就睡,食物残渣留在牙缝中,发酵变酸就会侵蚀牙釉质,腐蚀牙本质,形成龋牙,即虫牙。龋齿再发展下去,就会发生牙髓炎、牙周炎等牙科疾病。所以有老话称"生个孩子掉颗牙"。可见,产妇不刷牙是不科学的。

中医主张产后 3 天内宜用指刷,方法是:将右手食指洗净或用干净纱布缠裹食指,再将牙膏挤于指上,犹如使用牙刷样来回上下揩拭,然后用食指按摩牙龈数遍。指刷有活血通络、牢固牙齿的作用,长期使用指刷能治疗牙龈炎、牙龈出血、牙齿松动等。产妇素有牙疾者,应当以指刷为主。

漱口有盐漱、含漱、药液漱。盐漱是指每天早晨把约 3 克盐放进口中,用温水含之,使盐慢慢溶化,并冲洗牙齿,这样做可以使牙齿牢固,避免松动。含漱是指每次饭后用温水漱口几遍,清除食物残渣。药液漱是将中草药水煎或水浸泡后,用药液水漱口。用药液漱口要根据产妇的不同需求进行选择使用。比如,产妇患风火牙痛,舌苔白腻不思饮食,宜先用白芷 6 克,甘草 3 克,以沸水浸泡或微煎,待温,去渣含漱。此药液有祛风止痛、健胃、防风寒的功效;又如,陈皮 6 克(鲜者倍量),细辛 1 克,用沸水浸泡,待温,去渣含漱,能治口臭、牙龈肿痛。

产妇应做到早晚刷牙,饭后漱口,养成良好的卫生习惯,这样才能保护好自己的牙齿。

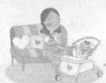

3. 产妇可以洗头梳头

有的老人说坐月子的妈妈不能洗头,这有没有科学依据呢? 其实,以往诸多的禁忌随着现在生活条件的改善,也应该重新修订了。例如,以前认为"坐月子不能洗头"是因为怕产妇受凉感冒,产妇不能洗澡亦是同理。在炎热的夏天,一个月不洗头不但不卫生,还可能造成头皮发炎;汗液在皮肤停留会堵塞毛孔,造成皮肤发炎。因此,产后更应注意保持头发的清洁。不过,在坐月子期间洗完头发最好赶快在房间内擦干、吹干,以免着凉。

有的产妇在产后一段时间内不梳头,怕出现头痛、脱发等。梳头不仅是美容的需要,而且通过木梳刺激头皮,还可促进局部皮肤血液循环,以满足头发生长所需的营养物质,防止脱发、早白,发丝断裂、分叉等。所以,产后梳头有益无害。

4. 产妇要洗澡

随着生活条件的改善,产妇的护理也要跟着改变。过去生活条件差,即使是生孩子时也没有像样的消毒措施。消毒不到位,导致很多妈妈出现产褥热。

为什么会有这么多的妈妈出现产褥热呢? 产前及产时消毒不到位、产后妈妈身体清洁不及时,使得细菌进入生殖道引起了感染,这就产生了产褥热。

另外,产后汗腺很活跃,容易大量出汗,乳房胀还要淌奶水,下身又有恶露,全身发黏,几种气味混在一起,因此产妇应比平时更讲究卫生。

按科学规律,产后完全可以照常洗澡、洗脚。及时地洗澡可使全身血液循环增加,加快新陈代谢,保持汗腺孔通畅,有利于体内代谢产物通过汗液排出。还可调节自主神经,恢复体力,解除肌肉和神经疲劳。一般产后 1 周可以擦浴,1 个月后可淋浴,但不宜洗盆浴,以免洗澡时的脏水进入生殖道而引起感染。洗澡时室温要保持在 34℃～36℃,水温在 45℃左右。浴后要迅速擦干,衣服要穿好,防止受凉。

(六)呵护好乳房

1. 哺乳期清洗乳房不宜用香皂

香皂类的清洁物质会通过机械与化学作用洗去皮肤表面的角化层细胞,促使细胞分裂增生。如果不经常去除这些角化层就会损坏皮肤表面的保护层,使表皮层细胞肿胀,这种肿胀就是由于乳房局部过分干燥及细胞脱落引起的。若过多使用香皂等清洁物质可碱化乳房局部皮肤,而乳房局部皮肤要重新覆盖上保护层并恢复酸性环境需要花费一定的时间。香皂在不断地使皮肤表面碱化的同时,还促进皮肤上碱性菌群增长,使得乳房局部的酸化变得困难。此外,用香皂清洗还不能保护乳房局部皮肤润滑的物质——油脂。

所以,哺乳期妇女经常使用香皂擦洗乳房不仅对乳房保健无益处,还会因乳房局部防御能力下降,乳头容易干裂而招致细菌感染。因此,要想充分保持哺乳期乳房局部的卫生,让小宝宝有足够的母乳,最好还是用温开水清洗,尽量不用香皂,更不要用酒精类的化学性刺激物质。如果迫不得已需要用香皂清洗、酒精消毒,则必须尽快用清水冲洗。

2. 产后如何养护乳房

有些女性在生完孩子后,为了使乳房不松弛,保持一个好体形,放弃给孩子哺乳。给孩子喂奶后,乳房就真的无法保持原状了吗?其实并非如此,产后采用一些正确的养护方法,就能让乳房保持健美。

(1)健胸操:这是最有效、最经济的方法。产后及时进行胸部肌肉锻炼,能使乳房看上去坚挺、结实、丰满。但健胸运动需要长期坚持效果才明显。

(2)戴合适的胸罩:从哺乳期开始就要坚持戴胸罩。如果不戴胸罩,重量增加后的乳房会明显下垂。胸罩要选择大小合适、有钢托的款式。

(3)喂奶姿势正确:哺乳时应两个乳房交替喂奶,每次时间不超过20分钟。

(4)经常按摩:将一只手的食指、中指、无名指并拢放在对侧乳房上,以乳头为中心,顺时针方向由乳房外缘向内侧划圈。两侧乳房各做10次,可以促进局部的血液循环,增加乳房的营养供给,并有利于雌激素分泌。

(5)沐浴乳房:在沐浴时,使用花洒冷热交替喷洒乳房,有助于提高胸部皮肤张力,促进乳房血液循环。

此外,多吃富含维生素E和B族维生素的食物,如瘦肉、蛋、奶、豆类、芝麻等,也有利于保持乳房的健美。

3. 如何预防乳头皲裂

乳头皲裂常发生在哺乳的第一周,亦称乳头溃疡,民间俗称“奶头风”。乳头裂伤后,母亲常因疼痛而无法授乳,致使乳汁淤积。细菌由裂口进入可导致乳房感染,甚至形成乳腺脓肿。

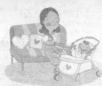

乳头皲裂主要是由于婴儿含乳头姿势不正确,未将乳头及大部分乳晕充分含入所致。因此,采用正确的哺乳方法对预防乳头皲裂非常重要。

正确的哺乳方法:①产妇体位舒适,身体放松,侧卧位或坐位时,在产妇背部及抱婴儿的手臂下垫适当高度的软垫或布类,以减少产妇的支撑力,减轻疲劳、紧张感。②哺乳前,应湿热敷乳房和乳头3~5分钟,同时按摩乳房以刺激排乳反射,挤出少量乳汁使乳晕变软且易被婴儿吸吮时再哺喂,此时婴儿易充分含住整个乳头和大部分乳晕。③哺乳时先让婴儿吸吮损伤轻的一侧乳房,以减轻对另一侧的吸吮力。④在哺乳结束时,用食指轻压婴儿下颌,等婴儿放开乳头后再把婴儿抱离乳房,切忌强行拉出乳头,以防乳头受到强力吸吮而发生皲裂。

4. 乳头皲裂的对策

如果乳头已经发生皲裂,除在哺乳时应注意母婴的姿势外,可以利用乳汁治疗。哺乳后将少许乳汁涂在乳头及乳晕上,短时间内暴露和干燥乳头,并在乳罩内垫上干净手巾。因乳汁具有抗菌作用,且含有丰富的蛋白质,可起到修复表皮的作用。哺乳后穿戴宽松内衣和胸罩,并放松乳罩,有利于空气流通和皮损的愈合。产妇乳头皲裂比较重,乳头疼痛剧烈,可暂停母乳喂养24小时,将乳汁挤出用小杯或小匙喂养。另外,注意保持局部清洁,加快创面修复,涂以适当的滋润、消炎类药物,对促进乳头皲裂的好转大有帮助。

5. 产后淤乳怎么办

有些产妇往往在哺乳时不能让婴儿将乳汁吸尽,致使乳汁淤积在乳腺小叶中,长久下去会造成乳腺管堵塞不通,引起淤乳。

这时产妇出现乳胀严重,乳房变硬、表皮绷紧,局部红热,触痛明显,由于乳汁淤积及淋巴、静脉回流不畅而形成乳房硬结。如果治疗不及时,患者会极度不适、畏寒、寒战、发热、体温达38℃左右,患乳侧的腋下淋巴结会肿大,有触痛,引起乳腺炎。严重者乳房内的硬结逐渐增大,变软,以致形成有波动的乳腺脓肿。

防治方法:早期时可用冷水袋或湿冷毛巾敷乳房,以减轻乳房充血。乳房胀大下垂明显者,可用洁净托带上托乳房,以改善乳房内血液、淋巴循环及减轻乳汁的淤积。用吸奶器轻轻吸净乳房内残余的乳汁,若用吸奶器抽吸不佳时,可选用按摩的方法并在医护人员的指导下挤奶。上面的方法排奶效果仍不佳时,不妨请丈夫吸吮患乳。

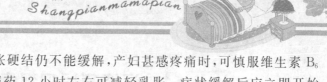

经积极处理后,乳胀硬结仍不能缓解,产妇甚感疼痛时,可慎服维生素 B₆ 200 毫克,每日 2 次。服药 12 小时左右可减轻乳胀。症状缓解后应立即开始喂哺。

乳房肿胀未破溃者,可用仙人掌捣成泥状外敷,或用梅花点舌丹、如意金黄散加浓茶调成糊外敷患处,或采用中医的推拿法。

乳腺形成脓肿未破溃者,可采用中医火针穿刺排脓法,不损伤乳腺管。

6. 什么情况下产妇需要挤奶

作为哺乳期妈妈,在遇到以下情况时需要挤奶。

(1)当乳房太胀影响婴儿吸吮时,为了帮助婴儿吸吮,一定要挤掉一些奶。

(2)乳头疼痛暂时不能哺乳时,要将奶挤出来,这样即可用挤出的奶喂养婴儿,缓解了乳头疼痛,还防止由于婴儿未吸吮而导致的乳汁分泌减少。

(3)婴儿刚出生不久,吸吮力不太强,如果母亲的乳头内陷,婴儿一时还没有学会吸吮这种乳头,这时候要挤奶喂婴儿和挤奶保持乳汁的分泌。

(4)婴儿出生体重过轻或婴儿生病吸吮力降低时,应挤奶喂养婴儿。

(5)母亲与婴儿暂时分开时,妈妈要挤奶喂养婴儿。

7. 热瓶吸奶的正确方法

对于一些乳房肿胀、疼痛严重的妈妈来讲,由于乳头紧绷,用手挤奶很困难,可用热瓶吸奶法。取一个容量为 1 升的大口瓶(注意瓶口的直径不应小于 2 厘米),用开水将瓶装满,数分钟后倒出开水。用毛巾包住拿起瓶子,将瓶口在冷水中冷却一下,再将瓶口套在乳头上,不要漏气。一会儿工夫,瓶内形成负压,慢慢地将乳汁吸进瓶中。待乳汁停止流出时,轻轻压迫瓶子周围的皮肤,瓶子就可以被取下了。

8. 吸奶器吸奶的正确用法

吸奶器可在商店购买。挤压吸奶器后部的橡皮球,使吸奶器呈负压,将吸奶器的广口罩在乳头周围的皮肤上,不让其漏气,放松橡皮球,乳汁慢慢地流入吸奶器内。没有压力时再重复挤压橡皮球。当吸奶器中的奶较多时,应将奶倒入准备好的容器内。注意,每次使用前都要将吸奶器消毒。

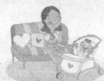
(七)远离产后抑郁症

1. 什么是产后抑郁症

专家提醒,产妇在注意饮食的合理搭配、营养的平衡并坚持进行适量的运动的同时,还应谨防产后抑郁症。

产后抑郁症是妇女在分娩早期出现的以哭泣、忧郁、烦闷为主的情绪障碍。抑郁症多在产后 3 日内出现,持续 7 日左右,以后多数产妇的症状可减轻或消失。

产后抑郁症在初产、高龄、患妊娠并发症的女性中比较常见,另外在分娩时有异常、缺少丈夫的支持或有精神压力的孕妇中也比较常见。产后抑郁症病因主要有生物学因素、心理因素和社会因素,其中社会因素常被人们忽视。

生孩子是人在社会生活中可能引起较强烈精神反应的刺激之一,面对刺激,机体会出现一系列生理、生化、内分泌、代谢、免疫性等过程变化,这些变化与反应者的个性、躯体素质、以往生活经验、当时功能状态和社会支持等各种因素相关。由于每个人的情况不同,其严重程度与持续时间也不尽相同。

2. 营造好心情能避免产后抑郁症

生完宝宝之后,妈妈需要学会如何营造自己的好心情。

(1)产后忧郁可自愈:如果只是产后忧郁,让自己心绪放松,等待着身体对激素水平变化的重新适应。

(2)创造健康的产后恢复环境:当从医院回家时,要限制探望人数。关掉电话,为自己创造一个安静、闲适、健康的休养环境。

(3)清淡而营养的产后饮食:吃营养丰富而又清淡的食物,享受被亲人照顾的亲情,感谢一餐一饭的营养和爱心。

(4)适度运动快乐心情:做适量的家务劳动和体育锻炼。这不仅能够转移注意力,不再将注意力集中在宝贝或者烦心的事情上,更是可以使体内自动产生快乐元素,使产妇的心情从内而外地快乐起来。

(5)珍惜每一个睡眠机会:产妇要学会创造各种条件让自己睡个觉。有时候,即便半个小时的睡眠也能带来好心情!当宝贝安然入睡时,产妇不要去洗

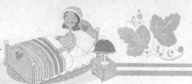

洗涮涮,而要抓紧时间睡觉,哪怕是闭目养神。这时候千万要记住关掉电话,不要让它惊扰了产妇和宝贝的好觉。

(6)帮助与寻求帮助:一方面,产妇的家人不要只顾沉浸在增添宝贝的快乐中而忽略了产妇的心理变化,要多陪产妇说说话,并告诉她育儿的经验,避免手足无措,紧张慌张。另一方面,产妇自己要学会寻求丈夫、家人和朋友的帮助。要知道,在这个时候,大家都愿意帮助你,只要你说出来。

(7)自我心理调适:有了宝贝后,产妇的价值观会有所改变,对自己、对丈夫、对宝贝的期望值也会更接近实际,甚至对生活的看法也会变得更加实际,坦然接受这一切有益于帮助产妇摆脱消极情绪。做一些自己喜欢做的事情,如看杂志、听音乐等,在自己的爱好中忘记烦恼。

(8)换位思考,彼此理解:因为新添了小宝贝,新爸爸会感到压力很大,他会更勤奋地工作,产妇要理解丈夫的辛苦和对家庭的奉献,不要认为只有自己"劳苦功高"。而丈夫也应该理解妻子产后身体的变化与照顾宝贝的辛苦,主动分担家务。夫妻之间要相互理解和交流,不要把对彼此的不满放在心里。

(9)勇敢面对,科学治疗:如果产妇出现产后抑郁症的症状,要及时在医生的指导下服用抗抑郁类药物,不要轻视抑郁症的危害性。

(10)生活有好时光也有坏日子:人生不仅有乐观、欢乐、成功、幸福等美好的时光和心境,也有悲哀、沮丧、痛苦、茫然、失败和不幸,关键是我们能否以乐观、健康的心态去对待我们所处的境遇。新生命的到来不仅给产妇带来了欢乐,更带来了繁重的劳动、重大的责任和永无止境的劳碌和操心。小宝贝是产妇的希望之源,他的健康和幸福与产妇今天的表现息息相关。

3. 产后抑郁症的主要表现

产后抑郁症的发病率正在逐年提高,严重威胁着女性的健康。生儿育女虽然是育龄妇女一种正常、自然的生理现象,但对孕产妇来说,她们在经历怀孕、分娩、产后恢复及哺乳婴儿等一系列生理过程中,难免会产生各种心理、生理的改变。只要积极疏导,产妇都会拥有一片蓝天。

典型的产后抑郁症的症状类似于重型抑郁症,主要表现为焦虑和抑郁心境、疲劳、睡眠障碍、食欲异常、记忆力下降、注意力不集中,感到内疚、羞愧、愤怒、没有能力或无望感,存在自杀想法或自杀行为,有时出现强迫观念或行为,怕出门,对自己、小孩及伴侣过分关心,害怕发生不幸事件等。

要想消除产后抑郁症,产妇及其家人对于产后抑郁症要有所了解,这是大多数产妇都会经历的一个时期,是体内激素变化导致的一种正常反应,低落的

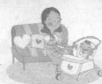
情绪不会维持很长时间,因此不用害怕。产妇的丈夫有责任和义务帮助产妇顺利度过这一特殊时期。

产前做好充分的准备,其中包括身体、心理、物质三方面的准备。

(1)身体上:准妈妈要注意孕期的体育锻炼,以提高身体素质,特别是常坐办公室的女性要每天参加一些适宜的有氧运动,使心肺功能得到锻炼,使机体能够在产后尽早恢复健康。

(2)心理上:产妇只有在产前对育儿知识有一定的了解,才能在孩子出生后不至于手忙脚乱。可以在产前通过读书、听讲座、观摩等学习喂奶的方法、为婴儿洗澡的方法、正确抱孩子的姿势等。同时还要了解一些儿童常见病的防治方法。对一些意外情况要有思想准备。

(3)物质上:要为小宝宝的降生准备好所需的费用和物品,如衣服、被褥、尿布等,并为母子准备好房间。

4. 家庭如何帮助产妇摆脱抑郁症

产后的房间条件、家庭气氛,丈夫的配合,孕妇的自我调节是减轻抑郁症的关键。

(1)房间条件:房间要有充足的阳光,但不宜直射婴儿和产妇,可用窗帘遮挡。每天要开窗通风,换走室内污浊空气,保持室内空气新鲜,即使冬天也应如此,如果怕孕妇受风着凉,可在通风时让母婴在其他房间待一会儿。

(2)家庭气氛:家人不能对生儿生女抱怨、指责,男孩女孩都是自己的骨肉,要愉快地接受孩子和产妇,给产妇创造一个良好和谐的家庭环境。

不要用传统的方式对待产妇,如不能下地、不能出门、不能干活、连电视也不能看,这些都会使产妇越发地感觉到生活乏味单调,加剧抑郁情绪。

(3)丈夫的配合:产后1个月内,丈夫最好能陪伴在产妇身边,协助产妇护理婴儿,如帮助产妇给婴儿洗澡、换尿布等。有些丈夫怕孩子哭闹影响自己的睡眠,夜里就独自到其他房间睡,这样会使产妇觉得委屈,抑郁症状加重。丈夫要多陪伴产妇并谅解妻子产褥期的情绪异常,避免争吵。

三、坐月子饮食调理

(一)坐月子饮食有讲究

1. 产后首先要补水

十月怀胎打破了女性身体里的内部环境:营养储备、内分泌……样样都要为了孩子而改变。因此,月子里的调养对于每个新妈妈未来的健康都至关重要。如何建立身体内部环境的新秩序,重新储备营养,是每个新妈妈都要面对的问题。

这并不意味着一定非要大补,补不好不但对健康有害,而且还会让自己变成"肥妈"。怎么才能补得健康而又恰到好处呢?

(1)补充水分很重要:刚刚生完孩子的新妈妈除了生殖系统变化之外,心血管系统、内分泌系统、泌尿系统都会有相应的改变。同样,消化系统也有一些特殊的变化。比如,产后最初几天常常感到口渴,食欲不佳,这是胃液中盐酸分泌减少、胃肠道的肌张力及蠕动能力减弱的原因;皮肤排泄功能变得极为旺盛,特别爱出汗;很多新妈妈还增加了给孩子哺乳的任务。因此,在月子当中补充大量的水分变得尤为重要。补水不一定只喝白水,果汁、牛奶、汤等都是较好的选择。水分的补充还有助于缓解疲劳、排泄废物、使乳汁充足,好处多多。

(2)别忘了补充盐:有人说新妈妈在月子里不能吃盐,所以饭菜、汤里一点盐也不放。事实上,这样做只会适得其反,盐对新妈妈是很有益处的。由于产后出汗较多,乳腺分泌旺盛,体内的盐很容易随着汗水流失,因此适量地补充盐分有助于产后体力的恢复。

2. 补充营养帮产妇迅速修复身体

分娩让产妇的身体经历了一场严酷的考验,虚弱的身体急需补充营养。哪怕产妇什么都不想吃,也要动员她慢慢吃点东西,至少要喝点水,否则可能会脱水。

第一餐进补应有充足的糖类,以利于恢复体力;蛋白质可以快速修复身体;

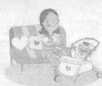

新鲜水果和蔬菜可以利尿通便;丰富的铁和帮助铁吸收的维生素 C 也是必需的营养素,可以帮助身体恢复分娩时失去的血液。另外,给宝宝喂奶时,骨骼会流失很多钙,所以产妇及时补钙也很重要。

3. 月子里离不了的食物

产妇在月子里的食物主要有以下这些种类:

(1)炖汤类:营养丰富,易消化吸收,可促进食欲及乳汁的分泌,帮助产妇恢复身体。鸡汤、排骨汤、牛肉汤、猪蹄汤、肘子汤轮换着吃,其中猪蹄炖黄豆汤是传统的下奶食品。

(2)鸡蛋:蛋白质、氨基酸、无机盐含量高,消化吸收率高。吃的形式有煮鸡蛋、蛋花汤、蒸蛋羹,或打在面汤里等。传统上产妇坐月子时,每天至少要吃 8～10 个鸡蛋,其实 2～3 个鸡蛋已完全可以满足营养需求,吃得太多人体也无法吸收。

(3)小米粥:富含维生素 B_1、膳食纤维和铁。可单煮小米或与大米合煮,有很好的补养效果。但不要完全依赖小米粥,因小米所含的营养毕竟不是很全面。

(4)红糖、红枣、红小豆等红色食品:富含铁、钙等,对血红蛋白的提高有利,帮助产妇补血、去寒。但要注意红糖是粗制糖,杂质较多,应将其煮沸再食用。

(5)鱼:营养丰富,通脉催乳,味道鲜美。其中鲫鱼和鲤鱼是首选,可清蒸、红烧或炖汤食用。

(6)芝麻:富含蛋白质、铁、钙、磷等营养成分,滋补身体,非常适合产妇的营养需求。

(7)蔬菜水果:含有丰富的维生素 C 和各种无机盐,有助于消化和排泄,增进食欲。各类水果都可以吃,但由于此时产妇的消化系统功能尚未完全恢复,不要吃得过多。冬天如果水果太冷,可以先在暖气上放一会儿或用热水烫一下再吃。

4. 产后不挑食胜过"大补"

不挑食比"大补"更重要。虽然每个人的情况不完全相同,但大致应比怀孕前的饮食量增加 30% 左右为好。无论产后怎样繁忙,也要按时吃饭,菜谱要考虑营养的均衡,尽量不挑食。主食要比怀孕晚期增加一些,还要多吃蛋白质和蔬菜。

完全没有必要按传统的说法那样"大补",只要饮食合理、营养丰富就可以了,过度地加强营养只会造成体重的增加,太多的补品不仅母亲身体承受不了,大量的营养还会进入乳汁中,影响宝宝的内分泌等功能。

5. 产后喝汤有讲究

猪蹄汤、瘦肉汤、鲜鱼汤、鸡汤等含有丰富的水溶性营养,不仅利于体力恢复,而且促进乳汁分泌,可谓最佳营养品了。

新妈妈喝肉汤也有学问。如果产后乳汁迟迟不下或下得很少,就应早些喝点肉汤,以促使下乳,反之就晚喝肉汤,以免过分泌乳汁造成乳汁淤滞。

肉汤越浓,脂肪含量就越高,乳汁中的脂肪含量也就越多。含有高脂肪的乳汁不易被婴儿吸收,往往引起新生儿腹泻,因此肉汤最好不要过浓。

如果新妈妈担心汤里的油脂会使自己发胖,可以把汤晾凉一些,然后用吸管喝,这样就可以避开浮在汤表面的油脂了。

6. 饮食对乳汁有什么影响

产妇最重要的任务就是给宝宝喂奶,要知道宝宝所有营养的来源就是产妇的乳汁了,所以产妇应当多吃一些能够促进乳汁分泌、含有大量维生素、铁等微量元素的食品。由于宝宝骨骼和牙齿生长需要大量的钙,产妇还应该多喝牛奶和骨头汤以补充钙元素。另外,尽量少吃辛辣的食品,洋葱味、大蒜味都会进入乳汁中。如果味道特别强烈,宝宝有可能会拒绝吃奶。

7. 产后为什么不宜久吃红糖

中医学认为,红糖既有益气补中、健脾暖胃之功,又有活血化瘀之效。产后喝红糖水有利于子宫收缩、复原和恶露的排出等。但食用红糖的时间不宜太长,无限制地食用对身体非但无益反而有害。

产后第一天,子宫底与脐平,此后每日下降1~2厘米,至产后10~12日,腹部即摸不到宫底。产后阴道流出的液体叫恶露,其中含有血液、黏液、坏死蜕膜组织、白细胞及细菌等。按其性质可分为3个阶段:

血性恶露在产后1~3日内量较多,因含有较多血液,故呈红色,又称红色恶露。

浆液性恶露在产后3~7日出现,恶露中因含血量减少,故呈淡红色,持续约1周,量少。

白色恶露出现于产后2周左右,恶露中含血量极少,白细胞增多,呈淡黄色或乳白色,这种恶露可持续数周之久。

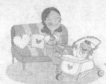

总的来说,血性恶露持续时间最多3日,浆液性恶露持续时间大约20日左右。

产后恶露不行、经血阻滞,食用红糖有活血化瘀的功效。但目前多数初产妇子宫收缩一般都较好,恶露的颜色和量一般都比较正常,如果食用红糖时间过长,会使恶露增多,导致慢性失血性贫血,而且会影响子宫恢复,以及产妇的身体健康。因此,产妇食用红糖最好控制在10～12日,以后则应多吃营养丰富、多种多样的食物。

8. 坐月子饮食不要太油腻

产后坐月子是我国的传统习俗。坐月子期间,妈妈的营养总是得到全家人的特别关注,有的地方甚至有"每天吃一只鸡,每天吃10个鸡蛋"的做法。"坐月子"的传统看似对妈妈的营养非常注重,实际上带来不少营养问题。

首先,"坐月子"常常导致妈妈在生完孩子头1个月里营养过剩,或者因为天天面对大量油腻肥厚的食物而大败胃口。这两种常见情况都影响妈妈的健康。

其次,"坐月子"往往只注重第一个月的营养,出了月子,从第二个月起开始忽视妈妈的营养,导致母乳质量明显下降,不利于宝宝生长。

因此,产妇应注重在整个哺乳期的科学合理膳食,应该持续均衡地摄取各种营养,这样才能为宝宝提供营养充足的母乳。

9. 产妇为什么要少吃高热能食物

产后元气大伤,不少老人喜欢给产妇吃桂圆、红枣等高热能食物进补。其实这些高热能的食物都有活血作用,反而对产后子宫收缩不利。因此在饮食方面,产后最初几天应以清淡、易消化和营养丰富的食物为主,多喝汤类有助于下奶,同时多吃些新鲜水果和蔬菜,以补充人体需要的维生素,哺乳的产妇还可补充含钙的食品或钙剂。

10. 产妇不宜滋补过度

(1)产后滋补忌过量:分娩后为补充营养和有充足的奶水,产妇一般都重视饮食滋补。其实大补既浪费又有损健康,滋补过量容易导致肥胖。肥胖会使体内糖和脂肪代谢失调,引发各种疾病。此外营养太丰富,必然使奶水中的脂肪含量增多,如婴儿胃肠能够吸收也易造成肥胖,易患扁平足一类的疾病;若婴儿消化能力较差,不能充分吸收,就会出现脂肪泻,长期慢性腹泻,还会造成营养不良。

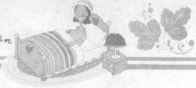

(2)产后忌高脂肪的浓汤：因为高脂肪会影响食欲和体形,也会增加乳汁的脂肪含量,使新生儿、婴儿不能耐受和吸收而易引起腹泻。因此,产妇宜喝有营养的荤汤和素汤,如鱼汤、蔬菜汤、面汤等,以满足母婴对各种营养素的需要。

11. 产妇应忌的食物

产妇在月子中应该避免食用以下食物：

(1)寒凉生冷食物：产后身体气血亏虚,应多食用温补食物,以利于气血恢复。若产后进食生冷或寒凉食物,容易导致脾胃消化吸收功能障碍,并且不利于恶露和淤血的排出。冰冷食品如雪糕、冰淇淋、冰冻饮料等,不但不利于消化系统的恢复,而且会给产妇的牙齿带来不良影响。

(2)辛辣食物：如辣椒容易伤津、耗气、损血。辛辣温燥食物可助内热,而使产妇上火,出现口舌生疮、大便秘结或痔疮等症状。而且母体内热可通过乳汁影响到婴儿,使婴儿内热加重。因此,产妇饮食宜清淡,尤其在产后5～7日,应以米粥、软饭、面条、蛋汤等为主。特别应忌食大蒜、辣椒、胡椒、茴香、酒、韭菜等辛辣温燥食物。

(3)刺激性食物：如浓茶、咖啡、酒精,会影响睡眠及肠胃功能,亦对婴儿不利。

(4)酸涩收敛性食物：避免食用乌梅、南瓜等,以免阻滞血行,不利于恶露的排出。

(5)过咸食物：过多的盐分会导致水肿。

12. 产妇不宜常喝麦乳精

麦乳精是一种营养丰富、味道可口的营养品,是老少病弱者常用的佳品。有的产妇为了补充营养,就在产后大量饮用麦乳精;一些亲友去看产妇,也带去麦乳精,希望产妇吃了有利于健康。其实,产妇在哺乳期间常喝麦乳精是不科学的。

麦乳精的主要成分是麦芽糖、乳制品和糖精,其中麦芽糖是从麦芽中提取,而麦芽可以抑制乳腺分泌乳汁。中医历来把麦芽作为"回乳"的主要用药。所以,哺乳期的产妇常喝麦乳精会使乳腺分泌乳汁量明显减少,对婴儿的生长发育十分不利。所以,产妇在哺乳期间不宜常饮麦乳精,可以多吃鱼、肉、蛋、奶和蔬菜、水果。

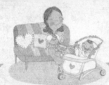
13. 产后可以吃水果

产妇坐月子受传统习惯的影响,不吃生冷,所以有的产妇连水果都不敢吃。

产妇在产后头几天,因体质较虚弱,消化功能差,食欲差,应吃些清淡、富于营养而容易消化的饮食,以后可根据情况增加进食量与成分,保持充足全面的营养供给,在不增加消化道负担的前提下,产妇还应多吃些水果,以补充所需的维生素及无机盐。饭后可吃些水果,如苹果、橘子、香蕉等。水果不要太凉,如刚从冰箱拿出来的水果要放在室温下过一会儿再吃,吃时要注意清洁,清洗或去皮后再吃,以免发生腹泻。有的人怕凉,可切成块,用开水烫一下再吃,也可加些糖吃,最好不要煮沸,以免破坏水果中的维生素。

14. 产妇可以吃哪些水果

水果的营养丰富,味道鲜美,男女老幼人人爱吃。有些人认为,水果是生冷的食物,产妇怕着凉,吃生冷的水果对身体没有好处。实践证明,产妇适当吃些水果不仅能增加营养,帮助消化,补充维生素和无机盐,而且水果还有一些特殊的医疗作用,对产妇的身体健康有很大帮助作用。

那么,产妇应吃哪些水果呢?

(1)香蕉:香蕉中含有大量的纤维素和铁质,有通便补血的作用。产妇喜欢卧床休息,胃肠蠕动较差,常常发生便秘。再加上产后失血较多,需要补血,而铁质是造血的主要原料之一,所以产妇多吃些香蕉能防止产后便秘和产后贫血。产妇摄入的铁质多了,乳汁中铁质也多,对预防婴儿贫血也有一定帮助作用。

(2)橘子:橘子中含维生素 C 和钙质较多,维生素 C 能增强血管壁的弹性和韧性,防止出血。产妇生孩子后子宫内膜有较大的创面,出血较多。如果吃些橘子,便可防止产后继续出血。钙是构成婴儿骨骼、牙齿的重要成分,产妇适当吃些橘子,能够通过乳汁把钙质提供给婴儿,这样不仅能促进婴儿牙齿、骨骼的生长,而且能防止婴儿发生佝偻病。另外,橘核、橘络(橘子瓣上的白丝)有通乳作用,产妇乳腺管不通畅时,除可引起乳汁减少外,还可发生急性乳腺炎,影响对婴儿的喂养。吃橘子能够避免以上现象的发生。

(3)山楂:山楂中含有丰富的维生素和无机盐,对产妇有一定的营养价值。山楂中还含有大量的山楂酸、柠檬酸,能够生津止渴、散瘀活血。产妇生孩子后过度劳累,往往食欲缺乏、口干舌燥、饭量减少,如果适当吃些山楂,能够增进食欲、帮助消化,有利于身体康复和哺喂婴儿。另外,山楂有散瘀活血作用,能排

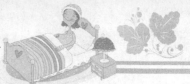

出子宫内的瘀血,减轻腹痛。

(4)红枣:红枣中含维生素C最多,还含有大量的葡萄糖和蛋白质。中医学认为,红枣是水果中最好的补药,具有补脾养胃、益气生津、调理血脉、和解百毒的作用,尤其适合产后脾胃虚弱、气血不足的人食用。其味道香甜,吃法多种多样,既可口嚼生吃,也可熬粥、蒸饭熟吃。

(5)桂圆:桂圆又叫龙眼,是营养极其丰富的一种水果。中医学认为,桂圆味甘、性平、无毒,入脾经、心经,为补血益脾之佳果。产后体质虚弱的产妇适当吃些新鲜的桂圆或干燥的龙眼肉,既能补脾胃之气,又能补心血不足。

15. 产妇为什么不宜多食味精

为了婴儿不出现缺锌症,产妇应忌吃过量味精。一般而言,成年人吃味精是有益无害的,而婴儿,特别是12周内的婴儿,如果乳母在摄入高蛋白饮食的同时,又食用过量味精,则对哺乳婴儿不利。因为味精内的谷氨酸钠会通过乳汁进入婴儿体内。过量的谷氨酸钠对婴儿,尤其是12周内的婴儿发育有严重影响,它能与婴儿血液中的锌发生特异性的结合,生成不能被机体吸收的谷氨酸,而锌却随尿排出,从而导致婴儿锌的缺乏,婴儿不仅出现味觉差、厌食,而且还可造成智力减退,生长发育迟缓等不良后果。

16. 产妇不宜过早食用人参

有的产妇产后急于服用人参,想补一补身子。其实产妇急于用人参补身子是有害无益的。人参含有多种有效成分,这些成分能对人体产生广泛的兴奋作用,其中对中枢神经的兴奋作用能导致服用者出现失眠、烦躁、心神不安等不良反应。刚生完孩子的产妇精力和体力消耗很大,十分需要卧床休息,如果此时服用人参,反而因兴奋难以安睡,影响精力的恢复。

人参是补元气的药物,服用过多又可促进血液循环,加速血液的流动,这对刚刚生完孩子的产妇十分不利。因为产妇在生孩子的过程中,内外生殖器的血管多有损伤,服用人参有可能影响受损血管的自行愈合,造成流血不止,甚至大出血。因此,产妇在生完孩子的1周之内不要服用人参,分娩7日以后,产妇的伤口已经愈合,此时服人参有助于产妇的体力恢复。但也不可服用过多,因此药性温热,会导致产妇上火或引起婴儿食热。产妇食用多种多样的食物来补充营养才是最好的办法。

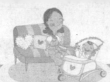
17. 产妇宜低盐饮食

(1)产后吃盐多会增加肾脏负担:实际上,在饮食的过程中盐是非常重要的一个调味品,但是很多的产妇为什么要喝一些味淡的汤或者是不放盐的汤,这是因为产妇产后还存在一定程度的水钠潴留,她还要靠肾脏和汗腺来进行排泄。如果产妇吃盐多,过多地摄入了钠离子就会加重肾脏负担,增加水肿。所以产妇应该吃味道比较清淡的汤类和蔬菜。

(2)产妇每天盐摄入量不宜超过5克:最近世界卫生组织公布了我们每天食盐的摄入量应该再降低,从6克降低到5克,正常人都不能摄入过多的盐分,所以产妇就更不要吃味道过于咸的食物。

(3)钾盐比钠盐更适合孕产妇:虽然低盐饮食适合产妇,但是也不必矫枉过正。如果产妇在孕期有严重的水肿,那么就要注意,如果产妇感觉到食物过淡、味道不佳,可以把家里常用的钠盐换成钾盐,因为钾盐的口感比钠盐要相对重一些,这样既不会丧失食物的口感,又不会使产妇摄入过多的盐分。

18. 产妇不宜吃巧克力

产妇在产后需要给新生儿喂奶,如果过多食用巧克力,对婴儿的发育会产生不良的影响。这是因为,巧克力所含的可可碱会渗入母乳并在婴儿体内蓄积,能损伤神经系统和心脏,并使肌肉松弛,排尿量增加,会使婴儿消化不良,睡眠不稳,哭闹不停。

产妇整天嚼着巧克力还会影响食欲,使身体发胖,而必需的营养素却缺乏,这不仅会影响产妇的身体健康,也不利于婴儿的生长发育。

19. 产妇为何忌多吃油炸食物

产妇体质虚弱,应多吃营养丰富易消化的食物,以利于早日恢复身体健康。但在一些地区有一种习惯,就是让产妇大量吃油条,这是很不科学的。油炸食物较难消化,产妇的消化能力又很弱,并且油炸食物的营养在油炸过程中已经损失很多,比面食及其他食物要差,所以产妇要少吃油炸食物。

20. 吃得全面才有利于身体康复

(1)牛奶:喝一杯240毫升的脱脂或低脂牛奶即能吸收到300毫克的钙质。钙质能强健骨骼和牙齿,富含钙的饮食能降低高血压、乳癌、结肠癌等发病概

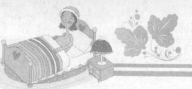

率,也能舒缓经前症候群。除了钙质,牛奶中还含有丰富的蛋白质、维生素 A、维生素 D、维生素 B_{12}、维生素 B_2 等。

(2)花椰菜:富含维生素 A、维生素 C,无机盐钾、钙、硒等,β 胡萝卜素及纤维素,热能低。多吃可以增强抵抗力,减少罹患心血管疾病及数种癌症的概率。

(3)香蕉:虽然一根香蕉大概有 120 卡热能,却是维生素 B_6、维生素 C 和纤维素的良好来源,丰富的钾也有助于调节血压。香蕉含有的生物碱能振奋精神,很适合当点心,补充热能。除了直接吃,也可以混合在果汁中,或加到谷类早餐里。

(4)柳橙汁:喝一杯新鲜的柳橙汁就可以摄取到超过每日建议量的维生素 C。维生素 C 是重要的抗氧化物,能消除自由基,强化免疫功能,利于铁质吸收。柳橙汁还富含钾及叶酸,叶酸对育龄妇女相当重要,可以预防畸胎和直肠癌。

(5)蔬菜沙拉:可以把数种绿色蔬菜(如富含维生素 A、叶酸的莴苣和菠菜,纤维素多的生菜)混合后,再加上西红柿、红萝卜、小黄瓜。这是最容易一次吃到多样蔬菜的方法,提供充足的维生素、无机盐和纤维素。研究指出,一天至少3 份的蔬菜可以降低罹患癌症、心血管疾病和糖尿病的概率,对维持皮肤健康也有帮助,但高热能的沙拉酱不要加太多。

(6)花生酱:花生富含蛋白质、纤维、锌和维生素 E,也是维生素 B_1、叶酸的良好来源,其所含的不饱和脂肪酸可以增加血液中好的胆固醇,降低坏的胆固醇,保护心血管。忙碌时,涂上花生酱的全麦面包加上一杯脱脂牛奶是方便又营养的一餐。

(7)番薯:番薯富含钾、纤维素、维生素 C,还有重要的抗氧化物质 β 胡萝卜素,有益皮肤健康。用番薯代替饭可以增加纤维素的摄取。

(8)鲑鱼:深海鱼可以降低血液中坏的胆固醇,保护心血管,一周吃 1～2 次鲑鱼可以预防心脏病,滋养免疫系统,还可以增加有安定作用的前列腺素,有助于平稳心情。一周至少吃一次以上鱼的人罹患忧郁症的概率较低。如果处于怀孕或哺乳期,鲑鱼中的脂肪酸还能帮助胎儿大脑和神经系统的发育。

(9)全谷片早餐:一碗就含有多种维生素、无机盐与膳食纤维,还能提供足够的热能。搭配牛奶则能补充蛋白质和钙质,是相当不错的早餐组合,也可以作为点心或夜宵,很适合常偏食或没空好好吃饭的妈妈补充营养。

(10)瘦肉:哺乳期的妈妈要特别注意铁质摄取,尤其在生完小孩后两年内铁质容易不足,可能导致贫血。瘦肉中的铁质以血红蛋白状态存在,人体吸收率较高。最好选择动物腰部及四肢部位饱和脂肪较少的肉。用量一天不超过一份,相当于一个巴掌大。

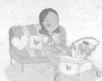
(11)优酪:吃一杯 240 毫升的优酪,所吸收的钙质约占每日建议量的 1/3,低脂或脱脂优酪还是蛋白质和钾的好来源。最好选择原味的,调味优酪通常含有过多的糖。注意包装盒上的标识,确定是"活菌"或"生菌",这些细菌有益于肠道的消化吸收,强化免疫系统,对抗致病菌生长。

每天食用两杯(一杯为 240 毫升)活菌酸乳酪的人,得感冒的概率能降低 25%,花粉热及过敏的症状也少了许多。

(12)蛋:对于劳心劳力的妈妈们,蛋提供的蛋白质不但品质佳,而且容易被人体利用,对肌肉组织生长和修复十分重要。蛋也是维生素 D 的良好来源,可以帮助钙质吸收。蛋黄的胆固醇较高,对于健康的人来说,一天一个蛋不算过量,如果医师建议需要节制胆固醇,则每周不要超过 2～4 个蛋黄。

(13)蔬菜汤:机体能一次摄取许多无机盐、维生素和纤维素,而大部分是水分,热能较低。利用蔬菜的风味还可以减少盐、味精的食用。红萝卜、马铃薯、洋葱、高丽菜等都是很适合的材料。

(14)西红柿酱:西红柿中的抗氧化成分番茄红素已被证实能减少动脉阻塞,降低罹患心血管疾病的机会,而经过加热煮成西红柿酱后更能提高番茄红素的抗氧化效果。大部分罐装西红柿酱中还含有维生素 A、维生素 C 和纤维素。

不妨利用铁制器具加热西红柿酱,酸性成分会溶出少量的铁,提供补充铁质的额外效果。

(15)豆类:豆类是蛋白质、铁、纤维素的良好来源,脂肪含量低,有助于降低胆固醇,并含有叶酸、钾、锌等,营养价值很高。豆类皮中的黄酮类化合物是相当有力的抗氧化物,研究指出,多吃豆类能降低罹患宫颈癌的危险。

豌豆、四季、菜豆可当蔬菜吃,红豆、绿豆可煮成五谷饭,黄豆、黑豆可以打成豆浆,应让豆类常在食物清单上。

21. 产后不要乱吃药

产妇哺乳期患病自然得服用药物,而药物进入妈妈体内会经血液循环到达乳腺,扩散进入乳汁,并随同乳汁进入宝宝体内。乳汁中所含药物的数量,取决于摄入药物的种类、剂量、用药持续时间、药物分子大小、溶解程度及酸碱度等因素。

由于小宝宝体内缺乏对药物解毒的酶,肾脏的排泄功能也不完善,所以通过乳汁进入宝宝体内的药物排泄很慢,很容易引起药物蓄积中毒反应。

哺乳期用药应遵循以下原则。

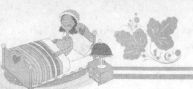

（1）哺乳妈妈就诊时，要与医生充分交流，一定要告诉医生你正处于哺乳期。

（2）尽可能选择局部用药而非口服用药，如乳膏、软膏、洗剂、阴道或直肠用栓剂。局部给药进入乳汁的剂量较少，可以有效减少对宝宝的影响。

（3）对哺乳期宝宝无害的药物可以直接用于哺乳期妈妈，但是对胎儿有害的药物可能会对哺乳期宝宝造成一定影响。

（4）若需服药，应在哺乳前3小时或哺乳后立即服药，这样经乳汁传递给宝宝的药量将减至最低。

（5）在需用药的紧急情况下弃掉母乳，暂停哺乳，避免带给宝宝无法挽回的损害。

总之，哺乳妈妈生病时，一定要在医生的指导下用药，切忌自行服药。

（二）有助于产后恢复体力的食谱

1. 蚝油肉丝饭

【配方】 白饭150克，肉丝60克，油10克，汤100毫升，蚝油5克，浅色酱油25毫升，味精1克，湿淀粉5克。

【做法】 将白饭置碟中。用10克油起锅，投入肉丝煸炒，注入汤，用蚝油、浅色酱油、味精调味，用水淀粉勾芡，盖在饭上即成。

2. 上汤烩饭

【配方】 白饭100克，鲜虾仁40克，高汤150毫升，食盐0.5克，味精0.5克。

【做法】 将白饭置于大碗中。锅上火，注入高汤，放入虾仁，用食盐、味精调味，待沸，倒在碗中即成。

【注意事项】 原料可改用瘦肉丁、火腿丁、丝瓜丁、菜梗丁或蟹肉烩汤饭均可。

3. 鸡蛋包饭

【配方】 大米饭150克，鸡蛋3个，火腿、腊肠、熟鸡肉、叉烧肉各10克，猪油、食盐、西红柿酱、大葱各适量。

【做法】 将火腿、腊肠、熟鸡肉、叉烧肉分别切成小丁；大葱洗净，切成葱花；把鸡蛋磕入碗内，加一点食盐搅匀。锅置火上，加猪油烧热，放入葱花炝锅，

69

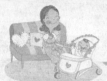

再投入火腿丁、腊肠丁、熟鸡肉丁、叉烧肉丁,进行煸炒,加西红柿酱翻炒几下,随即加进大米饭、食盐煸炒,至米饭炒透盛起。锅再置火上,放油烧热,把打散调匀的鸡蛋液倒入,转动炒锅,使蛋液布满锅底,用小火煎成较厚的蛋皮,然后把炒好的米饭放在蛋皮的中间,用蛋皮包起,卷成圆筒形,这时再放些油,用小火煎一会儿,使其粘牢,用铲子铲入盘内即可。

【特点】 鲜香柔软。含有蛋白质、脂肪、糖类、多种维生素和无机盐,很适合产妇健身需要。

4.甜酒荷包蛋

【配方】 甜酒酿(江米酒)100克,鸡蛋2个,糖桂花、白糖各适量。

【做法】 锅里倒3碗水,置炉火烧开,将鸡蛋逐个破壳磕在开水锅中。煮沸2分钟后倒入甜酒,煮开即可停火,加入白糖和糖桂花搅匀即成。

【特点】 鸡蛋熟而不老,香甜可口,富含优质蛋白质。

5.荸荠炒猪肝

【配方】 猪肝50克,荸荠250克,芡粉25克,花生油50克,葱、姜、酱油、食盐、白糖、绍酒各适量。

【做法】 将猪肝洗净,切成薄片,放入碗中,加湿芡粉拌匀;荸荠削去皮,洗净,切成片;葱洗净,切成葱花;姜洗净,切成末。锅置火上,倒入花生油烧热,投入猪肝煸炒至松散变色时,加入葱花、姜末、荸荠、绍酒、酱油、白糖、食盐及少量水煸炒至肝片熟,炒匀出锅。

【特点】 色泽酱红,鲜嫩适口,是多种维生素和无机盐的极丰富的来源,主要有维生素A、维生素D、维生素B_1、维生素B_2、维生素B_5、铁等。同时也含较丰富的蛋白质及脂肪。

6.肉馅豆腐丸子

【配方】 肉馅50克,豆腐20克,青菜50克,鸡蛋1个,香油1.5克,酱油2.5毫升,食盐1克,芡粉2克,葱末、姜末各1克。

【做法】 将搓碎的豆腐、肉馅、葱末、姜末、食盐、鸡蛋、酱油、芡粉加少许水搅拌成泥状;青菜择洗干净,切成细丝待用。将水倒入锅内煮沸,将豆腐肉泥挤成丸子氽入锅内,再放入青菜丝,最后淋入香油即可。

【特点】 丸子软嫩,汤味鲜美,营养丰富。含蛋白质、维生素C、钙、磷、锌。

7. 肉泥虾合

【配方】 猪里脊肉、大虾、鸡蛋各 150 克,面包 60 克,冬笋、海参、水发冬菇、干面粉各 15 克,豆粉、番茄酱各 3 克,熟火腿 25 克,胡椒粉 2 克,食盐 3 克,料酒 10 毫升,猪油 250 克(实耗 50 克),香油、葱、姜各适量。

【做法】 大虾去掉头及尾梢,除去虾背沙线,在虾背划一道口,切成大片,加入少量食盐、料酒、胡椒粉、味精腌制一会儿;水发冬菇切丝;冬笋切细丝;海参切片。猪里脊肉剁成细泥,盛在碗里,入调味品,搅拌成泥,然后把肉泥夹在虾片中间裹上呈半圆形虾合,在虾合表面拍上一层面粉备用。再把鸡蛋清搅出泡沫,加干豆粉和干面粉少许搅成糊状。将锅放火上,加猪油烧至三成热,用手捏住虾尾沾满糊,不要留空白,下锅慢炸,再缀上一点熟火腿末后轻轻翻个。将虾炸透捞出后,码在盘子四周,再把切好的面包丁下油锅炸成金黄色,捞出堆放在虾合中间,随后倒出锅中油,稍留一点底油,放入海参,下冬菇、冬笋翻炒几下,加番茄酱调味,加汤少许,淋入少许芡汁,加点香油,出锅浇淋在面包丁上即成。

【特点】 香鲜可口,营养丰富。此菜补血益气,健体强身,有利于产妇身体的恢复。

8. 豆腐皮蛋汤

【配方】 豆腐皮 2 张,鹌鹑蛋 8 个,火腿肉 25 克,水发冬菇、熟猪油、食盐、味精、料酒、葱、姜各适量。

【做法】 豆腐皮撕碎,洒少许温水润湿;鹌鹑蛋磕入碗内,加少许食盐搅打均匀;火腿肉切末;冬菇切丝;姜洗净,切片;葱择洗干净,切成葱花。锅置火上,放入熟猪油烧热,下葱花、姜末炝锅,倒入蛋液翻炒至凝结,加水煮沸,放冬菇丝、食盐、味精、料酒,再煮 15 分钟,推入豆腐皮,撒上火腿末即成。

【特点】 滋味鲜美,营养丰富。此汤含有蛋白质、钙、磷、铁、锌和维生素A、维生素 B_1、维生素 B_2、维生素 D、维生素 E 等多种营养素,是产妇的滋补汤菜,有利于早日恢复身体健康。

9. 葱白姜糖汤

【配方】 生姜 15 克,葱白 20 克,红糖适量。

【做法】 将葱白洗净,切成小段;生姜洗净,切成细丝。锅置火上,放入 300 毫升水煮沸,加入葱白、生姜煮片刻,再加入红糖,拌匀溶化即可。

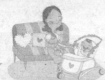
【特点】 甜中微辣。此汤有解表和中、发散风寒、止痛的功效。适于产后风寒感冒、发热头痛、身痛无汗者饮用。每日趁热 1 次饮完,盖被至微出汗,连食二三日。

10. 温拌肉丝菠菜

【配方】 菠菜 500 克,猪肉 100 克,香菜、胡萝卜、豆油、酱油、醋、蒜泥、食盐、味精、花椒面各适量。

【做法】 将菠菜择洗干净,开水焯一下,捞出,用手轻轻攥去水,切成段,放在盘里;胡萝卜切成细丝,用开水焯一下,捞出,控去水,放在菠菜段上;香菜切成末,放在菠菜段上。将猪肉切成细丝,备用。锅内放入豆油,油热后下肉丝快速煸炒,加入花椒面、酱油,即刻出锅,倒入菠菜盘里,再加入醋、食盐、味精、蒜泥调拌均匀,即可食用。

11. 牛奶枣粥

【配方】 大米 100 克,牛奶 400 克,红糖 20 克,红枣 20 枚。

【做法】 大米淘洗干净。将锅置火上,放入适量清水(约 1 000 毫升)、大米,大火煮沸后,用小火煮 20 分钟,米烂汤稠时加入牛奶、红枣煮 10 分钟。食用时加红糖,再煮沸后,盛入碗内即成。

【特点】 黏稠、甜香,清淡。牛奶属高蛋白、低脂肪的营养食品,其营养成分多而齐全,有补虚损、益五脏之功效。红枣健脾益气之功甚强,有"脾之果"之称。二者与大米共熬煮成粥,具有补气养血、健脾和胃、生津止渴的功效,适宜产妇食用,以利于调养身体,尽快恢复。

12. 八宝甜粥

【配方】 糯米半杯,薏苡仁 1/3 杯,红豆 1/3 杯,莲子 60 克,桂圆肉、砂糖各少许。

【做法】 将薏苡仁、红豆洗干净后泡水待软;糯米洗干净,备用。把薏苡仁、红豆放入锅中,加 12 杯水煮约 20 分钟,再放入莲子、糯米、桂圆肉煮至熟透。将砂糖加于粥内即成。

13. 小绍兴鸡粥

【配方】 活肥鸡 1 只,粳米 50 克,酱油(生抽王)15 毫升,白糖 1 克,食盐

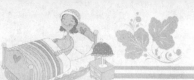

0.5 克,葱末 0.5 克,姜末 0.3 克,酱油、香油各少许,原汁鸡汤 300 毫升。

【做法】 处理后的鸡在冷水中浸泡 1 小时,除净血水。锅中放水 5 000 毫升,用旺火煮沸,手提鸡头,将鸡身浸入沸水中烫一下,倒尽腹中水,如此反复烫五六次,将鸡身内外烫遍。随后在锅内加少量冷水,将鸡放入锅中,加盖大火煮沸后改以小火煨煮(保持水沸为度),20 分钟后把鸡翻个身再煨 10 分钟,待鸡浮上水面,捞出,放入冷开水中浸泡、洗净、沥干。外皮搽上一层香油,保持鸡皮色泽光亮油黄,不缩不老。将粳米淘洗净,倒入锅内,加原汁鸡汤,旺火煮沸后改用微火熬制成黏稠状,放入少许食盐。将鸡分部位切成条块装在盘内,浇上用酱油、白糖、水、葱末、姜末调好的汁。食用时可根据个人的喜好增减酱油、食盐、鸡油、姜末用量。

【特点】 粥味鲜美,鸡肉油润,鲜嫩爽口。含有优质蛋白质、糖类、磷。

14. 牡蛎肉粥

【配方】 猪肉 200 克,牡蛎 250 克,白饭 3 碗,冬菜 1 汤匙,芹菜 1 棵,姜蓉 1/2 茶匙,食盐、生粉各 1 茶匙。

【做法】 猪肉、食盐、生粉、清水拌匀。牡蛎放入碗中,加入食盐、生粉拌匀,用清水洗净,滤干水分,放入姜蓉拌匀。芹菜摘去嫩叶,洗净,切粒。将白饭放入煲中,加入适量清水煲成稀粥。将猪肉、牡蛎放入稀粥中煮熟,并加入冬菜、芹菜粒及少许食盐便可盛出,趁热进食。

(三)产后增乳食谱

1. 黄豆猪蹄汤

【配方】 猪蹄 1 只,黄豆 150 克,黄酒、葱各 10 克,姜 5 克,食盐 4 克。

【做法】 将猪蹄用沸水烫后拔净毛,刮去浮皮,放锅中加清水、姜片煮沸,撇去浮沫,加黄酒、葱及冷水浸泡过 1 小时的黄豆,加盖用微火焖至半酥,加食盐调味,再煮 1 小时即成。

【特点】 猪蹄酥烂,黄豆软烂。含植物蛋白质和胶质蛋白及钙质,能治产妇乳少。

2. 红焖猪蹄

【配方】 猪蹄 1 000 克,料酒 25 毫升,酱油 60 毫升,白糖 30 克,葱段 20 克,生

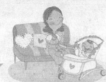

姜 10 克,味精 2 克,桂皮适量,植物油 750 克(约耗 60 克)。

【做法】 将猪蹄放入温水中,用小刀刮洗干净;加水 750 毫升于锅中,放入猪蹄,烧开后撇去浮沫,盖上锅盖,用旺火煮半小时,待猪蹄半生时捞出晾凉,沥去水,然后放在油锅中炸一下,皮略皱捞出。将猪蹄放入原汤,再注水适量,加入酱油、料酒、白糖、葱段、姜(用刀拍碎)、桂皮,烧开后将猪蹄上下翻动,待汤浓且猪蹄酥烂时投入味精,即可出锅,装入大盘。

【特点】 猪蹄酥烂。此菜有补血通乳作用,是产妇乳少的食疗佳品。

3. 腰花木耳汤

【配方】 猪腰子 150 克,水发木耳 15 克,笋花片 20 克,葱段 5 克,味精 3 克,食盐 5 克,胡椒粉 0.5 克,高汤 500 毫升。

【做法】 将腰子切两半,除去腰臊,洗净,切成兰花片,清水泡一会儿;木耳用清水洗净泥沙,待用。将腰花、木耳、笋片一起下水锅煮熟后捞出,放在汤碗内,加入葱段、味精、食盐、胡椒粉,再将烧沸的高汤倒入汤碗内便成。

【特点】 木耳增强补益之效,加强养阴润肺之功,乳母产妇食用,将对肺、胃、肾等内脏有很好的滋补作用。

4. 老母鸡汤

【配方】 白条老母鸡 1 只(约重 1 500 克),猪排骨 2 块,葱段、姜片、料酒、食盐、味精各适量。

【做法】 老母鸡和排骨洗干净,分别放入沸水锅内焯一下捞出,再用水洗净。将鸡和排骨放锅内,加水,下葱段、姜片、料酒、食盐,上火烧开后,用小火焖煮约 3 小时(以水不沸腾为宜,使鸡肉和排骨中的蛋白质、脂肪等营养物质充分溶于汤中),直至鸡肉脱骨,加入味精,即可食用。

【特点】 肉烂汤浓,味鲜可口。此汤含有高质量的蛋白质、脂肪和钙质,能促进乳汁分泌,最适宜产妇食用。由于汤的营养价值不如肉高,所以汤肉一起吃可增加营养、促进康复。

5. 火腿冬瓜汤

【配方】 火腿肉 50 克,冬瓜 250 克,火腿皮 100 克,植物油、味精、葱各适量。

【做法】 冬瓜去皮、瓤洗净,切成 0.5 厘米厚的片。炒锅置火上,放油烧热,葱花炸香,放入火腿皮及适量清水,煮沸后撇去浮沫,焖煮 30 分钟后下冬瓜

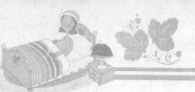

片,煮至酥软,加火腿片、食盐,继续煮3～5分钟,放味精,盛入汤碗内即成。

【特点】 汤鲜味美,清淡爽口。此汤含有优质蛋白质、脂肪、维生素C和钙、磷、钾、锌等微量元素,对产妇小便不畅、小腹水膨、乳汁不下等症有辅助疗效。

6. 莲枣肚羹

【配方】 熟猪肚100克,山药、莲子、红枣各50克,料酒、葱姜汁各10毫升,食盐1克,红糖15克,清汤800毫升,湿淀粉20克。

【做法】 莲子用温水泡软。红枣挖去核,山药削去皮,与猪肚均切成丁。锅内放入清汤,下入莲子烧开,再下入山药丁烧开。加入料酒、葱姜汁、食盐。下入猪肚丁、红枣丁、红糖烧开,煮15分钟左右,用湿淀粉勾芡,出锅装入汤碗即成。

【特点】 猪肚香烂,山药软面,汤汁黏稠,咸甜适口。莲枣肚羹可以促进产妇康复和乳汁分泌。猪肚含有丰富的蛋白质、钙、磷、铁、维生素(B_1、B_2)、叶酸等,可补脾胃,疗虚损。莲子含有丰富的钙、磷、铁,山药富含维生素(C、B_1、B_2)、碘、磷、钙、铁。红枣富含维生素C。四者组合,配以具有补血破淤、健脾祛寒功能的红糖同烹成此汤菜,对促进产妇康复和促进乳汁分泌,提高乳汁质量均十分有益。

7. 羊肉高粱粥

【配方】 羊肉500克,白萝卜100克,高粱米150克,姜葱末10克,五香粉10克,橘皮5克,料酒10毫升,香油、食盐、味精各适量,羊肉汤1 500毫升。

【做法】 羊肉洗净,切成薄片放入锅内,加羊肉汤、料酒、五香粉、橘皮(切碎)一起熬煮,至羊肉熟时再加入淘洗干净的高粱米、切成小丁的白萝卜,继续熬煮至粥成,最后调入食盐、姜葱末、香油拌匀即可。

【特点】 羊肉高粱粥具有补中益气、安心止惊、开胃健力等功效,可治妇女产后心腹疼痛、无乳或少乳。但羊肉性热,凡有痰火、湿热、实邪、热病及时疫病初愈者,均不宜食用。

(四)产后补钙食谱

1. 骨汤烩酿豆腐

【配方】 油豆腐、虾仁、鸡肉蓉、骨头汤、小油菜、食盐各适量。

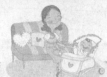
【做法】 虾仁剁碎,与鸡肉蓉一起调配成馅料,塞入切小口、部分去瓤的油豆腐中;骨头汤烧开,下入酿好的油豆腐,用小火煮,稍加食盐调味;最后加入小油菜点缀,食用时少加些米醋。

【特点】 本菜中几种主要原料都是很好的补钙食品,煲过之后清淡、不油腻,风味诱人,非常适合哺乳妈妈享用。

2. 奶酪蛋汤

【配方】 奶酪 20 克,鸡蛋 1 个,西芹末 20 克,番茄末 20 克,骨汤 1 大碗,食盐、胡椒各适量。

【做法】 奶酪和鸡蛋一道打散,加些精面粉;骨汤烧开,调味,淋入调好的蛋液;最后放上西芹末、番茄末作点缀。

【特点】 西式蛋汤由于加入奶酪而钙质含量变得丰富,同时口味也更浓郁了,确实是产后及哺乳妈妈的一道富钙美食。

(五)产后恶露不止食疗方

1. 花生鸡脚汤

【配方】 鸡脚 10 只(约重 200 克),花生仁 50 克,料酒 5 毫升,姜片、食盐各 3 克,味精 1 克,鸡油 10 克。

【做法】 将鸡脚剪去爪尖,清水洗净;花生仁放入温水中浸半小时,换清水洗净。把锅洗净,加入清水适量,置于火上,用旺火煮沸,放入鸡脚、花生仁、料酒、姜片,锅加盖煮 2 小时后,将食盐、味精放入,小火焖煮一会儿,淋上鸡油即成。

【特点】 汤清淡可口,花生仁、鸡脚软烂。此汤含蛋白质、脂肪、糖类、钙、磷、铁、维生素 B_1、维生素 B_2、维生素 C 及烟酸等,具有养血催乳、活血止血、强筋健骨的功效。妇女产后食用,能促进乳汁分泌,有利于子宫复原,促进恶露排出,防止产后出血。

2. 鸡血豆腐汤

【配方】 鸡血 150 克,嫩豆腐 250 克,香油 10 克,葱花 8 克,酱油 5 毫升,味精 1 克。

【做法】 将鸡血蒸熟,刀切 5 分方块,清水漂洗净;嫩豆腐切方块,放入开

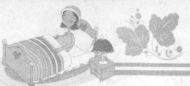

水锅中稍烫,捞出沥水。锅置火上,放水烧开,倒入鸡血、豆腐,待豆腐漂起加葱花、酱油,再烧开,放味精、香油即成。

【特点】 鸡血鲜嫩味美,鸡汤清淡适口。鸡血祛风,通络活血;豆腐清热、解毒、润燥生津、补益中气。产妇食用,有滋补的作用,可防止产后恶露不止。

3. 栗子鸡块

【配方】 鸡1只(约重700克),栗子350克,酱油30毫升,食盐4克,味精2克,料酒25毫升,葱、姜各15克,水淀粉10克,花生油500克(约耗50克),熟油、白糖各少许。

【做法】 鸡去内脏,洗净,剁成5厘米大小的方块,加酱油少许拌匀;栗子用刀切去一边,放入开水锅内煮熟,剥去外壳及皮;葱切段;姜切块,拍松,切末。炒锅上火,放入花生油,烧至七成热,下鸡块炸至呈金黄色捞出;再将栗子入锅炸一下,捞出,备用。炒锅留油40克,上火烧热,下葱、姜炸出香味,放入鸡蛋,加料酒、酱油、食盐和适量清水烧沸,转小火把鸡块焖至七成熟,放入栗子烧煮,至鸡块、栗子酥烂,转旺火收汁,将鸡块取出装盘,栗子围在鸡块周围,锅中卤汁用水淀粉勾芡,放味精,加熟油后浇在鸡块上即成。

【特点】 色泽淡黄,咸中带甜。此菜含有丰富的蛋白质、脂肪、糖类和钙、磷、铁、锌及维生素 B_1、维生素 B_2、烟酸、维生素 C 等多种营养素。栗子具有养胃健脾、补肾强筋、活血止血等作用,与具有生精养血、增补五脏的鸡相配,补而不腻,还能通过栗子的活血止血效用,促进恶露排出及子宫复原。

4. 鸡蛋红枣汤

【配方】 乌鸡蛋2个,红枣10枚,料酒、醋各30毫升。

【做法】 将红枣洗净,去核。乌鸡蛋打入瓦盅内,加入料酒、醋搅匀,再放入清水搅匀,放入红枣。锅置火上,放入调好的蛋汁瓦盅,隔水炖20分钟即可。

【特点】 汤羹略酸,有酒香味。醋含乙酸、琥珀酸、草酸、高级醇类、维生素 B_1、维生素 B_2、叶酸等,具有活血散瘀、消食化积等作用。红枣补脾胃、益气血、调营卫、宁心神。酒有温脾胃、厚肠胃、通行血脉、破癥结、助药力的功效。鸡蛋能滋阴润燥、养血安神。

此汤有补气养血、收敛固摄的功效。可用于防治产后气虚、恶露不尽。症状为产后恶露过期不止,淋漓不断,色淡,血量多,质稀薄,无臭味,小腹重坠,神倦懒言。

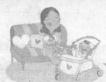

5. 脆鲜面

【配方】 鳝鱼丝250克,黄酒20毫升,酱油100毫升,白糖100克,葱末10克,姜末10克,胡椒粉0.5克,食盐1克,香油2克,味精3克,鲜汤适量。

【做法】 鳝鱼丝放入开水中烫一下,捞出,沥去水分。炒锅置火上,放油烧至八成热时,下鳝鱼丝炸至无响声、鳝鱼丝发硬,即可漏勺捞出。倒出炒锅余油,放酱油、黄酒、白糖、味精、葱、姜、鲜汤制成卤汁,倒入鳝丝,上下翻动,使卤汁粘在鳝鱼丝上,合煮,淋上香油,出锅放在煮好的面条上,撒上胡椒粉即成。

【特点】 面汤味鲜,脆嫩,清淡。鳝鱼含蛋白质、脂肪、钙、磷、铁、维生素 B_1、维生素 B_2、烟酸、鳝鱼素等。具有补脾益气、除湿理血作用。此面适于产后血虚、恶露淋漓者食用。

6. 小米红糖粥

【配方】 小米100克,红糖适量。

【做法】 将小米淘洗干净,放入开水锅内,旺火烧开后,转小火煮至粥稠。食用时,加入红糖搅匀,再煮开,盛入碗内即成。

【特点】 此粥黏糯香甜。小米所含蛋白质、脂肪、铁及其他微量元素均比大米多,小米中的维生素 B_1、维生素 B_2 含量也比大米多,小米中还含有少量胡萝卜素。大米、小米两者提供的热能大致相同。小米可健脾胃,补虚损,因此以小米作为产妇的一部分主食是很有益处的。红糖含铁比白糖高1~3倍,对于排除瘀血、补充失血有较好的作用。

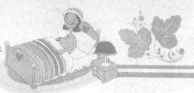

四、产后健康检查与防病

（一）产后检查很重要

1. 新妈妈何时进行产后检查

现在很多女性对自己的产前检查、孕前检查十分重视,而新妈妈的产后检查往往被忽视。不少新妈妈认为,只要孩子顺利生下来就没事了,其实产后检查也十分重要。产后检查能及时发现产妇的多种疾病,还能避免患病的产妇对婴儿健康造成的影响,同时还能帮助产妇及时采取合适的避孕措施,对妊娠期间有严重并发症的新妈妈更为重要。专家建议,产后检查最好是在产后42~56天内完成。

无论新妈妈是在家里还是在医院,产后检查都必须请专业人员来做。医生会问新妈妈一些问题并给她们做检查,以确定产后的恢复状况、是否有感染(如乳房或子宫是否有感染症状)、情绪如何等。有关人员还会把这些情况记录下来,如分娩时是否使用产钳或吸引器,分娩方式是剖宫产还是自然分娩,或者是否患有某种疾病(如高血压、糖尿病等),医生会在接诊时检查新妈妈的康复状况。经过42天的产褥期休息和调养,如果产妇感到自己身体基本恢复了,那也就是接近坐月子的结束时间了。

2. 产后检查要查哪些项目

产后检查的具体项目有很多,除了全身一般情况检查外,还有专业的妇产科检查。

首先是量体重。如果发现体重增加过快,就应适当调整饮食,减少主食和糖类,增加含蛋白质和维生素较丰富的食物,同时坚持锻炼,而体重较产前偏低者则应加强营养。

其次是测血压。如果血压尚未恢复正常,应该及时查明原因,对症治疗。有产后并发症的产妇,如患有肝病、心脏病、肾炎等,应该到内科检查;怀孕期间有妊娠高血压综合征的产妇,则需要检查血和尿是否异常,检查血压是否仍在

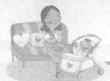
继续升高,如有异常应积极治疗,以防转为慢性高血压。另外,产后无奶或少奶的产妇应请医生进行饮食指导,或食物、药物治疗。

在妇产科检查方面,则需要检查盆腔器官,看子宫是否恢复正常、阴道分泌物的量和颜色是否正常、子宫颈有无糜烂、会阴和阴道的裂伤或缝合口是否愈合等。

3. 新生儿满月健康检查很重要

婴儿的健康状况是否正常,必须经过产后检查才能够明确。所以,婴儿的产后检查更不是可有可无的,更不能用自我感觉是否良好来代替。

为了宝宝的正常生长和体格健壮,在满月后就要给婴儿进行保健检查。检查项目包括测量身长和体重在内的全身体格检查、脐部的愈合情况、婴儿的营养状况和智力发育等方面。同时,根据是采用母乳喂养、人工喂养还是混合喂养等具体情况,请医生确定是否需要补充维生素或其他营养成分。

(二)产后疾病护理

1. 什么是产褥热

产褥热泛指产后的发热症状,主要由产伤、泌尿道、产道、子宫、乳腺遭受感染引起。

产妇刚生产完的几天可能因乳房胀痛有低热的现象,而产褥热一般体温多在38℃以上。除了体温变化外,还可从以下几点来观察:

(1)产伤是否有红肿热痛、化脓的表现。

(2)乳腺炎多发生于单侧,合并有高热、红肿热痛、化脓等症状。而胀奶所引起的大多为低热,只要能将乳汁挤出,配合乳房按摩,症状就能获得改善。

(3)子宫发炎者可能有恶露颜色改变或有异味。

(4)若发热至38℃以上并出现尿频、尿痛及灼热感,则可能为泌尿道感染。

产褥热若不及早治疗将影响后续治疗及复原。如乳腺炎初期施以抗生素即可有效治疗,但若已有脓肿,则需采取引流术。临床上为了确切诊断,产后发热就医时需先接受尿液检查,视情况配合乳房检查及内诊。

2. 伤口愈合不良怎么办

感染及本身有内科疾病是造成伤口愈合不良的两大因素。因此,无论是自然分娩还是剖宫产的产妇,出院回家后,如果伤口疼痛不仅没有减轻,反而更为剧烈,而且有局部红肿热痛、脓样分泌物时,应立即找医师诊治。伤口感染的患者通常在抗生素治疗后便能获得有效控制,而平日的生活保健,如伤口勤换药、保持伤口清洁及干燥,亦有助于伤口复原。

3. 产后异常出血怎么办

子宫收缩不良可能使部分蜕膜、胎膜、血块滞留体内,或增加阴道及子宫内膜感染的机会,导致恶露增多、夹杂大血块、有异味及发热、下腹痛。医师会从问诊及内诊或相关检查推断病因。如果只是滴滴答答的出血,可能为子宫收缩较慢,医师会给用加强子宫收缩的药物治疗,但有感染者则需进一步治疗。

4. 产后为什么易患尿失禁

尿频、漏尿困扰着不少产后女性,这在医学上被称之为压力性尿失禁,可以通过针对性的运动和合理的调养而治愈。

简单地说,尿失禁就是不由自主地漏尿。正常的排尿分为两个时期:膀胱充盈期——尿液自然的充盈过程;排尿期——在大脑的控制下完成排尿。尿失禁是膀胱充盈期的异常现象,是一种疾病。尿失禁的类型有很多,对于生育过的女性而言,最常见的情形是:只要有腹部用力的动作(如咳嗽、大笑、跳跃、弯腰等)使腹压增加,压迫膀胱就会漏尿,医学上称之为压力性尿失禁。

造成压力性尿失禁的因素有生育、年龄、肥胖、妇科手术、便秘或慢性咳嗽等。对于年轻妈妈而言,导致压力性尿失禁的诱因包括:

(1)女性先天尿路较短,容易尿路感染。

(2)怀孕期间很容易造成尿道及膀胱颈的肌肉韧带松弛,从而改变了膀胱与尿道的正常位置。

(3)分娩后骨盆肌肉韧带松弛,产后休息不好,过早负重促使膀胱下垂,尿道不正常移位。

(4)膀胱不稳定或收缩无力。

(5)生育子女较多或产伤修复不好,导致盆底肌肉筋膜缺陷。

简言之,由于怀孕、分娩的过程损伤了盆腔的支撑组织,使各器官相对松弛,膀胱和尿道的位置相对下降,这为尿失禁的出现提供了可能。面对这种状况,如果产妇在孕中和产后并没有特别的调养和有针对性地锻炼,尿失禁就很容易找上门来了。

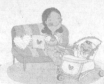
5. 做盆底肌体操能缓解漏尿

只要产后调养得当,锻炼及时,由孕产引起的压力性尿失禁是完全可以治愈的。而盆底肌体操可以加强盆底肌张力,使漏尿症状得到缓解或获得治愈。

盆底肌体操非常简单,在许多场合都可以进行,方法如下:

(1)提肛训练,每日进行 50～100 次紧缩肛门及阴道运动,每次 3～5 秒。具体方法为:臀部肌肉用力,收缩肛门,坚持数到 10 后,由口缓缓呼气,放松。呼吸一下后,重复同样的动作,10 次为一组。

(2)平躺在床上进行仰卧起坐运动 10 分钟,每日 2 次。

(3)平卧在床上进行快捷而有规律的伸屈双腿运动 10 分钟,每日 3 次。

(4)提倡蹲式排便。蹲式排便有益于盆底肌张力的维持或提高。

一般情况下,通过盆底肌肉运动来治疗尿失禁时,其治疗方案包括下列要素:收缩次数、运动频率、一次收缩持续的时间及周期。专家建议,开始运动的收缩次数应较多;运动频率则建议每天运动,可分 3～4 次完成。一次收缩的持续时间,如果肌肉无力,收缩无法持续到 10 秒,可由 2～3 秒开始,再逐渐增加至 10 秒。至于周期的长短,一般施行 3 个月以上才能看到初步效果,因此一定要持之以恒。

6. 产后尿失禁可防可治

尿失禁是一种非常令人尴尬的症状,不少女性由于爱面子而拖延了病情。其实,产后漏尿是完全可以防治的。为了保持产后身体健康,远离漏尿困扰,准妈妈或新妈妈可以注意以下事项。

(1)进行适当的会阴肌肉运动、产前会阴按摩及盆底肌运动。

(2)养成规律大小便的习惯,吃纤维食物,多喝水。

(3)不要故意减少水分摄取,也不要憋尿。

(4)注意会阴部的清洁卫生,防止泌尿系感染。女性房事后注意排尿以防止膀胱炎的发生。

(5)产后要注意休息,不要过早负重,避免劳累。

(6)注意产后运动,加快会阴肌肉复原。

(7)用正确姿势提重物,避免腹部用力不当而导致膀胱与尿道正常位置的改变。

(8)注意减肥,如果有产伤要及时修复。

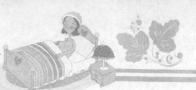

(9)要有乐观、豁达的心情,学会调节自己的心境和情绪。

7. 如何预防产后贫血

大多数正常分娩的产妇,在产后由于体内多余水分的排除,血红蛋白浓度有所上升,可以达到正常水平。少数产后妇女由于产时出血较多,可引起失血性贫血。那些既往就有慢性贫血疾病的妇女可加重产后贫血。

产后贫血致使母体的抵抗力下降,容易发生产褥期感染、发热等疾病,使产褥期延长,身体恢复减慢,体质下降。严重者可导致韧带松弛而发生子宫脱垂或产后内分泌紊乱,经期延长等一系列妇科疾病。贫血还可使乳汁分泌不足,同时乳汁含铁量减少,使新生儿营养不良,抵抗力下降,容易发生婴儿腹泻及感染性疾病。如新生儿发生贫血可影响其体格及智力的发育,严重地危害新生儿的身体健康。

预防产后贫血应从产前开始,首先保证孕期不发生贫血,对产前已有贫血的孕妇应及时给予纠正。产后妇女可适当服用红糖,因红糖内含有较多的铁质、胡萝卜素、维生素 B_2 及锌、锰、钙、铜等多种微量元素,有助于产后能量的摄取和铁的补充。亦可吃点生血药,可以迅速补血生血。产后营养仍以摄入高蛋白为主,适当搭配些新鲜蔬菜及水果可预防和治疗产后贫血。严重产后贫血者应及时就诊,防止并发症的发生和促进产后迅速康复。

8. 产后贫血应该以食疗为主

产后若有贫血症状应到医院确认,平时舒解精神压力,并使生活环境舒适;其中饮食疗法最为重要,有贫血特效药之称的动物肝脏值得利用。由于动物肝脏具有独特的腥味,必须要注意购买新鲜的,且注意烹调技术和花样才能增进食欲;还有猪血、鱼贝、肉类、菠菜等都是很好的补血食物。

9. 产后肌肉酸痛怎么办

怀孕时都对如何减轻分娩痛很关注,而对产后的一些疼痛就不太了解了。以为只要生完了宝宝就万事大吉,再也不用忍受怀孕带来的各种身体不适。其实,生完宝宝后,大多妈妈会很长时间地感到身体某些部位的疼痛,这是自己并没有料到的,不知应该怎样应对。

一般人都会想到,分娩后会阴痛或是剖宫产刀口痛,可为什么手臂和腿也痛?这是因为,分娩时会变换不同的姿势,把腿长时间放在产床的脚蹬上或身体下垫了一些什么东西,腿一直处于比较别扭的姿势,因而引起腿痛。另外,分

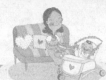
娩时用力,手臂也在帮助使劲,或许当时根本没什么感觉,产后就会发现手臂也很酸痛。由此说生孩子就像跑一次马拉松并不夸张,即使分娩过程很顺利,时间很短,肌肉也可能被拉伤。

解除这类疼痛的最好方法是热水浴、按摩和一些能够放松的方法,产后适当做一些运动也能减轻症状。一般来说,这类疼痛无需服药就可自行消失。不过,如果疼痛真的难忍,应该去告诉医生,他们会告诉你可用哪些药物来缓解。

10. 产后阴部疼痛怎么办

这是一般人都会料到的痛。从阴道一直到直肠部位都会有痛感。因为宝宝在娩出时这些部位都要扩张,然后再逐渐恢复到原状。这些部位的肌肉肿胀,产妇会感到疼痛。另外,如果在分娩时进行了侧切缝合,在产后更会感到疼痛,在最初几天甚至行动都很不方便。如果使用了真空吸引术和产钳,那么肌肉肯定会受到更多的伤害,也就会更疼痛了。

在产后立即冷敷对会阴处的恢复很有帮助。另外,坐浴对缓解这类疼痛也很有效,在家里就可进行坐浴治疗。现在市面上有些产品含有植物成分,专门用于坐浴,治疗和缓解这类疼痛的功效都很不错。还可使用一种专门可冷却的卫生护垫,这也会让疼痛部位觉得舒服。如果疼痛难忍,必须用药镇痛,一定要先问问医生。

11. 产后头痛怎么办

产后头痛的原因很可能是因激素分泌水平的改变而引起的,还有一种可能是,如果在分娩时采用的硬膜外麻醉镇痛或脊椎穿刺也会引起剧烈头痛。不过,这种情况并不多见。

对于第一种头痛,放松是最好的方法,头痛症状会随着激素分泌逐渐恢复正常而消失,如果需要也可以适当地吃些镇痛药。如果是后一种原因引起的头痛,应平卧几天,必要时可使用咖啡因镇痛。当疼痛特别严重时,可使用一种称作"血块补丁"的治疗方法,即先抽取产妇的一些血液,然后再把它注入脊髓液流出的部位,这种方法对治疗因脊髓液漏引起的难以忍受的疼痛很有效。

12. 产后乳房疼痛怎么办

产后乳汁充满乳房,如果乳腺管还没完全畅通,乳汁不能顺利排出,就会使产妇感到乳房发胀、发热和刺痛,不过这些症状都是正常的。

如果觉得很痛,哺乳是最好的解决办法。只要宝宝饿了就让其吸吮乳房,而不要考虑定时定量的问题,这样能够帮助乳腺尽快畅通。另外,还可试试热敷或向乳头方向按摩乳房,这些方法都可帮助乳腺通畅。除非宝宝真的不肯吃奶,一般不要使用吸奶器,那样会使身体分泌更多的乳汁,加剧疼痛。要尽量让宝宝根据需要吃奶,这样乳房很快只分泌宝宝需要的乳量。

由于哺乳,所以在遇到各种疼痛的问题时,用药一定要非常谨慎,如果能够用其他方法解痛就不要服药。如果必须服药,一定要咨询医生,保证药物不会对宝宝有不良影响。

分娩后的疼痛或许是产妇没想到的,不过产后痛也不一定都会出现。如果把全部心思都放在宝宝的身上,疼痛就不会那么明显了,有时疼痛只用一些简单的放松方法就可以缓解。做了妈妈的女人会变得更坚强!

13. 产后剧烈腹痛怎么办

腹痛是产后相当常见的现象,成因不易区分。

(1)分娩后2~3天,会因子宫收缩而产生疼痛感,而且胎次越多,疼痛感越明显。特别是喂母乳时,子宫跟着收缩而一阵阵的腹痛,此为正常现象,不会有发热的情形。

(2)产后忙着进补,蔬果及水分摄取不足容易导致消化不良及肠胃不适,而出现阵发性腹痛。通常改善饮食、顺利排便后就能缓解。

(3)如果出现剧烈、持续的腹痛且合并发热、有异常分泌物时,则可能是身体遭受感染引起,应立即就医处理。

14. 腰部酸痛如何护理

分娩后,身体的内分泌系统还没有调整好,骨盆的韧带还处于松弛状态,腹部肌肉也因为分娩显得松弛,加上产后照料宝宝需要经常弯腰,以及恶露排出不畅引起淤血,很多妈妈都容易在产后出现腰部酸痛感。应该怎么护理呢?

(1)注意腰部保暖。

(2)产后避免长时间站立,不要经常做提或举重物的动作。

(3)照料小宝宝的时候尽量避免弯腰。

(4)产后不要过早穿高跟鞋。

(5)产后2~3周在保健医生指导下做加强腰背肌和腹肌的运动,增加腰部的稳定性。

(6)不要坐的时间太长,要多做腰部放松运动。

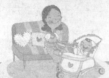
(7)酸痛的时候可以热敷疼痛处,促进血液循环。

(8)酸痛时也可以用一个手掌从上向下推搓腰部3～4遍,或双手交替在腰骶部从上向下推摩,以皮肤有温热感为宜。

15. 为什么初产妇最易患急性乳腺炎

初产妇最易患急性乳腺炎,其发病率比经产妇要高,约为2.4∶1。其治疗不当,病程可绵延很久,甚至可并发全身化脓性感染。

(1)初产妇第一次哺乳时,乳头皮肤抵抗力较弱,容易因婴儿的吸吮造成组织损伤,给细菌的侵入打开了通道。在乳头损伤的基础上,因哺乳疼痛而影响产妇正常哺乳,使乳汁更易淤积,乳汁的分解产物是细菌的良好培养基,细菌容易在此处繁殖而发病。

(2)初产妇的乳腺管容易被乳汁淤积,影响分泌,故通畅程度比经产妇差,因此易引起急性乳腺炎。

(3)初产妇的情绪易波动,生理上的变化及生活上的不适应也会影响乳汁的分泌和排出而致本病。

16. 初产妇如何预防急性乳腺炎

初产妇在哺乳期很容易患急性乳腺炎,多发生在产后第2～9周。由于初产妇的乳头皮肤抵抗力较弱,容易在婴儿的吸吮下造成损伤,使乳汁淤积,细菌侵入后迅速繁殖而导致本病。如果治疗不当会形成奶瘘和脓肿,经久不愈。因此,初做母亲的年轻女性要特别注意预防本病的发生。

预防急性乳腺炎关键在于防止乳头损伤,避免乳汁淤积,保持乳房清洁。

(1)妊娠后期要经常用温开水或者75%的酒精擦洗乳头、乳晕区,以增强乳房皮肤的抗感染能力。

(2)产后用橘核30克水煎服,一般2～3剂,预防乳汁淤积。

(3)养成定时哺乳的习惯,注意乳头清洁,哺乳后应用温开水清洗乳头。

(4)为防止乳汁淤积,每次哺乳应尽量将乳房排空,如果产妇乳汁过多,哺乳不能排尽时,可用吸奶器吸出或用手轻轻挤压按摩,使乳汁排空。

(5)如果发现乳头破损或皲裂,可用香油、蛋黄油外擦,及时处理。

(6)断奶前要逐步减少哺乳次数,并用麦芽、山楂各60克,或生枇杷叶15克煎汤,代茶饮用;如果乳房结块胀痛,可用芒硝外敷,以促其消散。

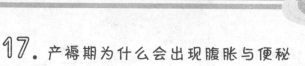

17. 产褥期为什么会出现腹胀与便秘

产褥初期出现腹胀与便秘是较常见的现象,有的产妇3～5日或更长时间不解大便。结果造成排便更加困难,导致肛裂、痔、腹胀等多种不良后果。

产褥期出现腹胀与便秘的主要原因有以下几种情况。

(1)产后最初几天,由于产妇比较疲劳,身体虚弱,大多卧床休息,活动量很小,致使肠蠕动减慢,肠张力降低,肠内容物在肠内停留过久,水分被过度吸收而形成便秘。

(2)由于妊娠和分娩的过度伸展,使腹肌及盆底组织松弛,导致排便力量减弱。

(3)由于分娩时引起的会阴裂伤或因会阴部伤口的肿胀疼痛,产妇不敢用力排便,使粪便在肠内停留时间延长。

(4)饮食搭配不当。食物中的纤维素可刺激肠蠕动,因此饮食中纤维素含量过少(如单调的鸡蛋、米饭饮食)可使肠蠕动减慢,造成便秘与腹胀。

18. 怎样防治产妇便秘

(1)产后便秘预防

①产妇多喝水,早下地活动和锻炼,不要绝对卧床,这样既可增加肠道水分,也可以促进肠蠕动,预防便秘。

②改善饮食习惯,多吃新鲜蔬菜和水果,少吃辛辣食物,多吃含纤维素的食物,以促进胃肠蠕动,预防便秘。

③保持肛门周围卫生清洁,便后或睡前用温水熏浴,可促进肛门局部血液循环,使痔疮好转。

④如产妇便秘和痔疮严重,可在医生的指导下服用缓泻药。

⑤保持精神愉快、心情舒畅,避免不良的精神刺激,因为不良情绪可使胃酸分泌量下降,肠胃蠕动减慢。

(2)便秘的治疗方法

①液状石蜡30毫升,顿服,早晨服后,下午可排便。

②酚酞100毫克,服后6～8小时可排便。

③开塞露1支,插入肛门将药物挤入直肠,10～20分钟即可排便。

总之,防止产后便秘是预防产后肛裂的关键所在。一旦发生便秘,应及时治疗,切忌强行排便。

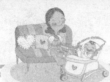

19. 产妇怎样预防肛裂

(1)产妇肛裂的原因:有的产妇喜吃羊肉、狗肉、姜汤等热性和辛辣食物,不吃或很少吃蔬菜、水果。加上产妇卧床休息,活动量减少,肠蠕动减慢,以致大便在肠道内停留时间过久,水分被吸收而过于干燥、硬结,排便就困难。再者,产后腹肌松弛,盆腔压力突然降低,直肠弛缓也易使大便潴留,从而发生便秘。一旦出现便秘,强行排便容易造成肛裂。

(2)产妇肛裂的预防:产后尽早起床活动。自然分娩者产后1~2日可起床活动,初起床时可先抬腿、仰卧起坐、缩肛等。这对增强腹直肌能力、锻炼骨盆肌肉、帮助排便、恢复健康很有益处。产妇食谱中除营养丰富的荤食外,应适当多吃些新鲜蔬菜、水果,以增加大便容量;少吃或不吃热性、辛辣食物,多吃鱼汤、猪蹄汤,帮助滋润肠道和补充足够的水分,以防便秘。

20. 产后痔疮的家庭护理

许多人羞于谈论痔疮,其实痔疮是最常见的疾病,所谓十人九痔即指患此病之广泛。这些肛门静脉曲张部分是遗传因素引起的,但更多的可能是由饮食及排便习惯不良所致。通常便秘、怀孕、饮食不当、缺乏运动、久坐、提重物、肥胖、肝受损、过敏症等都有可能引起痔疮。痔疮患部通常会发痒、裂开、流血,引起疼痛及不适。严重的痔疮会让人坐卧不宁,甚至可能需要开刀。所以,产妇无需为自己的病感到难堪,现在来听听专家的建议。

(1)多摄取水分及纤维:便秘是造成痔疮的最大诱因,因此防治便秘需多喝水,多吃富含纤维素的食物。苹果、甜菜、巴西核果、绿花椰菜、甘蓝科蔬菜、胡萝卜、绿豆、麦麸、黄豆、梨子、豌豆、洋车前子及全麦等谷类都是好的选择。

(2)润滑肛门:一旦增加纤维素及水分的摄取量后,粪便将变得较软,利于排出。还可在肛门内涂凡士林,进一步促进排便顺利和减少疼痛。

(3)不宜长时间坐马桶:每次坐在马桶上的时间最好不要超过5分钟,尤其不要一边如厕一边看书,这是极不卫生的习惯。

(4)清洗干净:排便后,应轻轻地将肛门清洗干净,这相当重要。不要用粗糙的卫生纸,应选用无色(白色)、无味的卫生纸。

(5)勿长时间端坐不动:不要连续几个小时坐在椅子上不动,应每小时至少起身活动5分钟。

(6)勿提重物:提重物或费力的运动就好像排便时用力过猛一样,容易发生痔疮,应避免过度用力。

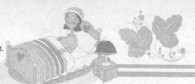

（7）勿挠抓患部：痔疮患部可能会发痒，但不要用挠痒来缓解不适，那样会损害直肠脆弱的静脉管壁，使情况更糟糕。

（8）温水坐浴：将臀部泡在温水中也许是一种最佳的治疗方式。温水促进患部的血液循环，有助于收缩此处曲张的静脉，并且能止痛。

（9）使用药物：市面上有各种专治痔疮的乳霜和塞剂。虽然这些药物通常不会使问题消除，但可以缓解部分不适。不要使用布洛芬和阿司匹林来止痛，它们会加重出血。

（10）控制体重：体重过重的人较易出现痔疮，因为他们的下肢承受较大的压力，也较容易发生静脉曲张。

（11）用手推入：有时候，痔疮指的是肛门内膜向外凸出，而非静脉曲张。假如出现这种外凸性痔疮，不妨试着将它推回肛门内。脱垂在外面的痔疮容易演变成血块。

（12）坐在圈形的垫上：这种中空式的坐垫颇适合需经常久坐的人，尤其是当痔疮发作时。

21. 如何预防产后子宫脱垂

子宫脱垂是指子宫从正常位置沿阴道下降到坐骨棘水平下，甚至脱出于阴道口外。民间俗称"吊茄袋"。

子宫位于膀胱与直肠之间，维持子宫正常位置的是子宫韧带、盆底肌肉组织。造成子宫脱垂的原因主要是由于分娩时损伤盆底肌、阴道，产后失于调养，不能完全复原而致。或因产后便秘，长期咳嗽，持续下蹲动作造成子宫下垂。

（1）产生子宫脱垂的主要原因

①急产即产程从子宫规律收缩到胎儿娩出少于 3 小时。由于盆底组织和阴道肌肉没有经过渐进的扩张过程，而被突然强大的胎头的力量压迫撕裂，如不及时修补就会造成子宫脱垂。

②滞产也容易发生上述情况，造成子宫脱垂。

③还有因为产后盆底部比较薄弱，过早参加较重的体力劳动就可能发生阴道壁膨出，甚至发生子宫脱垂。

（2）子宫脱垂的预防：如果出现子宫脱垂，患者会感到下腹、外阴及阴道有下坠胀感，并可有腰酸背痛，久立或劳动时这种感觉更加严重；若病情继续加重，严重者影响行动。如果子宫脱垂的同时还伴有膀胱膨胀，往往会有尿频、排尿困难或尿失禁。若子宫脱垂兼有直肠膨出，还可以出现大便困难。如果属于早期脱垂或症状较轻者，可取平卧位或稍坐一会儿，即可使会阴部恢复常态；也

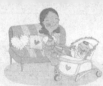

可使用体育疗法,如缩肛运动,一缩一放地进行,每次10～15分钟,每天2次。

为了预防子宫脱垂,在产褥早期产妇应当做简单的康复体操,加强产后锻炼,并逐日增加运动量,以促进盆底组织早日康复。产妇在产褥期卧床时应经常更换体位,要多侧卧或俯卧,不要总是仰卧,因为仰卧容易使子宫后倾,后倾的子宫更易脱出。产妇产后避免过早参加重体力劳动或长期下蹲工作,还要防便秘或咳嗽,因为便秘和咳嗽能增加腹腔内压,使盆底组织承受更大的压力,而容易发生子宫脱垂。

22. 子宫脱垂的防治

子宫脱垂因程度不同,有轻、中、重度之分。轻度子宫脱垂:此类病人大多数没有什么感觉,有的可在长期站立或重体力劳动后感到腰酸下坠。中度子宫脱垂:部分子宫颈或子宫体脱出在阴道口外,特别在用力屏气后明显。重度子宫脱垂:即整个子宫颈与子宫体全部暴露于阴道口之外,此型最容易发生感染、子宫充血、水肿,严重者甚至有发热、口渴、便结等。

子宫脱垂与分娩、孕期和产后调养有密切关系,首先应当做好孕期保健,分娩时与医生密切配合。

产后预防子宫脱垂应注意:产后下床劳动不可过早、避免过度体力劳动,尤其不可做上举动作;保持大便通畅,如有便秘,可服麻仁丸5克,每日2次,或早晚服蜂蜜,以润肠通便,绝对禁止排便困难时过分用力;注意保暖防寒、防止感冒咳嗽,患有慢性咳嗽者应积极治疗;加强盆底肌和肛提肌的收缩运动,如抬臀运动。若已发生子宫脱垂,应绝对卧床休息,可多食补气、升阳、益血的药物。

治疗子宫脱垂包括非手术疗法和手术疗法两种。非手术疗法有子宫托、针灸、水针注射和中药治疗。子宫托治疗子宫脱垂既简单又方便,还经济有效。应得到医生的指导,而不能擅自行事。对于重度子宫脱垂、身体健康情况较好者及产妇初患此病,应采用手术治疗。

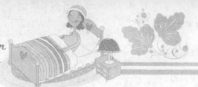

五、产后减肥与避孕

(一)帮新妈妈恢复窈窕身材

1. 怎样能预防产后肥胖

许多产妇产后常有"身体瘦不下来"的困扰,主要原因是:妊娠引起的内分泌改变,使身体的脂肪代谢失去了平衡,医学上称为生育性肥胖。预防方法主要有两方面。

(1)营养摄取要科学:产妇不要迷信传统鸡、鸭、肉、蛋等动物性蛋白质的单一摄取,而应注意营养的均衡。鱼、肉、青菜、水果的营养既可满足身体对蛋白质、无机盐、维生素等的需要,又可防止肥胖的发生。另外,甜食和糖的摄取也应控制。哺乳可加速乳汁的分泌,能促进母体的新陈代谢和血液循环,还可将母体内过多的营养物质通过乳汁适当排出,防止脂肪在体内囤积。

(2)适当运动:运动可增加神经及内分泌系统的功能,促进身体新陈代谢,还能消耗体内过多的脂肪和糖分,从而有效地防止肥胖。正常分娩的产妇24小时后即可下床活动,并可做轻松的体操或仰卧起坐。但避免蹲位动作或手提重物,以防子宫下垂等疾病发生。

2. 产后减肥不宜心急

怀胎十月终于产下宝宝,妈妈的心情多么轻松愉悦!然而,接踵而来的问题是那么多!尤其是站在镜子前,面对自己变形的身材,难免觉得不知所措,恨不得立即甩掉身上多余的肥肉。但是,千万不能心急!否则只会心情更糟,不如从容优雅地做好瘦身计划,确实地执行,让自己慢慢地恢复正常,脱胎换骨,比怀孕前更美、更有曲线。

体重增加是怀孕期间重要且明显的生理变化,除了来自于胎儿、胎盘和羊水的重量外,母体本身由于内分泌的改变也出现了一些变化,如动情素的增加、黄体素的上升,准备哺乳使得泌乳素更多等,脂肪也随之增加。

一般孕妇在怀孕期间会增加13~20千克,其中7千克是脂肪细胞,产下小

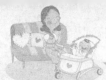
宝宝和丧失大量水分之后,妈妈的身上还留有7千克的脂肪,如果没有采取适当的减肥,这些脂肪将跟随一辈子。

生完宝宝后,相信所有的新妈妈都希望急速恢复到从前的曼妙身段。可如果一味"求瘦心切"就容易陷入错误的减肥概念中。

事实上,产后42日内,新妈妈不能盲目节食减肥。刚分娩完,身体还未完全恢复到孕前的程度,加之有些新妈妈还担负繁重的哺育任务,此时正是需要补充营养的时候。产后强制节食不仅会导致新妈妈身体恢复慢,严重的还有可能引发各种产后并发症。

无论孕期还是产后,平衡膳食、制定合理的饮食结构是关键。既要保证小宝宝和新妈妈营养摄入充分,又要避免营养过剩。蛋白质、糖类及脂肪类食物要搭配好,只偏好鸡、鸭、鱼、肉、蛋等荤菜当然容易导致产后发胖。甜食、油炸食品、动物油、肥肉及内脏等都属于高脂类食物,爱美的新妈妈要少吃。

3. 产后不可服用减肥药

有的新妈妈产假一结束立即上班,一切都很顺利。惟一让新妈妈感到烦恼的就是生完宝宝后"富余"的30斤肥肉怎么办?如果就这个样子回到公司,很难想象一向注重员工形象的老板会重新安排什么工作。于是,新妈妈一咬牙开始服用减肥药,喝减肥茶。

事实上,减肥药主要通过人体少吸收营养,增加排泄量,达到减肥目的,减肥药同时还会影响人体正常代谢。哺乳期的新妈妈服用减肥药,大部分药物会从乳汁里排出,这样就等于宝宝也跟着吃了大量药物。新生婴儿的肝脏解毒功能差,大剂量药物易引起宝宝肝功能降低,造成肝功能异常。

4. 产后不宜立即健身

生下宝宝没两天,爱好运动的新妈妈就迫不及待地回到健身房开始锻炼。激烈运动后没有了以前那种挥汗如雨的快感,只感觉下身疼痛难忍,不久阴部伤口便有出血。剧烈运动会使新妈妈的会阴伤口重新受损。

事实上,产后立即剧烈运动减肥很可能导致身体虚弱、子宫康复放慢并引起出血。严重的还会引起生产时手术断面或外阴切口再次遭受损伤。

一般来说,顺产4~6周后的妈妈才可以开始做产后瘦身操,剖宫产则需要6~8周或更长的恢复期。剖宫产妈妈产后运动情况会更加危险。

5. 贫血产妇不能坚持减肥

宝宝出生后,新妈妈宁宁一直感觉浑身乏力、不舒服。到医院一查,医生说是因为分娩时失血多,产后也没有好好补回来,导致严重贫血。

原来,这位新妈妈一直抱怨怀孕时自己太胖,不能见人。出院没多久就忙着减肥,没想到才开始问题就来了。

事实上,生育时失血过多容易造成产后贫血。产后贫血的新妈妈身体恢复比较慢。如果此时又着急瘦身,没有很好解决贫血的问题,更容易加重贫血的情况。

再次提醒新妈妈们,产后不宜立即减肥,有贫血的新妈妈更要注重补充含铁丰富的食物,多吃菠菜、红糖、鱼、肉类、动物肝脏等。

6. 母乳喂养不是为减肥

一向很关注自己体重的小兰之所以心甘情愿选择做"奶牛妈妈",除了出于为宝宝的健康考虑,还有一个重要原因,是因为她听说哺乳可以减肥。

月子期间,小兰对任何食物都来者不拒。除正常三餐外,疼爱孙子的婆婆还给她额外加了各种高热能小餐、小点。虽然小兰心里有点担心,但朋友告诉她"哺乳可以减肥"却让她放松了警惕。

3个月后,哺乳并没有帮助小兰减掉怀孕时多长的肉,反而又多出了十几斤。这让小兰好不后悔。

事实上,提倡母乳喂养首先因为母乳是小宝宝最好的天然食物,其次喂奶还可以促进子宫收缩,有利于新妈妈产后恢复。尽管哺乳时会消耗母亲体内的脂肪,但哺乳期间,宝宝需要的营养量大,新妈妈本来就会吃得比较多,如果再进食多于身体需求的高热能食品,不但不能达到瘦身的目的,反而会使脂肪更多地堆积。

7. 怀孕时期不宜营养过剩

减肥不乏屡战屡败的人,究其原因,70%是由不良的生活方式所致。孕妇为了让腹中宝宝吸收充分的营养,遵循"一人吃,二人补"的原则,将以往因怕胖而忌口的饮食观念抛到脑后,并尽量多吃"补"的食物,希望让胎儿获取足够的营养。但是,有些准妈妈"补"错了食物,反而吃进过多的热能,结果胖了母体本身,胎儿却未必能吸收到营养。妈妈胖了20多千克,宝宝产出时却只有2~3千克的例子屡见不鲜,日后,产妇的瘦身过程也会更辛苦、难度更大。

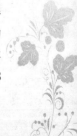

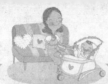
平时吃八分饱,尽量选择营养密度高的食物,如全麦面包而非白面包,并摄取多样化的新鲜食物,这样营养才能均衡。

8. 坐月子时要注重纤维素的摄取

为了达到产后补充营养的目的,传统坐月子的方式就是大量地吃麻油鸡、花生炖猪蹄、高热能内脏类食物。

过去,人们生活比较贫困,普遍有营养不良的现象;再加上医疗科技不发达,产妇在分娩时大量出血造成身体虚弱,因而采用多油、多糖、高蛋白质等食物进补,但这主要是提供热能,并不能提供足够营养素。

现代人必须修正坐月子时吃大油的观念。由于现代人的通病是热能过剩,但营养不均衡,因此在产后坐月子时,反而要着重纤维素的摄取,以帮助排便、解除便秘和恢复窈窕的身材。

9. 量身定做减肥计划

正确的减肥是减去身体过多的脂肪。如果想减去 1 千克的脂肪,就必须减少摄入 7 700 卡的热能。经由营养师的计算,每天少 1 000 卡,乘以 7 天就等于 7 000 卡,也就是要费时 1 周,才能使 1 千克的脂肪完全消失。但是,为了让产后的妈妈免遭挨饿之苦,营养师建议,最理想的状态是 1 周减重 0.5 千克,减肥者一天只要减少 500 卡的热能的摄入就可以达到目标了。

产妇可以将它分配为饮食摄取减少 250 卡,运动量消耗 250 卡,渐进式进行,3 个月后就能减去 6～7 千克,而且不易反弹!这个方式对要求速成减肥的现代人来说或许太慢了,但是不用饿肚子,又能兼顾健康和营养,反而是更优雅而从容的减肥方式。

10. 养成运动好习惯

产妇想要恢复身材一定要多运动。体重的减轻应包括身体的水分、无脂的肌肉组织和脂肪。运动能够燃烧体脂肪,缺乏运动机体内燃脂能力就会降低。科学实验证明,每天适度运动比偶尔为之的激烈运动更有益。

产妇在运动前应当排空膀胱,而且不要在饭前或饭后 1 小时内运动。如果运动后出汗,要及时补充水分。

在时间上,建议每天早晚各运动 15 分钟,至少持续 2 个月,次数、时间由少渐多,不要太勉强或过于劳累。如果恶露增多或疼痛加重,一定要暂停,等恢复正常后再开始。

11. 适合产妇的运动

如果是自然分娩,新妈妈在产后第一天可以做一些简单的活动,如翻身、抬腿、缩肛。这些活动对产后身体恢复非常有帮助。剖宫产的妈妈在拆线前可以翻身或下地走路,拆线后1周才能适量地活动。

产后1周,回到家中的新妈妈可以尝试做一些轻微家务,坚持饭后散步。这些活动可以调节身体的新陈代谢,促进体内脂肪分解,消耗多余能量。

产后1个月,如果身体恢复较快,新妈妈可以开始在床上做一些仰卧起坐、抬腿活动,以此锻炼腹肌和腰肌,还可以减少腹部、臀部的脂肪。以下运动方法适用于产妇。

(1)头颈部运动

目的:收缩腹肌,使颈部和背部肌肉得到舒展。

时间:自产后第三天开始。

方法:平躺,头抬起,试着用下巴靠近胸部,保持身体其他部位不动,再慢慢回原位。重复10次。

(2)会阴收缩运动

目的:收缩会阴部肌肉,促进血液循环及伤口愈合,减轻疼痛、肿胀,改善尿失禁状况,并帮助缩小痔疮。

时间:自产后第八天开始。

方法:仰卧或侧卧吸气,紧缩阴道周围及肛门肌肉,屏住气,持续1~3秒再慢慢放松呼气,重复5次。

(3)胸部运动

目的:使乳房恢复弹性,预防松弛下垂。

时间:产后第六天可开始。

方法:平躺,手平放两侧,将双手向前直举,双臂向左右伸直平放,然后上举至双掌相遇,再将双臂向下伸直平放,最后回前胸复原,重复5~10次。

(4)腿部运动

目的:促进子宫及腹肌收缩,并使腿部恢复较好曲线。

方法:平躺,向上抬右腿使腿与身体呈直角,然后慢慢将腿放下,左腿做同样动作,交替做5~10次。

(5)阴道肌肉收缩运动

目的:使阴道肌肉收缩,预防子宫、膀胱、阴道下垂。

时间:产后第14天开始。

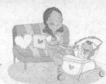
方法:平躺,双膝弯曲与小腿呈直角,两脚打开与肩同宽,利用肩部及足部力量将臀部抬高成一个斜度,并将两膝并拢3秒钟后再将腿分开,然后放下臀部,重复做10次。

(6)腹部肌肉收缩运动

目的:增强腹肌力量,减少腹部赘肉。

时间:产后第14天开始。

方法:平躺,两手掌交叉托住脑后,用腰及腹部力量坐起,用手掌碰脚面两下后再慢慢躺下,重复做5~10次,待体力增强可增至20次。

(二)产后性生活与避孕

1. 慎对产后第一次性生活

不少产妇在产后经过一段时间的调养,会阴伤口早已愈合,但在首次性生活时还会出现伤口裂开、出血。本来好端端的片刻欢娱,一下子变成了无言的痛楚。这是为什么呢?分析其原因,大致有3种情况。

(1)与恢复夫妻生活的时间有关:会阴切口一般需7日才能愈合,并将缝线拆除。此时,会阴表面组织早已愈合,但是深部肌层、筋膜需6~8周才能得以修复。如果过早恢复性生活,可导致伤口裂开、出血。

(2)与产妇自身情况有关:当产妇患有贫血、营养不良或阴道会阴部发生炎症时,均会延迟会阴伤口的愈合。

(3)与伤口缝合情况有关:除了会阴部表皮层用丝线缝合外,内层肌肉、皮下脂肪层均用羊肠线缝合。由于人体组织对羊肠线的吸收有明显的个体差异,加上羊肠线的质量、会阴部是否严格消毒等问题也会影响人体组织的吸收。

由于男方在妻子妊娠晚期、产褥期禁欲时间较长,一旦恢复夫妻生活,往往动作激烈,这样也很容易引起会阴组织损伤、出血、裂开。

因此,产后一定要等会阴伤口完全愈合后再恢复夫妻性生活。首次夫妻性生活时,丈夫动作要轻柔,一旦发现阴道出血,妻子应立即就诊,莫因"难为情"而自己草草止血了事,以免延误病情。

2. 产后6~8周不宜性生活

正常情况下,女性的子宫、宫颈、阴道在产后需经过6~8周的时间才能逐渐复原。在此之前,性生活是绝对要禁止的。此时,子宫内膜上还留有胎盘剥离后形成的创面,子宫颈口是开着的,会阴和阴道的伤口尚未愈合,性生活可能会将细菌带入产道,引起产褥感染,甚至败血症。所以,只有在产后 6～8 周以后,经过产后健康检查,医生确定妇女生殖系统完全恢复正常后,才能恢复夫妻性生活。

剖宫产的产妇则需要更长的时间来进行恢复。一般需在产后 3 个月再开始房事。

当然,在生殖系统及伤口完全恢复后,是否马上恢复性生活,也需要根据自己的体力情况而定。如果产妇因阴道干燥而疼痛,或因有过伤口缝合而不舒服,阴道润滑剂可以提供帮助。

3. 产后也要注意避孕

产后一旦开始恢复性生活,就要采取避孕方法。出院之前,医生会询问准备使用何种避孕方法来避孕。

分娩后 3 周,产妇就能够怀孕。在宝宝出生之前,最好预先计划好使用何种避孕方法,因为宝宝出生之后,新妈妈还有一大堆其他的事情需要考虑。

常见的错误想法是等到第一次月经来潮之后再考虑避孕,显然这是不明智的。月经来潮前的 14 天就会排卵,甚至在宝宝出生后第一次性生活就有可能怀孕。因此,产后第一次性生活就必须采取有效的避孕措施。

4. 为什么产后不来月经也会怀孕

哺乳期妇女由于受到神经、内分泌等多种因素的影响,产后卵巢可暂时不排卵、不来月经,但这种情况很不固定。足月分娩后,妇女卵巢功能恢复时间因人而异,短者产后 1 个月即排卵、来月经,长者直至停止哺乳才来月经。因此哺乳期(即产后)妇女随时都有可能怀孕,故女性只要恢复性生活就应注意避孕。

5. 产后避孕应采取什么措施

产后妈妈应有一段时间来恢复身体,并照顾宝宝,因此必须采取一些有效的避孕措施。有人认为产后不来月经就不会怀孕,因此无须避孕。这种认识不完全正确。产后不可忽视避孕。

一般来说,产后不哺乳,月经常在产后 28～42 日来潮,即使哺乳也不一定闭经,有的产妇月经仍然按期来潮,有的 3 个月左右恢复月经。值得注意的是,哺乳期虽然不来月经,但仍然会排卵,故有的产妇在哺乳期同样会怀孕。哺乳期受孕对产妇健康十分不利。现介绍一些可于产后使用的避孕方法。

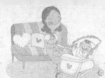

(1)宫内节育器:产后3个月以后,在来月经之后,可放置宫内节育器,即俗称的"放环"。放置宫内节育器是一种安全、有效、简便、经济的节育措施,且取环后照样有生育能力,是我国育龄妇女应用最多的避孕工具。它一次放置能持续多年发挥避孕作用。使用宫内节育器时,要经过妇科医生的检查,由专科医生放入。一般是在产后第一次月经来潮后4～5日放入。多数人使用效果良好,也有人会有腰痛、经血增多、阴道分泌物增多等不适,可根据自身情况并与医生讨论决定是否需要取出。

(2)避孕套:避孕套是一种屏障避孕工具,它不带任何药物,可于任何时期使用。产后3个月内宜用避孕套,以避免和阻止精子进入阴道,达到避孕目的。它是适应性最广的一种避孕工具,是适合于任何人的避孕方法,但它要在性生活中使用,可能会干扰一些人的性生活质量,在避孕套外涂上避孕药膏会减轻一些不适感。

(3)外用避孕药:外用避孕药是于性生活前使用的一种不干扰生理功能的避孕药,它作用部位局限,无全身反应,因此可在产后使用。

(4)口服、注射避孕药:避孕药有口服和注射的不同,但由于这些药物会通过哺乳传给宝宝,因此处在哺乳期的妈妈最好不要使用这类避孕药。

6. 产后卵巢何时恢复排卵

产后排卵的恢复与产妇是否哺乳和哺乳时间的长短有关,产后未哺乳产妇,4周内很少排卵,产后6周内排卵的占10％～15％,产后3个月内排卵的有30％。哺乳妇女排卵恢复更晚,多于产后4～6个月恢复,但也有在产后6周发生排卵者。

此外,产妇的年龄、肥胖也可能有一定的影响,有资料表明,34岁以上和肥胖的产妇,产褥期第一次排卵的时间有延迟的倾向。产后月经的来潮时间也是与产妇是否哺乳有关。产后不哺乳者,一般于产后6～8周月经可以恢复,第1～2次多为无排卵性月经,3个月后恢复为排卵性月经。哺乳妇女月经恢复的时间延长,约有70％者至产后9个月。一般较晚恢复月经者,首次月经多有排卵,故哺乳妇女在月经恢复前有受孕的可能。采用延长哺乳期以节制生育并非可靠的节育方法,反而可能影响母婴的营养和健康。

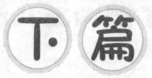

下篇

宝宝篇

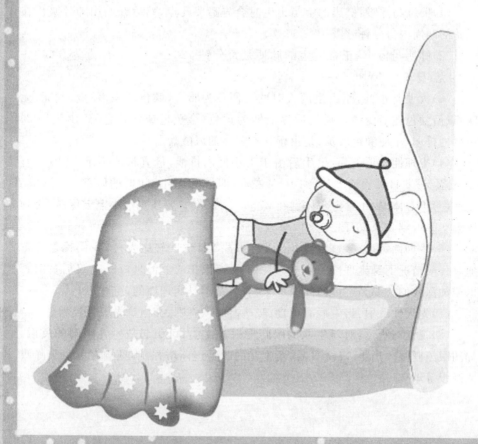

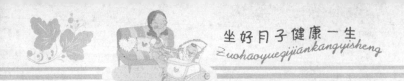

一、了解新生儿的发育

（一）新生儿身体外观

1.健康的新生宝宝什么样

千盼万盼，新的小生命诞生了。我们多么希望他是可爱又健康的啊！

那么，我们该如何判断新生儿是否是个健康宝宝呢？通常可以从以下几个方面来看宝宝是否健康：

（1）哭泣与呼吸：健康的宝宝出生时会先啼哭几声，然后开始用肺呼吸。在开始的两周内每分钟呼吸 40～50 次。

（2）脉搏与体重：正常宝宝的脉搏是每分钟 120～140 次；体重为 3 000～4 000 克；身长在 50 厘米左右。

（3）大便与小便：刚出生两天时的大便称为胎粪，颜色黑绿、黏稠、发亮，无味，以后颜色逐渐变淡。喂奶后逐渐转为黄色（金黄色或浅黄色）。出生后 24 小时内排尿，小便颜色较黄，是由于含有较多的尿酸盐所致。

（4）生理性体重下降：出生后由于大小便的排泄，母乳量的不足，体重会有所下降，5～6 日后逐渐上升，到 10 日左右，即可恢复到出生时的体重。

（5）正常体温：正常宝宝体温在 37℃～37.5℃。要注意给小宝宝保暖，否则体温会降低到 36℃以下。

（6）生理性黄疸：多数新生儿出生后 2～3 日皮肤轻微发黄，我们称之为黄疸。一般情况下是生理性的，爸爸妈妈们不必太担心。但是，7～10 日后黄疸不退或加深我们就要为宝宝问问医生了，看看是不是病理性的黄疸。

（7）先天性反射：出生后有觅食、吸吮、伸舌、吞咽、拥抱等先天性反射。

（8）视觉与听觉：对新生儿的眼睛做射光试验，可引起新生儿眼睛的反射，如闭眼或眨眼。出生 3～7 日后，新生儿的听觉逐渐增强，听见响声可引起睁眼或眨眼等动作。

2. 新生儿的健康状况分类

想知道你的宝宝属于哪一类的新生儿吗? 我们来一起了解一下新生儿的分类。新生儿的分类方法有多种,最常用的是胎龄分类和体重分类。

(1)根据胎龄分类

①足月儿。指胎龄 37～42 周的新生儿。特点是各器官、系统发育基本成熟,对外界环境适应能力较强。

②早产儿。指胎龄满 28 周至不满 37 周的新生儿。特点是尚能存活,但由于各器官系统未完全发育成熟,对外界环境适应能力差,各种并发症多,因此要给予特别的护理。

③过期产儿。指胎龄满 42 周以上的新生儿。过期产儿并不意味着他们比足月儿发育的更成熟,相反一部分过期产儿是由于母亲或胎儿患某种疾病造成的,出生后危险性更大,父母决不能掉以轻心。

(2)根据体重分类

①低出生体重儿。指出生时体重不足 2 500 克的新生儿,其中大多数为早产儿。另外,凡体重不足 1 500 克的新生儿又称极低体重儿;不足 1 000 克的新生儿称超低出生体重儿或微小儿。

②正常体重儿。指体重为 2 500～4 000 克的新生儿。

③巨大儿。指出生时体重超过 4 000 克的新生儿。随着人民生活水平的提高,孕妇更加注意加强营养,胎儿在母体内获得了良好的营养,体重越来越重,巨大儿增多。但要提醒父母,部分巨大儿是由于母亲或胎儿患了某些疾病所致,如母亲患糖尿病,胎儿有 RH 溶血病等,所以不能盲目认为新生儿越胖越好。

分类的目的是为了更好的照顾宝宝。早产儿的喂养就与足月儿有所不同,巨大儿和低出生体重儿的照料也有所不同。

3. 爸妈要学会为新生儿体检

新手爸妈们最关心的是宝宝健康与否。当医生为宝宝做健康检查时,全家都会全神贯注地看着、听着,直到医生说一切正常时,才缓缓地舒了口气露出微笑。然而,宝宝的某些异常并不是一开始就表现出来的,而医生、护士也不能一直陪伴在宝宝的身旁,作为父母就应该学会对宝宝做一些简单的体格检查。

在了解宝宝的一般情况后,父母就可利用一切机会为宝宝做检查了。例

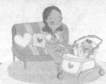

如,洗澡时可对宝宝从头到脚进行仔细观察,喂奶时了解宝宝吃奶的情况,换尿布时可看到腹部、臀部和排便情况,与宝宝交流时可发现宝宝的听力、视力或精神状态有无异常等。如果要想专门检查,我们则可采用从上到下、由前至后的顺序进行:

(1)头部:可用手轻轻抚摸宝宝的头皮,以感觉有无肿块、有无凹陷,前囟和后囟的大小,使宝宝张嘴以了解口腔内有无异常;用红球放在距双眼 30 厘米左右,观察宝宝双眼能否追视红球。

(2)颈部:颈部是否端正、有无肿块,活动是否自如。

(3)胸部:观察胸部两侧是否对称、有无特别隆起、呼吸动作是否协调、有无呼吸困难;双侧乳房有无红肿和渗液。

(4)腹部:先看有无腹胀,然后用手轻轻抚摸腹部,感觉一下是否柔软;腹部有无红晕和硬结、有无渗液。

(5)臀部:皮肤是否光滑,臀部有无包块和红肿,大便的次数和性状,如有陶土色大便一定要及时就诊。

(6)生殖器:男婴尿道开口是否在正前方、双侧阴囊是否对称、柔软,感觉一下有无睾丸;女婴有无尿道口红肿等。

(7)肛门:肛门周围有无红肿。

(8)四肢:有否多指、趾,双侧大腿纹是否一致,双大腿能否放平,以了解有无先天性髋关节脱位。

(9)其他:爸爸妈妈可每 4 小时给宝宝测一次体温,洗澡换衣时观察皮肤皱褶处有无小脓点,皮肤黄疸是消退了还是加深了,或是消退后又出现了。当然,还要关注宝宝的精神状态,因为宝宝的精神与健康是密切相关的。

月子里通过爸爸妈妈与宝宝充分的接触和磨合,互相了解、学会呵护,必定会及时发现宝宝可能的异常,及时就医,让宝宝健康成长。

4. 测测宝宝的身高

新生儿的身高,也就是我们说的身长,出生时平均为 50 厘米,其中头长占 1/4。男婴为 50.2±1.7 厘米,女婴为 49.6±1.6 厘米。

测量新生儿身长的方法一:首先选择一个两边有长度刻度的床,把新生儿头部紧贴床顶板,身体平直,膝关节不弯,两足平齐,足底与下肢呈直角,床底板紧贴双足,两侧刻度读数一致。读数精确到 0.1 厘米。

测量新生儿身长的方法二:这种方法分为上部量与下部量,最后加在一起即是新生儿的身长。自头顶至耻骨联合的上缘为上部量,表示躯干的长

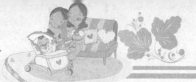

度与脊柱的发育有关；自耻骨联合至足底为下部量，表示下肢的长度，与下肢长骨的发育有关。新生儿下部量比上部量要短，随着月龄的增长比例逐渐变小。

一般宝宝在新生儿期身长增加 5 厘米，可达 55.6～56.5 厘米。身高是反映骨骼发育的一个重要指标，与遗传因素、内分泌因素关系密切，短期的营养不足对它影响不大。

5. 称称宝宝有多重

新生儿出生时体重的正常范围为 2 500～4 000 克，低于 2 500 克为低体重儿，大于 4 000 克为巨大儿。

新生儿出生 3～5 日内，体重会暂时性的下降，但一般不超过 300 克。出现这种现象的原因是：新生儿要排泄粪便和小便，还会呕出一些出生过程中吸入的羊水，经肺呼吸和皮肤也会散发一些水分，食量又小，母乳量往往也不足，因此就造成了体重下降。一般只要哺乳得当，4 日左右体重就开始回升，7～10 日后即可恢复到出生时的体重。

测量新生儿的体重最好选用杠杆式秤，如钩秤、磅秤等。新生儿体重的测量方法主要有以下两种。

(1)用婴儿磅秤测量：这种婴儿磅秤最大称量一般不超过 15 千克，测量时将新生儿放于秤盘中央即可读取毛体重。

(2)用婴儿布兜加钩秤测量：这种方法所用的秤一般最大称重不超过 10 千克；婴儿布兜可用一块较结实的边长 50～60 厘米的布制成，在其四角缝上较牢固的带子。测量时将新生儿放在布兜中央，拎起带子将布兜挂在秤钩上即可测量毛体重。

当然，不管是用上述哪种方法称体重，均要将所称得的毛体重减去新生儿身上的衣服、鞋帽、尿布等的重量，这样得出的才是新生儿的净体重。

体重是反映生长发育的重要指标，是判断新生儿营养状况、计算药量、补充液体的重要依据。

6. 怎么为宝宝测头围

新生儿的头围平均是 34 厘米，男婴平均是 33.9 厘米，女婴平均是 33.5 厘米。

如何知道宝宝头围是不是正常呢？有如下测量方法。测量时采用坐位或仰卧位，父母应立在新生儿前面或右侧，左手拇指将软尺零点固定于前额眉弓

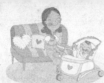
上方,从头右侧经过脑后最突出点(枕骨粗隆最高处)而绕至左侧,然后回到起点,即可读数。测量时要求软尺应紧贴头皮,刻度向外,左右对称。新生儿头发长时应先将头发在软尺经过处向上下分开。

新生儿的头部发育迅速,在最初半年内头围增加8～10厘米,第二个半年内增加2～4厘米。一周岁时比出生时增加约12厘米,大概是48厘米。

为什么要知道宝宝的头围呢?因为头围的大小与大脑重量呈正比关系,头围大,大脑重量也较大。头围大小与遗传有一定关系,父母头大,孩子的头也可能大。另外,头围过大还可能与佝偻病、脑积水等疾病有关,而有些疾病如先天性脑发育不良、脑内弓形虫感染、出生时严重窒息脑缺氧等,可影响脑的正常发育,造成头小畸形。所以,测量宝宝的头围有助于知道宝宝的大脑发育是否正常。

7. 新生儿的头不能随意抚摸

新生儿的头颅无论大小和结构,都与成年人不同。一般来说,新生儿的头颅形态大多数是近似圆形的,但也有特殊情况,如头颅形态似椭圆形(称为"先锋头"),是由于在分娩过程中,胎儿的头部经过子宫口和产道时受到挤压,血流不畅而引起头皮局部水肿,可在2～4日逐渐消退。

(1)了解宝宝的囟门:在抚摸宝宝的头顶前部正中可发现一块没有骨头、软乎乎、有跳动感的地方,这就是前囟门。前囟门呈菱形,如成年人拇指头大小(1.5～2厘米,对边中点连线的距离),在生后数月随着头围的增加而略变大,6个月左右又开始逐渐变小,一般在1～1.5岁闭合。如果出生时摸不到前囟门或前囟门过大、过凸或过凹都提示可能有问题,要请医生检查;在头顶后部正中也可能摸到一块没有骨头、软乎乎的地方,这就是后囟门。后囟门呈三角形,一般在生后2～3个月内闭合,但部分小孩在出生时就已经闭合,这属于正常情况。新生儿囟门部位缺乏颅骨的保护,故要防止坚硬物体的碰撞,但可以用手轻轻摸,也可以洗。

(2)不能随意抚摸、按压宝宝的头:婴幼儿整个颅骨的结构在前囟门最弱,没有骨片的保护,而大脑组织就在正下面;前囟门凸出时可以用手感觉到颅内有跳动的情形,这反映出脑内动脉的振动波;还可以感觉到好似有凹凸不平的东西在下面,这就是大脑表面。妈妈们要注意不要让别人随意摸宝宝的头,千万不能用力压,否则有可能会对大脑造成损伤。

另外,父母可以用以下方法帮助新生儿塑造完美的头型:①不要使用材质太硬的枕头,否则头部容易变形。②不要固定一个睡姿,要经常为他翻翻身,改

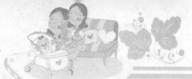

变一下睡姿。③当新生儿左右侧躺时,避免他的耳轮被挤压变形。④新生儿喜欢光线,如果他习惯侧向某一边睡,可以在另一边用光吸引他。

8. 宝宝囟门异常要查原因

正常的时候,宝宝的前囟表面与头颅的表面深浅是一致的,或稍微有一定凹陷,摸上去有时可以感到血管的搏动,在满月时尤为明显,这都是正常的。观察囟门的标准姿势是将宝宝抱起呈直立的状态,且最好是在睡觉、吃奶或安静的时候。

(1)如果前囟的部位比头颅表面突出来,像个小鼓包似的,用手按一按,感觉很硬,绷得很紧,这说明头颅里面压力增高。引起压力增高的原因很多,最常见的原因是感染,如各种脑炎、脑膜炎、颅内出血或脑肿瘤、脑积水时也都可以引起颅内压增高。有时宝宝吃鱼肝油过多,造成维生素 A 中毒也可引起。正常的宝宝哭时或用力时,颅内压可以增高,摸前囟门比较硬,这属于正常的变异,并不是有病的表现。

(2)颅内压力低时前囟门表现为塌陷。引起的原因最常见的是腹泻或频繁的呕吐,身体丢失较大量的水分所造成的。严重营养不良消瘦时囟门也可以表现凹陷。

因此,妈妈就要经常注意通过前囟来观察宝宝的健康状况,特别是新生儿,更应注意前囟的观察。前囟这部位虽然重要,但也不是禁区,有的人连摸也不敢摸,给孩子洗澡时也不敢洗,这都没必要,应提倡给孩子洗前囟处的皮肤,以保持卫生。

9. 宝宝太胖也不好

按照中国的传统,父母和亲人都觉得刚出生的孩子越胖越好,其实这是不科学的。

为什么呢? 新生儿体重超过 4 000 克,临床上称为巨大儿。医学专家指出,巨大儿、肥胖儿除了给产妇分娩时带来麻烦外,还可能引发妊娠期高血压、难产等一系列问题,并且新生儿出生后往往体质是外强中干,身体抗病能力弱,如一些并发症增多,发育异常等。巨大儿出生后,易发生低血糖,严重者可导致精神、神经方面后遗症。巨大儿最好采用人工喂养,以防母亲服降糖药通过乳汁影响孩子,并且为了防止低血糖发生,必要时可静脉滴注葡萄糖。此外,还要注意预防各种感染。

孕妇营养过剩是巨大儿的主要原因。一些孕妇错误地认为食物越有营养、

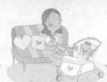

吃得越多,下一代越健康,因此不加限制地进补。营养专家指出,孕妇饮食不应一味求量多,而应多样化,粗细搭配,脂肪、糖类、蛋白质要均衡;孕妇要适当多吃点富含维生素和叶酸的新鲜果蔬,不仅是自身和胎儿营养所需,而且可以防止新生儿神经管畸形。况且营养专家不主张孕妇过多摄入鸡、鸭、猪肉等高蛋白高脂肪食物。

10. 宝宝的皮肤需呵护

新生儿刚出生时,皮肤上有一层灰白色的胎脂覆盖,是由皮脂腺的分泌物和脱落的表皮所组成,有保护皮肤、防止感染的作用,出生后会逐渐自行吸收,不应强行擦洗。

出生后3~4日,新生儿的全身皮肤可变得干燥,由于在此以前他们一直生活在羊水里,出生后皮肤就开始干燥,表皮逐渐脱落,1周后就可以自行脱落干净。最后,新生儿皮肤会呈玫瑰红,且柔软光滑。这是因为他们的皮肤角质层薄,黏膜柔嫩,血管丰富。

新生儿的皮肤很娇嫩,局部防御功能差,很容易受到损伤,并且受伤处也容易成为细菌入侵的门户,轻则引起局部感染,重则炎症可能扩散至全身(如引起败血症)。因此,新生儿皮肤的清洁卫生很重要,尤其是头部、颈部、腋窝部、会阴部及其他皮肤皱褶处,应勤洗并保持干燥,以免糜烂。父母在每次换尿布后,特别在新生儿大便后最好是用婴儿护肤柔软湿巾清洁臀部,再用护臀霜涂抹,以防发生尿布疹(即红臀)。

(二)新生儿正常生理表现

1. 给新生宝宝打个分

给新生儿评分就是对新生儿从母体内生活到外环境中生活的生存能力和适应程度进行判断,也为小儿今后神经系统的发育提供了一定的预测性。目前,在我国绝大部分医院均采用了新生儿阿普加评分。阿普加评分是根据新生儿出生时的心率、呼吸、皮肤颜色、四肢活动情况(肌张力)、反射(包括手弹足底或吸痰管刺激喉部反射)情况,按这五项指标分别用0、1、2分表示,然后按总分多少来判断新生儿良好程度或窒息程度,见表。

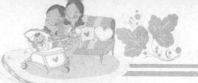

新生儿阿普加评分表

	0 分	1 分	2 分
皮肤颜色	青紫或苍白	身体红,四肢青紫	全身红
心率(次/分)	无	<100	>100
对刺激的反应	无	有些动作,如皱眉	哭、喷嚏
肌肉张力	松弛	四肢略屈曲	四肢能活动
呼吸情况	无	慢,不规则	正常,哭声响

正常满分为 10 分,如评分为 0~3 分,为重度窒息,必须立即复苏抢救。4~7 分为轻度窒息,羊水如有胎粪污染仍需气管插管吸净气道分泌物及胎粪,才能保证正常呼吸道的通畅。8~10 分为无窒息,不需特殊处理。出生 5 分钟评分仍低者预后差,需 10 分钟继续评分,10 分钟评分仍低者即使幸存下来,由于长时间缺氧,大脑细胞会受到不可逆的损伤,日后会出现智力低下及运动障碍等后遗症。所以,出生后评分是很重要的,它决定孩子是否需要复苏抢救乃至日后的生长发育。

2. 为什么新生儿怕冷

新生儿的体温调节能力差,主要是因为他们的中枢神经系统发育尚未完善。医学研究表明:胎儿在母体内的体温比妈妈高 0.5℃,出生后进入外环境,即使产房的温度高达 24℃,还是比新生儿体温低 13℃,这么大的温度差,再加上新生儿体表面积大、皮肤薄、皮下脂肪少、血管多等原因,新生儿散热更快,出生 1 小时内体温可降低 2.5℃。

适中温度又称中性温度,指最适宜的环境温度,能保持人体的正常体温,且人体耗氧量最少,新陈代谢率最低。新生儿的适中温度与其成熟度和天数有关,正常新生儿第一天的适中温度为 30℃~32℃,第二天以后逐渐降至 22℃~26℃。刚出生的新生儿在中性温度下 6~8 小时体温才能恢复到正常水平,之后的 1~2 日体温仍不稳定,所以出生后前 2 日不要给新生儿洗澡。

另外,新生儿的体温易受外界环境的影响。室温过高,新生儿通过皮肤蒸发和出汗散热,若此时体内水分不足,血液浓缩,新生儿就会发生脱水热,所以夏季要注意通风,并给新生儿足够的水分。冬季天气寒冷,新生儿体表面积大,散热快,能量贮备不足,容易发生硬肿症和肺炎,所以冬天要保暖。观察新生儿保暖合适的标志:脸色红润、手足温暖,不出汗,吃睡正常,腋下体温 36.5℃~37.3℃。

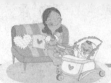
3. 听听新生儿的心跳

新生儿的心率较快,一般情况下为 120～140 次/分钟,熟睡时可减到 70 次/分钟,哭闹时可达 180 次/分钟,均属正常范围。所以说新生儿的心率不但快,而且波动范围还大。为什么会出现这样的现象呢? 这主要是因为新生儿新陈代谢旺盛,身体组织需要更多的血液供给,而心脏的每次搏出量有限,只有通过增加搏动的次数来补偿不足。同时新生儿的迷走神经兴奋性低,交感神经占优势,所以容易心搏加速。

新生儿的心率会随着成长发育而逐渐减慢。1 岁以内平均每分钟 110～130 次,2～3 岁平均每分钟110～120 次,4～7 岁平均每分钟 80～100 次。

4. 新生儿口唇发紫是不是病

有的家长发现,宝宝出生时间不太长,口唇总是发紫,这是怎么回事?

新生儿口唇出现青紫与新生儿血红蛋白高有关。这是正常的生理现象,1 周后可消退。如果没有消退,提醒父母要注意病理性的青紫。

新生儿病理性口唇发紫最主要的原因是缺氧,如新生儿肺炎、先天性心脏病、伤寒、高热惊厥、癫痫等都能引起缺氧,具体的病因要结合临床症状及实验室检查来确诊。例如,先天性心脏病常见的表现主要有呼吸困难、心率加快,极个别的会出现口唇发紫,临床上称为发绀;先天性食管闭锁的新生儿除了有吃多少吐多少,一吃就吐的临床表现,还会出现气喘、呼吸困难、口唇发紫等类似肺炎的症状;新生儿高热惊厥常表现为无定型多变的各种各样的异常动作,如呼吸暂停、不规则,两眼凝视、阵发性苍白或发绀。

5. 宝宝的循环系统独立了

出生前,胎儿和母亲都有自己独立的循环系统、都有自己的心搏,但是胎儿的血液并不是通过自体循环系统来排除各种无用的甚至是有害的代谢产物而得以净化的,而是通过脐带把用过的血液送往胎盘并将代谢产物转给母亲,再把干净的血液输回给自己。

出生后,新生儿必须通过自己的循环系统并借助于泌尿系统、呼吸系统和消化系统来完成这一功能。同时,由于呼吸的建立,肺部血液循环发生了较大改变,肺循环血流量明显增加。因此,新生儿的循环系统要发生较大改变,心跳快而且不规则,生后 7 日以内的心率一般在 85～160 次/分钟,血压也较低,以后逐步升高。

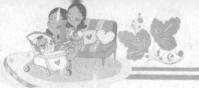

6. 新生儿的胃不发达

我们在日常生活中常看到出生不久的新生儿吃奶时,一旦过急、过快或吃得过多就很容易发生吐奶现象,这主要是因为新生儿的消化功能弱导致的。

新生儿的胃呈水平状,肌层发育差,贲门较松弛,而幽门括约肌相对较发达,容易发生痉挛,同时新生儿的胃容量小(初生时 30～35 毫升,2 周时 60～70 毫升,1 个月时 90～105 毫升),所以易发生溢乳或呕吐。

新生儿的胃解脂酶含量较低,胃酸酸度较低,这也使他们的消化功能比较弱,并且只能消化乳类,尤其是人乳,因为人乳中含有解脂酶。由于牛乳中缺乏解脂酶,所以用牛奶喂养的新生儿易发生脂肪泻。

另外,新生儿的肠道蠕动较快,下部尤甚。出生时咽下的空气 2 小时内就能在回肠见到,3～4 小时到达直肠。其肠道相对较长,与身长之比约为 1:6(成年人约为 1:4),肠系膜相对也较长,肠壁肌层薄,所以容易因蠕动功能紊乱而引起呕吐、腹胀、甚或发生肠扭转、肠套叠。

当然,整个消化吸收的过程必须由中枢神经系统参与,新生儿的神经中枢发育不完善,也使得消化功能比较弱。

7. 新生儿何时开始排尿

正常足月的新生儿在出生时膀胱中已经有少量尿液,所以绝大多数新生儿在出生后 6 小时内排尿,少数延迟到第二天才排尿,但如果出生后 24 小时不排尿,应引起注意;如出生后 36 小时仍不排尿,要进行检查,寻找原因。

新生儿在出生后头几天,因为液体摄入量比较少,本身所需水分较多,所以每日排尿仅 4～5 次,并且尿量少。大约 1 周以后,随着进水量的增多,加之膀胱容量又小,每日排尿可达 20 次左右,尿量为 250～450 毫升。

新生儿的尿呈淡黄色,透明,但有时排出的尿会呈红褐色,略微混浊,这是由于尿中的尿酸盐结晶所致,2～3 日后会消失。

8. 新生儿无尿要留神

一般情况下,正常新生儿应在出生后 6 小时内排尿。但超过 36 小时尚未排尿,口服糖水或静脉注射 5% 葡萄糖液后才有尿排出,可能是肾脏泌尿较晚。如仍无尿即为新生儿无尿症。常见的原因有先天性尿路畸形,以及先天性肾缺如。新生儿无尿应引起注意,找出原因并及时处理,以免导致急性肾衰竭等严重后果。

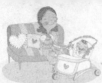
9. 宝宝睡觉是"行家"

由于新生儿的神经系统发育不完善,大脑皮质的兴奋性较低,神经系统功能活动较弱,外界对他们来说都是过强的刺激,所以新生儿非常容易疲劳,致使大脑皮质兴奋性更加低下从而进入睡眠状态。在新生儿期,他们几乎一直在睡,月龄越小睡眠时间就越长。

一般来说,新生儿一天之中大约20小时在睡觉,清醒的时间很短。清醒后很快会感到疲倦,这时他们常以"哭"表示累了,只要环境安静、舒适,片刻后就自然入睡了。其实这种抑制性的睡眠对新生儿来说是非常必需的,是有利于他们生长发育的。

睡眠按照其过程可分为"快速动眼睡眠"和"非快速动眼睡眠"两种,并且在一昼夜中,上述两种睡眠交替出现。出生头2周的新生儿,有一半的睡眠时间是处于"快速动眼睡眠"阶段。由于新生儿眼皮非常薄,可以看到眼球在运动,呼吸比较快,有时还会皱眉,四肢也可以有微小的动作,但并不是抽搐。在"非快速动眼睡眠"阶段,呼吸比较慢且有规律,稍有刺激就可以发生惊吓。

随着新生儿对外界环境的不断适应,白天清醒时间逐渐延长,夜间睡眠时间也相应延长,逐渐建立起白天少睡,夜间长眠的条件反射。所以,父母在夜间除了喂奶、换尿布以外,不要过多打扰宝宝的睡眠。

(三)新生儿特殊现象

1. 了解新生儿红斑

什么是新生儿红斑?新生儿红斑又称新生儿过敏性红斑,发生率为30%~70%,一般足月新生儿多见,早产儿则比较少见。新生儿在出生时或2~3日后在臀、背、肩等受压部位的皮肤处出现散发的红斑样皮疹,或多或少,直径约1厘米或更小些,或融合成大片。红斑中央有一小的白色或淡黄色的风团,高出表面,有时散布一些疱疹,疱液无菌,但有嗜酸性粒细胞。皮疹可在数小时后消退,一批新的皮疹又出现,7~10日后消退自愈。所以,当新生宝宝出现红斑时不必太着急。

新生宝宝为什么会出现红斑呢?目前对新生儿红斑的发生有两种解释:一是认为新生儿经乳汁并通过胃肠道吸收了某些致敏原,或是来自母体的内分泌

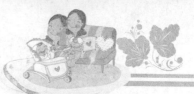

激素而致新生儿过敏反应；二是新生儿皮肤娇嫩，皮下血管丰富，角质层薄，当胎儿从母体娩出时，从羊水浸泡中来到干燥的环境，同时受到空气、衣服和洗浴用品的刺激，皮肤就有可能出现红斑。临床观察证实，大多数新生儿红斑具有自限性，无需特殊治疗。

新生儿红斑是一种良性的生理现象，父母和家人无需过分为此担忧，通过加强观察，重视护理，数日后红斑大多可自行消退。如果需要用药，最好是在医生指导下使用，不要自行用药，以防止药物不良反应发生。

2. 宝宝有青灰色"胎记"怎么办

我们常常在新生儿的骶部和臀部看到表面平展，呈青灰色或灰蓝色的色素斑，医学上称为"痣"，俗称为"记"、"胎记"。这种胎记的形状多为椭圆形，还有些不规则的形状；大小不一，小的为绿豆状，大的为圆盘状，一般男孩的胎记大于女孩。

那么，胎记是如何形成的呢？人类皮肤的真皮层中一般是没有黑色素的，但当局部真皮层里堆积了较多的纺锤状或星状色素细胞时，黑色素透过皮肤而呈现青灰色，从而使这一小块皮肤表面显示出这种青灰色的斑。

据有关专家研究，胚胎 4～5 个月时，这种斑的色素细胞就开始出现，新生儿出生后 1～2 年内逐渐消失，但也有极少数人到成年时仍然存有色素斑。所以，胎记并不是什么疾病，而是人体一种残遗的特征。它与人的眼色、发色及肤色的深浅程度有着相当的关系。一般地讲，黄种人的婴儿出现这种斑的概率比较高；白种人出现这种斑的婴儿亲属及他们本身的眼色、发色及肤色常常也较暗，而金发碧眼的婴儿却很少见到这种青灰色斑。

3. 宝宝粟粒疹会自行消失吗

粟粒疹是新生儿常见的皮疹之一，多发生在新生儿的鼻尖、鼻翼及面颊部等处。粟粒疹直径 1～2 毫米，为针尖大小，呈黄白色颗粒状。它是由于皮脂腺堆积阻塞而引起的，并非脓疱，一般在出生后几周内可自行消失，不需要治疗。

4. 什么是新生儿汗疱疹

有些宝宝出生后几天可在额头及两颊有数个小米粒大小的水疱，壁很薄，里面有清澈透明的液体，孩子体温正常，吃睡自如，这种疱疹称为"汗疹"，是外界温度较高时，新生儿出汗形成的。维持数天后自行干燥、脱皮、消失，不需要治疗。

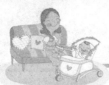
5. 宝宝皮肤青紫是怎么回事

正常新生儿刚出生时,口周、手掌、足趾及甲床等处易见青紫,这是由于动脉导管与卵圆孔尚未关闭,仍保持着从右至左的分流,肺尚未完全扩张,肺换气功能不完善,以及周围皮肤血流灌注不良所致。几分钟后,循环系统的改变完成,动静脉血流完全分开,口唇和甲床变成粉红色。但有时新生儿的皮肤仍呈轻度青紫,尤其出生时暴露在寒冷环境中,肢体远端局部血流变慢,还原血红蛋白增多,虽血氧分压(PaO_2)不低,肢端仍呈明显青紫,称为周围性青紫,经保温后青紫可减轻或消失。另外,正常新生儿在用力啼哭时也可出现青紫,是因为啼哭时胸腔内压增加,使右房压力升高,超过了左房压力,形成经卵圆孔的从右至左的分流,这种暂时性青紫在啼哭停止后立即消失。这些皮肤青紫都是一过性的生理现象。

但是,我们也不能忽略病理性的皮肤青紫。一般地说,病理性皮肤青紫既可由肺部疾病换气不足引起,也可因先天性心脏病所导致,并且还可见于中枢神经系统损伤及某些血液病。在检查新生儿有无皮肤青紫时,应在日光下进行,仔细观察口腔黏膜、甲床和眼结合膜。通常肉眼看到青紫时,动脉血还原血红蛋白已达 5 克/分升以上,口腔黏膜青紫出现最早,当还原血红蛋白达 3 克/分升时,便已呈青紫色。

新生儿病理性皮肤青紫可分周围性青紫和中心性青紫两种。周围性青紫是由于血液通过周围循环毛细血管时,血流速度缓慢组织耗氧量增加,而致局部还原血红蛋白量增多,但动脉氧饱和度(SO_2)和血氧分压(PaO_2)正常。中心性青紫是由于心肺疾病使动脉氧饱和度和血氧分压降低所致。还有就是中枢神经系统疾病所致呼吸中枢衰竭、低血糖、低血钙引起的继发性呼吸暂停,异常血红蛋白增多,均可引起青紫。

6. 新生宝宝脱皮需不需要去医院

有些家长在给新生宝宝洗澡或换衣服时,常会发现有白色小片皮屑脱落,有时候这种现象全身都会出现,四肢、耳后更为明显。这是怎么回事呢?

这种现象就被称为新生儿脱皮现象。新生儿皮肤最外面的一层叫表皮角化层,由于发育不完善,角化层很薄,容易脱落。皮肤内面的一层叫真皮,表皮和真皮之间有基底膜相连。因为新生儿的基底膜也不够发达,细嫩松软,使表皮和真皮联结不够紧密,所以表皮脱落机会就更多。并且,新生儿出生前是处在温暖的羊水中,出生后受寒冷和干燥空气的刺激,皮肤收缩,也更容易脱皮。

父母只要注意新生儿皮肤的清洁卫生,避免外来的感染和损伤就可以了,不必为此而感到惊慌。

不过要注意一下,如果新生儿脱皮合并红肿或水疱等其他症状,则可能为病症,需要就诊。

7. 何谓新生儿胎脂

胎脂是什么? 新生儿皮肤表面的胎脂是由皮脂腺分泌的皮脂和脱落的表皮细胞形成的,具有保护皮肤、防止感染和保暖的作用,出生后逐渐被皮肤吸收。健康足月新生儿的皮肤红润,皮肤表面胎脂少,除肩背部胎毛稍多外,其他部位胎毛较少,皮下脂肪丰满。但早产儿刚出生时皮肤看起来很薄嫩、颜色粉红,生后不久颜色变为绛红色;皮肤发亮,可出现水肿;皮肤表面胎脂多,胎毛多;皮下脂肪薄。

怎么处理? 一般不要人为地用水洗去或用纱布等东西将胎脂擦去,否则既削弱了胎脂对皮肤的保护和保暖功能,又很容易损伤皮肤,甚至诱发感染。但如果耳后、腋下或其他皱褶处胎脂较厚,可在出生 6 小时后用熬熟后冷却的香油、豆油等植物油轻轻擦去一些;如果头顶部胎脂较厚,直接搽一点植物油即可,不必将胎脂擦去。

新生儿皮肤很娇嫩、很容易受损伤,穿衣和做其他护理时动作一定要轻柔、一定要小心。

8. 宝宝眉间发红是怎么回事

新生儿眉宇间发红在医学上称为橙红斑或项部红斑。这是由于新生儿皮肤血管先天性发育不全,表现为淡红色或粉红色斑疹,在眉间、上眼睑、前额正中线处,口唇及枕项部也可见,在新生儿哭闹、用力、发热时斑疹的颜色会加深。

怎么处理呢? 大多数会在 1 周岁内自行消退,所以一般不急于治疗。如果在 5 岁后仍不消退,同时伴有增生、病变时应送医院治疗。

9. 什么是生理性黄疸

有些宝宝刚刚出生时会全身明显发黄,同时尿液也是黄色的,更重要的是眼睛也发黄。我们将这种现象称为新生儿黄疸。

新生儿为什么会出现黄疸呢? 黄疸产生的原因是由于孩子体内有过多的胆红素不能及时排出体外,在身体内集聚,从而使得身体各个部位发黄。胆红

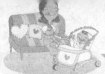
素为什么会聚集呢？一种是生理原因。正常情况下,在妊娠 12 周时,子宫内的羊水已经含有胆红素,是由胎儿气管和支气管树分泌到羊水中的未结合胆红素。胎儿红细胞破坏后产生的未结合胆红素,绝大部分通过胎盘经母体循环清除掉,所以新生儿刚出生时都无黄疸。出生后,新生儿必须自己处理血红蛋白的代谢产物,即未结合胆红素,但由于自身的功能发育不完善,不能及时的排泄代谢产物,于是就发生了新生儿生理性黄疸。还有一种是病理性黄疸,各种与胆红素代谢有关的疾病都可能引起病理性黄疸。

生理性黄疸的新生儿除黄疸外,无贫血,肝脾不大,肝功能正常,不发生核黄疸。新生儿的吃奶、睡眠、哭声、大小便、体温等基本情况也正常。

生理性黄疸是新生儿出生 24 小时后血清胆红素由出生时的 17～51 微摩/升逐步上升到 86 微摩/升或更高,临床上出现黄疸而无其他症状,1～2 周内消退。多喂糖水可使黄疸加快消退,不必治疗。

生理性黄疸轻者呈浅黄色,局限于面颈部,或波及躯干,巩膜亦可黄染,2～3 日后消退,到第 5～6 日皮色恢复正常;重者黄疸同样先头后足,可遍及全身,颜色较深,呕吐物及脑脊液等也能黄染,时间长达 1 周以上,特别是早产儿可持续 4 周,其粪便也是黄色,尿中无胆红素。

10. 轻度黄疸有益无害

由于胎儿在宫内所处的低氧环境刺激红细胞生成过多,使新生儿早期胆红素的来源较成年人多,加之新生儿肝细胞对胆红素的摄取、结合及排泄功能差,故可引起生理性黄疸现象。一般于生后 2～3 日出现,4～5 日最明显,7～14 日消退。一般情况良好,具有自限性,加强观察,不需治疗。

最新研究显示,新生儿出生后的皮肤和眼睛轻度黄疸对机体有保护作用,可使其免受自由基的损害。

专家指出,人体内有对抗自由基的保护机制,最新研究提示新生儿体内的胆红素对其有保护作用,这种色素是一种抗氧化剂,使新生儿表现为轻度黄疸。新生儿轻度黄疸属生理性,但出生后体内胆红素水平较高应予重视,注意是否有病理情况发生。

胆红素是由于衰老的红细胞和机体内含血红蛋白的成分崩解所致,当血中积累的胆红素超过肝脏向肠道排泄的量时,即出现黄疸。国外有专家研究证明:胆红素在机体内可循环产生,可很好地对抗自由基。还有研究提示,适当水平的胆红素可减少中风、癌症和心肌梗死的危险。

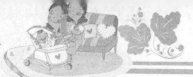

11. 宝宝头皮水肿不可按摩

一些新生儿出生很顺利,但是仍然发现头顶部有局限性水肿,有时可慢慢地蔓延至全头,少数亦可以出现头皮红肿,比较柔软,无弹性,用手指压水肿部位可有凹陷,可以移动,形状多为菱形和椭圆形,水肿边界不清楚。其原因是由于新生儿出生时头部在产道受到了挤压,使头皮软组织内的淋巴及静脉循环受到障碍,液体渗到头皮组织中形成局部水肿。因为是在分娩时引起的,故称为产瘤,又因为发生在头顶部先露部位,又称为先锋头。在胎膜早破、产程延长的情况下,产瘤更为明显。出现这种情况时不用特殊治疗,可局部热敷,抬高新生儿的头部,经常转换头位,一般2～7日水肿就自行消退了。父母切勿按摩或穿刺抽吸,以免发生感染。

12. "胎垢"清洗要小心

新生儿出生后,在头顶前囟门部位会渐渐出现一层厚薄不均、油腻、棕黄或灰黄色的痂,融合在一起不易去掉,称为"胎垢"。它是由皮脂腺的分泌物和头皮屑、灰尘等污垢堆积而成。由于母亲看到新生儿头顶的波动,不敢清洗该处,其实这是不对的,因为胎垢长期不去除既不卫生又影响新生儿头发的生长。

那么,父母怎样才能安全地清除这些头垢呢?在新生儿晚上睡着后,用婴儿润肤油或植物油轻轻地擦在有胎垢的皮肤上,或用0.5%金霉素软膏涂于痂上,经过一夜的滋润,可使头垢软化,第二天可用洗发精或肥皂和温水将头垢洗掉一部分,或用纱布轻轻擦掉,这样反复几次就可逐渐将全部头垢清洗干净。注意,千万不可将头垢撕下来或刮下来,以免损伤头皮,引起感染。

13. 宝宝"奶秃",父母不必着急

新生儿出生的时候头发很好、很黑,过些日子有的部位会脱发,俗称"奶秃",这不是病态,属于正常现象。因为刚出生的新生儿的头发是胎毛,是在母体内生长的,出生后完全靠他们自己摄取营养促进头发生长。因此,新生儿会有自然脱发的过程。随着他们逐渐长大,头发也会越长越好的。新生儿的头发只要不是特别枯黄、毛刺的,一般3个月以后就会长好。但如果有明显的枕秃、斑块状脱发应去医院检查。

14. 宝宝出现"歪脖"怎么办

有些新生儿在出生时好端端的,但在出生后10～20日常常出现脖子歪向

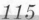

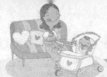

一侧,有时病侧颈部还会发现圆形或椭圆形的肿块,直径 2～3 厘米,质地较硬,可以移动,触之不痛,表面皮肤正常,抚之不热。新生儿的头向有肿块的一侧倾斜,病侧的耳朵接近锁骨,脸面不正,下颌及面部转向无肿块的一侧,这就是斜颈。

引起新生儿斜颈的病因是多方面的,如先天遗传因素、接生手法不当等,大多数是肌肉病变的结果。分娩过程中由于胎儿的位置不正,如一侧颈肌特别是胸锁乳突肌在出生时可因胎儿的位置不正,导致肌组织呈结缔组织化,缩短而不能伸展,或由于胸锁乳突肌在分娩时受强烈牵引损伤而发生血肿,多见于臀位分娩或分娩时肩娩出困难者。斜颈的病理变化为病侧胸锁乳突肌挛缩所致。

治疗上最主要的还是物理治疗,如发现较早,可用温热治疗和手法按摩;若发现较晚,肿块已经消失,就应采取被动式牵拉了。治疗的时机是越早越好,因为新生儿的颈部控制和力量会随着成长逐渐变强,对于牵拉治疗的抗拒会越来越厉害,同时脸部的变形也会因治疗延误而加重。

15. "马牙"不能挑

在新生儿的牙龈边缘或上腭中线附近,常会有一些乳白色颗粒,表面光滑,大小不一,数量不等。

新生儿为什么会出现"马牙"呢? 这是由于在胚胎发育 6 周时,口腔黏膜上皮细胞开始增厚形成牙板,是牙齿发育最原始的组织。在牙板上细胞继续增生,每隔一段距离形成一个牙蕾并发育成牙胚,以便将来能够形成牙齿。当牙胚发育到一定阶段就会破碎、断裂并被推到牙床的表面,即我们俗称的"马牙"或板牙。所以说这属于正常生理现象,一般几周后就会自行消失。

父母千万不能用针挑、用刀割或用粗布擦拭宝宝的"马牙"。因为在新生儿时期,唾液腺的功能尚未发育成熟,口腔黏膜极为柔嫩,比较干燥,易受破损,加之口腔黏膜血管丰富,所以细菌极易由损伤的黏膜处侵入发生感染。轻者局部出血或发生口腔炎,影响正常喂养;重者可引起败血症,危及新生儿的生命。所以,"马牙"不要挑破。

16. "螳螂嘴"为什么不能割

新生儿口腔两侧颊黏膜会隆起,形成两个较厚的脂肪垫,人们常称为"螳螂嘴",因个体差异,有的新生儿很明显。这是什么原因引起的呢? 会影响新生儿的食欲吗? 不要担心,这是新生儿正常的生理现象。因为在新生儿吮吸奶水

时,口腔黏膜下脂肪组织的隆起会使口腔内的负压增大,帮助他们有力地吮吸。随着吮吸期的结束,"螳螂嘴"也会慢慢的消退,无须特殊处理。

新生儿的口腔黏膜极为柔嫩,比较干燥,易受破损,加之口腔黏膜血管丰富,所以细菌极易由损伤的黏膜处侵入,发生感染。如果父母采用一些无知的手段,如用针挑、用刀割或用粗布擦拭,轻者局部出血或发生口腔炎,影响正常喂养;重者可引起败血症,危及新生儿的生命。

17. 宝宝乳房不可以挤

无论男婴女婴在出生后 3～5 日会出现双侧或单侧乳房一时性肿胀,这是正常的生理现象,父母千万不要乱摸乱挤。有人认为,初生女婴一定要挤出奶水,这样将来做妈妈时,才有足够的奶水喂养子女。这种说法是错误的。因为新生儿皮肤柔嫩,免疫力低,抗菌力弱,一旦挤压时皮肤受损,病菌就会乘虚而入,从破损处进入乳腺管,尤其是金黄色葡萄球菌的感染,会造成新生儿急性乳腺炎,严重的还可导致败血症。还有的用力过度而引起乳房结构破坏,造成以后乳房发育异常。所以,父母千百不要用手去挤压新生儿的乳房。

18. 女婴泌乳不是得病

新生儿乳房胀大为常见的生理现象,医学上称为"新生儿乳腺肿胀"。如果挤压,有的还可挤出黄白色奶水,奶量数滴甚至数毫升不等。这是由于胎儿在子宫内从胎盘接受母体的雌激素、孕激素的原因,而卵巢内分泌激素可使乳房胀大,垂体内分泌激素可促使分泌奶水。新生儿出生后,泌乳现象会随着体内激素的排出而自行消失,一般大约需要 2 周,因此不需给予任何处理。

19. 要保护好未脱落的脐带

脐带是胎儿与母亲相互"沟通"的要道,母亲通过脐静脉将营养物质传递给胎儿,胎儿又通过脐动脉将废物带给母亲,由母亲代替排泄出去。

在胎儿出生后,脐带就失去了意义,医护人员会将这条脐带结扎。但是残留在新生儿身体上的脐带残端,在脱落前,对新生儿来说十分重要。因为脐带残端是一个开放的伤口,有丰富的血液,是病原菌生长的好地方,如处理不当,病菌就会乘虚而入,引起全身感染,导致新生儿败血症。因此,护理好脐带非常重要,首先要注意检查包扎脐带的纱布是否有血渗出。如果有血,应及时请医生重新包扎止血;如果无血,则应保持干燥,以免引起感染。

在正常情况下,新生儿的残留脐带逐渐干枯,在 1 周左右就会脱落,创口在

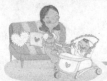
10~14日完全愈合。有的可能略迟些,这时父母不要用手去剥离脐带,更要注意卫生和护理。如果时间太长脐带不脱落,应请医护人员诊治。

20. 新生儿手脚抖动不是病

有时候,我们会看到一些出生不久的新生儿手或脚常常发生不自主的抖动,尤其是在换衣服或洗澡时多见,这算不算抽搐呢? 将来会不会影响智力发育呢?

其实父母们不用担心,因为新生儿的大脑发育还很不完善,但是大脑皮质下负责动作的神经中枢和脊髓在功能上却已经相对比较完善。新生儿有一些动作是受大脑皮质下中枢支配,而不是受大脑皮质控制,所以常常会出现不自主的、无目的性的抖动,这是正常的现象,不会影响智力的发育。以后随着年龄的增长,大脑发育的不断完善,这种现象会减少,并逐渐消失,而被有意识的、自主的动作替代。

21. 为什么新生女婴也会来月经

有的父母在给出生5~7日的女婴换尿布时,可能发现新生儿阴道有血性分泌物,量不多,新生儿也无其他不适。这是新生儿的一种生理现象,称为"假月经"。

产生这种现象的原因是因为母亲在妊娠末期把雌激素传给胎儿,这种内分泌激素有刺激女婴生殖道黏膜增殖、充血的作用。出生后,由于从母体获得雌激素的来源中断,女婴体内雌激素浓度也随之急剧下降,3~5日后已降至很低的程度,雌激素对生殖黏膜增殖、充血的支持作用也随之中断,于是原来增殖充血的子宫内膜随之脱落,致使从女婴阴道里排出少量血液和一些血性分泌物,出现了类似"月经"的表现,故称之为"假月经"。

由于出血量很少,因此对于这种阴道出血现象可以顺其自然而不需找医生治疗,一般经过2~4日后即可自行消失。对于阴道流出的少量血液和分泌物,可用消毒纱布或棉签轻轻拭去,但不能局部贴敷料或敷药,这样反而会引起刺激和感染。对于这种阴道出血不必处理,但应注意有阴道出血的新生儿不宜洗盆浴。但是,如果阴道出血量较多、持续时间较长的新生儿,应考虑是否为新生儿出血性疾病,须及时请医生诊治。

22. 新生男婴包茎不能小视

包茎指包皮口狭小,包皮不能翻转,不能暴露阴茎头,包皮与阴茎头之间有

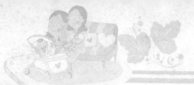

生理性粘连,这在新生儿期属正常现象,医学上称为"先天性包茎"。

　　随着年龄的增大,尤其在 3～4 岁时,由于阴茎及龟头生长,阴茎勃起,大部分儿童的包皮可自行向上退缩,外翻包皮可显露龟头。但也有少部分儿童的包皮口非常细小,使包皮不能退缩,妨碍龟头甚至整个阴茎的发育,以致发生排尿困难。有包茎的儿童由于尿液积留于包皮与龟头之间,产生分泌物及表皮脱落,形成过多的包皮垢,经常刺激包皮内板及龟头,可造成包皮炎及尿道口炎,严重者可引起包皮和龟头溃疡或形成结石,有的患儿排尿时可见豆渣样物排出或排尿困难。所以,患有先天性包茎的儿童 3～4 岁时仍无明显改变,尤其经常红肿发炎者,必须行包皮环切术,以免由于包皮反复感染、红肿,造成逆行感染,引起尿道炎或膀胱炎。另外,包皮长期的发炎,是诱发包皮癌的重要因素。

　　治疗:婴幼儿期的先天性包茎,可将包皮反复上翻,以便扩大包皮口。此过程手法应轻柔,且每次应适可而止,以免引起患儿疼痛。当阴茎头露出后清洁包皮垢,再将包皮复原,否则会造成嵌顿包茎。

23. 什么是新生儿阴囊积水

　　阴囊积水是发生在新生男婴生殖器官处的疾病。当体液聚集在睾丸周围的空间时,会造成无痛的阴囊肿胀。新生儿经常会发生鞘膜积液,然而这种症状通常会在 6 个月后就自行痊愈。月龄较大的宝宝突然出现阴囊肿,则可能是因为外伤造成的。

　　鞘膜积液可能与腹股沟疝有关,而且可能需要进行手术。年龄较大的宝宝突然出现鞘膜积液也应由医生进行诊断。它可能是因为外伤所致,或许可以在不用治疗的情况下就自行好转。不过还是得接受包括超声波扫描在内的检查,以排除睾丸受伤的可能性。

24. 为什么小宝宝体重下降了

　　刚出生的新生儿在一周内往往有体重减轻的现象,主要是由于新生儿出生后要排出胎粪和尿液,吐出一些吸入的羊水,并且通过皮肤、肺部呼吸等途径丢失了一些水分,加之出生后前几天吃奶较少等原因造成的。这种体重的减轻是暂时性的,医学上称为"生理性体重下降"。

　　一般地说,新生儿在出生 3～4 日时可减轻出生时体重的 6%～9%,但最多不会超过 10%,并且通常在出生 10 日后即可恢复到出生时的体重。随着新生儿吃奶量逐渐增多,以及对外界环境的不断适应,体重会逐渐增加,所以父母不

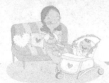

必担心。

如果新生儿在 10 日后仍未恢复到出生时体重,就要寻找原因。首先应该想到可能是母乳不足,要想办法帮助母亲坚持母乳喂养,如增加新生儿的吸吮次数,以刺激母乳的分泌,同时母亲要保持良好的饮食休息习惯等。另外,如果新生儿是混合喂养或人工喂养,要注意配方奶的方法及喂养时间。若是新生儿体重迟迟不增加,父母就应该及时去医院检查,以免耽误新生儿的生长发育。

25. 新生儿突然憋气是怎么回事

新生儿在出生后 2~20 日内常出现突然憋气现象,特别是早产儿或足月小样儿多见。主要表现为突然呼吸停止,面部发紫,四肢软弱无力。如果憋气时间超过 15~30 秒钟,医学上称之为呼吸暂停。

这主要是由于新生儿大脑发育不完善,当遇到寒冷刺激或患肺炎等疾病时,就可发生憋气现象。由于憋气时肺内血氧交换停止,导致体内缺氧,如缺氧时间过长,就可能有生命危险。所以,一旦发现这种现象,若无医务人员在场,父母应立即采取人工辅助呼吸,将手放于新生儿背部,然后以每分钟 40 次左右的频率轻托、轻放新生儿或拍打他的足底,以刺激呼吸,并注意保持室温在 26℃~28℃。如经过上述处理,新生儿仍无好转或频繁出现憋气现象,应立即送医院治疗。

26. 新生儿为什么吐奶

部分新生儿吃奶后容易吐奶,其中常见的一种称为"溢奶",即使健康的新生儿也会出现溢奶。溢奶多在吃奶后不久、由抱着吃奶改为平卧时发生,也可在吃奶后活动时发生,吐出的奶多顺着新生儿口角边流出而不是从口中向前猛烈喷出,量可多可少,吐出的东西主要为刚吃下的奶或稍经胃酸作用后形成的奶块,没有黄色胆汁或血液等成分,新生儿吐奶后精神、食欲仍好,一般无其他不适。

新生儿溢奶多由以下原因引起:

(1)食管与胃连接处的括约肌没有完全发育好,其阻碍胃中食物向食管反流的"阀门"功能差,尤其多见于早产儿。

(2)新生儿胃的位置呈水平状。

(3)喂奶方法不当,如新生儿躺着吃奶、人工喂养时奶瓶的奶头有空气而未充满奶、吃奶后马上让新生儿躺下等。

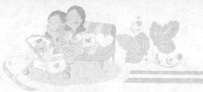

轻的溢奶对新生儿生长发育一般无明显影响,较重者由于营养摄入不够则可能影响新生儿的生长。

对新生儿溢奶一般不需要特殊处理,主要通过改善家庭护理即可。对溢奶新生儿的家庭护理应注意以下几个方面:①少食多餐。②喂奶时应将新生儿抱起来,头稍抬高躺在母亲的怀里,母亲一手托住新生儿背部,一手用拇指和其他四指分别放在乳房的上方和下方以托起整个乳房喂奶,如果奶流过急,可用拇指和食指分别放在乳头上、下方适当按住或夹住乳房以控制奶水排出的速度,避免宝宝吃奶过急引起胃部抽筋而导致的溢奶。③吃奶后应将新生儿抱起使其头靠在大人的肩膀上,用手轻拍新生儿背部,让吃奶时咽下的空气从口中排出后再躺下。④人工喂养时,奶瓶的奶头应充满奶而不能有空气。

如果新生儿吐奶严重或吐奶呈喷射状,或吐出物颜色异常等,应找医生诊治。

27. 新生儿脱水热是怎么回事

如果新生儿在出生后2~4日时出现发热,体温38.5℃~39.8℃或更高,合并烦躁不安、啼哭不已、皮肤潮红、口唇黏膜干燥、体重减轻、尿量减少等情况,但其他情况尚好,无感染中毒症状,医学上称之为"新生儿脱水热"。新生儿脱水热在天气干燥与炎热季节发病率较高,人为地给孩子创造高温环境同样可引起脱水热。

新生儿脱水热主要是由于新生儿体内水分不足而引起发热,原因主要有:一是进入水分不足:新生儿出生后,经呼吸、皮肤蒸发,排出大小便等失去相当量水分,而出生后3~4日母乳分泌量较少,如果不注意补充会造成体内水分不足;二是环境温度过高:父母害怕新生儿着凉,包裹过严,保暖过度,使其体温升高,呼吸增快,皮肤蒸发的水分增多,也可脱水。在以上情况下,新生儿蒸发损失的水分比钠盐的损失多,血清钠增高,血清蛋白也可增高。

新生儿脱水热一般无需特殊治疗,只要多喂白糖水或白开水即可,如先喂5%的白糖水,每2小时一次,每次15~30毫升。若新生儿口服液体困难可采取静脉输液。只要补充足够的水分,体温会降至正常,脱水症状自行消失。另外,还可以用75%酒精对等量水,用纱布蘸擦额头、手脚心、颈部、腋下、大腿等处,进行物理降温。个别超热(腋温≥40.5℃)或高热抽搐者需急送医院。

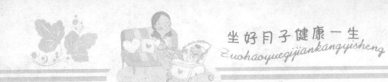

(四)宝宝感知觉发育

1. 宝宝一出生就能感知世界

新生宝宝的皮肤感觉很丰富,包括痛觉、触觉、温度觉等。

(1)新生儿已经存在痛觉,但是相对于触觉、温度觉来说,新生儿对痛的感觉是不太敏感的,尤其是在躯干、腋下等部位。由于宝宝的神经传导还够准确,痛刺激后会出现痛觉泛化现象。什么是痛觉泛化现象呢?当宝宝受到痛刺激后不能够准确感觉到疼痛的部位,表现出对疼痛的不敏感性。给孩子打针时就能发现,孩子哭往往不是在针戳进去时,而是等针打完拔出来时哭,或者干脆就不哭,这时候家长往往会夸奖孩子勇敢,实际上是孩子对痛觉反应迟钝的表现。

(2)新生儿的触觉有高度的敏感性,尤其在眼、前额、口周、手掌、足底等部位,而大腿、前臂、躯干处的敏感性就相对差一些。当孩子哭时,只要把他抱起来,搂在怀里,亲亲他、拍拍他,他就会很快安静下来。触觉使孩子感觉到了爸爸妈妈的关爱和安慰,有了安全感,所以就不再哭闹了。

(3)新生儿的温度觉也比较敏锐,他能区别出牛奶的不同温度,温度太高太低,他都会做出不愉快的反应,而母乳的温度是最适宜的,所以新生儿吃母乳时总会露出愉快、满足的表情。相对热的刺激而言,新生宝宝更讨厌冷刺激。新生儿的体温调节能力较差,而且受环境温度的影响很大,所以需要给予适当的保暖。但是,当妈妈给宝宝用热水瓶、电烫壶保暖时,要注意安全,切忌靠近孩子的皮肤,尽管孩子能感觉到温度的高低,但他的痛觉比较迟钝又无能力做出拒绝来保护自己,所以一不小心会造成烫伤。

新生儿离开母体后会有些不安,特别需要妈妈的抚爱。妈妈可在喂奶、给新生儿洗澡、换尿布时,抚摸一下新生儿的皮肤,尤其是面颊、手心等。通过抚摸既增加了母子感情,又加强了皮肤感觉的训练,可明显促进孩子对客观事物的反应能力。

2. 新生儿能辨别气味

新生儿的嗅觉系统已经发育得基本成熟。科学家们做过这样的试验:把新生儿放在一个记录活动水平稳定性的测量器上,腹部围有测量呼吸的呼吸描记器,然后用棉签蘸上有气味的物质,放在新生儿鼻孔旁边,他闻到这种气味,呼吸会加快,动作也会增多。

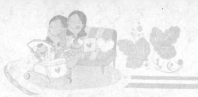

新生儿出生不久就能够辨别不同的味道,喜欢品尝带有甜味的水,对咸的、酸的或苦味的水表示出痛苦、不愉快的表情。新生儿的嗅觉也相当灵敏,能区别不同的气味,尤其对来自母亲身上的气味特别敏感。专家发现,出生6日的新生儿就能辨别自己母亲身上的气味。在婴儿的鼻两侧各放一块奶垫上面留有各位母亲的乳汁,一侧是婴儿自己母亲的奶垫,另一侧是他人母亲的奶垫,观察新生儿是否能将头转向自己母亲的奶垫。结果发现:生后2日的新生儿不表现出对自己母亲奶垫的兴趣,而到了第六日时,大多数新生儿能经常地将头转向自己母亲的奶垫。说明生后6日的新生儿已经能够闻出自己母亲的气味了。平时,母亲在给孩子喂奶就能发现,自己的孩子能闻到母奶的香味,并表示出急切地寻找奶头。

3. 新生儿喜欢甜味

人的味觉是通过舌头上的味蕾来感觉的,通常分成4种:酸、甜、苦、咸。新生儿的味觉是最发达的感觉,在他出生后仅2小时就能分辨出许多味道。

曾经有人利用吸吮反应的变化研究新生儿的味觉,发现他们对水、葡萄糖和各种盐溶液的吸吮反应跟对牛奶的反应不相同,而且他们的吸吮还会随着盐溶液浓度的变化而变化。如果用甜糖水喂新生儿,他就会有愉快表情,而对柠檬汁等涩苦的味道会表现出痛苦的表情。所以说新生儿喜欢奶味、甜味,不喜欢过咸、酸或苦的味道。因此,有些家长认为新生儿小,不懂好坏,不知味道,给他什么就吃什么的想法是没有科学道理的,也不利于增强小儿食欲和促进小儿各方面生长发育。

研究还发现,新生儿在出生最初几天就存在着味觉的性别差异,女婴比男婴更喜欢甜味。

4. 宝宝喜欢柔和的声音

新生儿能听见声音吗?可以肯定地告诉你:能听见,而且在胎儿期时就能听到声音了。只是由于新生儿中耳鼓室尚未充气,并有一部分羊水潴留,以致听觉传导较差,因此听觉不是很灵敏。

有人曾做过试验:给出生24小时内的新生儿听一种类似蟋蟀叫的声音,有的新生儿只需听二三次便会出现眨眼、动嘴、扭头、睁眼、哭闹等反应。出生6日的新生儿就能听到30分贝的低声。当有人说话时,新生儿会向说话声音的方向转动身体,尤其是妇女的声音更吸引他。如果仔细观察一下的话,还会发现新生儿在倾听成年人讲话时,他的身体会以一种模式开始运动,一旦声音消

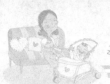
失,他的运动也终止。

新生儿不仅能够听到声响,而且对柔和、缓慢、淳厚的声音比较偏爱,表现为安静、微笑,对于尖利的响声则反应急躁、激烈。研究还证明:新生儿对有节律的声音特别敏感,并且喜欢听母亲的声音。这大概与他在子宫内熟悉了母亲的说话声、有节律的心跳等有关,重温这些声音,对新生儿是莫大的抚慰,给他一种安全的感觉。

5. 新生儿能看见妈妈吗

有的人认为:新生儿是个"睁眼瞎",其实这种想法是不正确的。因为新生儿的眼球小,眼球前后径短,视焦距调节能力较差,即我们平常所说的远视眼,观察事物的敏感性低于成年人。如果这时选用的刺激物太近、太远、太小、移动太快都会使新生儿不能很好地捕捉到物体,动力检影镜显示,新生儿的最佳视焦距为19厘米。

父母不了解新生儿的视力特点,一味地按照成年人看东西的样子和距离把物体放在新生儿眼前晃动,新生儿没有反应就误以为他看不见。其实新生儿看东西的最佳距离相当于妈妈喂奶时母亲的脸和宝宝的脸之间的距离,所以新生儿是能看见妈妈的,而且最喜欢看见妈妈的脸。这种视觉状态一直要持续到出生后3~4个月时,小儿才会有良好的视焦距调节能力。

另外,新生儿还具备辨别颜色的能力,喜欢看明亮鲜艳的颜色,尤其是红色。因而在新生儿期可以给他们看一些颜色鲜艳的玩具,玩具的放置距离要适中,不宜过近也不能太远,这样有利于刺激新生儿的视觉发育。

视觉是人的感觉器官中最重要的器官之一,视觉是在外界环境的刺激下不断发育的,人又主要是通过视觉去不断认识外部世界的。据研究,人脑从外界环境中接受的85%信息是从眼睛输入的,可见视觉是儿童智力发育中的一种主要感觉。通过视觉,儿童能认识周围世界,认识事物的属性、品质和特点,因而视觉对儿童大脑的发育、智力的发展是至关重要的。所以,家长要重视儿童的视力发育,保护好儿童的视力。要做到这一点,必须要从日常生活中做起,给孩子提供适宜的光线环境,让孩子的眼睛有充分休息放松的机会,同时要保证孩子的营养,讲究用眼卫生,定期做好眼视力保健,定期带孩子去儿童保健部门检查视力及视觉功能的发育情况,发现问题及时矫治。

6. 新生儿会发出哪些声音

新生儿不会说话,只会哭,能发出什么声音呢?是的,哭是新生儿来到人世间首先发出的一种声音,是一种纯生理现象。在这以后,新生儿的哭声不断增加新的内容,成为他(她)表达自己需求的一种手段。饿了哭、痛了哭、尿布湿了哭、受到惊吓更是哭,总之,哭是他不满的信号。

新生儿除了哭声还能够发出几种声音,这是他学习语言的前奏。有一种声音是很平静的、近似轻微的"呼哧声",这是一种"联络呼号",新生儿睡醒后借助这种声音立即与母亲联系,并想证实一下母亲是否在身边。如果对这种声音没有任何反应,如抚摸或熟悉的话语,小家伙就会表现出不安。还有一种强弱不一的气音是表示不如意、不舒服的,和哭是不同的。当母亲给他擦洗时,如果某个动作不够小心,就会出现这种声音。假如这种不舒服的表示没有被人理解,而不舒服的感觉继续存在时,这种表示不满的声音就会转变成哭声。

7. 父母的声音让宝宝感到安全

过去人们认为新生儿因为耳朵里有羊水听不见声音,现在科研表明,新生儿出生后只需几个小时,就能听见声音了。所以父母为了让新生儿有个安静的睡眠环境,总是把房间搞得静静的,生怕弄出什么声音吓着新生儿。其实这种做法是不必要的。因为一些声音是会让新生儿产生安全感的,并且能使新生儿的感官得到丰富的刺激,对语言的发育尤为重要。

什么声音会给新生儿带来安全感呢?首先就是父母的声音,尤其是母亲的。因为新生儿在子宫内听惯了母亲的声音,熟悉母亲的声音。家人要经常用温馨的话语和新生儿交流,这样能加强新生儿的安全感,让他对周围的亲人产生亲切感。其次,可以让新生儿听些有节奏的、柔和的、缓慢的、淳厚的乐曲,时间不宜过长。另外,还可以给新生儿一个有声响的环境。家人的日常生活会产生各种声音,如走路声、开门声、关门声、水流声、炒菜声、说话声等,这样的声音可以帮助新生儿真实的感受周围,并且适应环境。

8. 宝宝是个模仿天才

新生儿有模仿成年人面部表情的能力。当新生儿处在安静觉醒状态时,距离新生儿面部20~25厘米,让他注视你的脸。首先,伸出你的舌头,每隔几秒钟一次,慢慢地重复这个动作,然后停止。如果他一直看着你的脸,这说明他可能在嘴里移动自己的舌头,一会儿,他(她)就会将舌头伸向嘴外。如果你对着

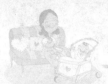
新生儿做张嘴动作,重复几次,他也会学着张开小嘴。另外,新生儿还会模仿撅嘴、微笑和悲伤的表情。

新生儿能够模仿面部动作,这是一件了不起的事。因为他需要知道自己舌头的定位和使用,要在看到你的面孔时马上联想到自己身体的具体部位,这是一个复杂的过程。研究还证明,世界上不同民族的新生儿都能显示出几乎和成年人一样的面部表情,而且出生半个多小时的新生儿就有这种模仿能力了,不仅仅是足月儿,就是36周的早产儿也有这种神奇的模仿面部表情的能力。

父母要与新生儿积极交流,经常对着新生儿做些动作,由简单到复杂,提高他的模仿能力,有利于新生儿的智力开发。

9. 新生儿的原始反射本领

新生儿时期躯体不能自由移动,只表现出手足不自主的乱动。新生儿主要以一些原始反射活动来适应周围环境,这些先天的反射是新生儿特有的,它可以反映新生儿机体是否健全、神经系统是否正常。

随着新生儿年龄的增长,神经系统的逐步发展,这些先天的神经反射会在一定的时间内逐渐消失,被更成熟的神经活动替代。新生儿时期主要的原始反射有下列几种。

(1)觅食反射:用手指或乳头触碰新生儿的面颊,他就会将头转向被触碰一侧并张开嘴,表现出吸吮动作。

(2)吸吮反射:将乳头或其他物体放入新生儿口中,或者手指触及其上、下口唇,新生儿即出现吸吮动作。

(3)握持反射:将手指触及新生儿手心时即被新生儿紧握不放,我们经常可以看到3个月以内新生儿的双手是紧紧攥拳的,到了3~4个月时此反射消失,新生儿的手开始松开,出现了不随意的抓握。

(4)拥抱反射:用一只手托住新生儿的脖子和背部,另一只手托新生儿头的枕部,然后突然将托起枕部的手下移4~5厘米(手不离开枕部),使新生儿的头及颈部向后倾10°~15°,新生儿会出现两上肢外展、伸直,手指张开,然后上肢屈曲回缩呈拥抱状态,这种反应称之为拥抱反射。

(5)爬行反射:让新生儿趴在床上,用手抵住他的两脚,婴儿可趁势向前爬行。

(6)游泳反射:在水下分娩的婴儿,可在水中游来游去而不呛水。

(7)踏步反射:用双手托在新生儿腋下,竖直把他抱起时,使他的足背触及桌边下缘,新生儿就能主动出现"散步"的样子,这种反射大约在6周消失。

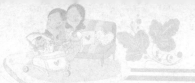

另外,新生儿还有一些成年人的反射,当情感改变时会出现恐惧、心跳增快等;当你用羽毛去刺激他的鼻子时就会打喷嚏;当食物误入气管时就会咳嗽等。

10. 妈妈与宝宝宜早接触

一个小生命来到了,母亲顿时忘却一切痛苦,她很想见见自己孕育了 10 个月的宝宝。此刻,助产人员及时将新生儿放到母亲的怀里,这就叫早接触。

早接触要在母亲和新生儿都得到保暖的情况下进行。当母亲的皮肤和新生儿的皮肤靠在一起时,母亲哺育孩子的欲望油然而生,不少母亲会有乳房隐隐作胀的感觉;新生儿在妈妈怀中,感受着那种熟悉的气味,聆听着那种令其倍感安全的心跳声,会很自然地寻觅妈妈的乳头——这时候是新生儿学习吸吮的良好时机。

别以为刚出生的新生儿柔弱无能,正常新生儿往往非常灵活自如,当助产人员帮助新生儿含吮着妈妈的乳头时,新生儿可以很有力的吸吮起来。这种吸吮很可能只是很短暂的一会儿工夫,但在这种吸吮中,他们得到了价值很高的初乳;由于吸吮的刺激,母亲体内催产素分泌增多了,这有利于妈妈胎盘娩出并减少产后出血;更有意义的是:母子间的感情得到升华。

有不少科学家研究了早接触对母子情感的意义,他们认为:在出生后一小时左右的时间内,是建立母子感情纽带的重要时机。所以,产后第一次哺喂是母子间重要的情感交流与体验。

(五)宝宝的大脑发育

1. 新生儿大脑发育有先有后

有研究发现,新生儿的大脑发育有先有后,大脑中控制视觉和运动的区域最先发育,而负责抽象思维的区域却远远落后。

专家在新生儿出生后的头几个月内给他们进行高清晰度磁共振成像扫描。扫描结果表明,新生儿出生后几个月内大脑后部控制视觉和其他感官信息的区域处于"疯狂发育期",而这一阶段大脑中额叶前部负责抽象思维的区域没怎么发育。新生儿大脑灰质的发育也比白质要快得多,在头几个月内,灰质会增加40%,而白质增加极少。灰质和白质是大脑中重要的两类组织,灰质包含了大部分神经元,而白质则包含不同大脑区域神经元之间的纤维连接。

扫描还发现,新生男婴比女婴的大脑平均大 10% 左右,这一点与成年男女大脑相一致。但是大脑的不对称性在新生儿期和成人期却恰恰相反,成年人大脑的右侧一般稍大于左侧,而新生儿大脑却是左侧比右侧平均大 4.3%。这表明,成年人大脑的不对称性是在出生后的发育过程中逐渐形成的。

2. 新生儿大脑发育有什么特点

新生儿大脑发育特点:

(1)大脑的重量迅速增加。一般来说,新生儿出生时脑重为 360 克左右,在良好的哺育下,大脑几乎每天增加约 1 克。

(2)大脑组织结构不断变化。

(3)神经突,树状突和神经纤维的数量也都迅速增加。

(4)传导通路的发展非常迅速。神经纤维成束状区域已经能够发生兴奋。

(5)神经纤维的结构也有变化,大脑的某些区域已经能够发生兴奋。

(6)适当的刺激可以使神经纤维更快地鞘化,加快神经联系的形成和巩固,这是新生儿能够学习的保证。

3. 运动刺激大脑发育

研究发现,运动本身能刺激大脑相应中枢区域的生长,促进脑的成熟,对心智的发展具有诱导和促进作用。人类的动作发展正是在运动经验与大脑生长的互动过程中完成的。

当父母给新生儿运动引导时,新生儿的大脑通过触觉、位置觉等进行学习,从而逐步建立的感知经验刺激大脑皮质控制系统。当多次练习后,这种先天拥有的无条件反射,就会逐步变成后天学习到的运动本领。只要被引导就会有意识地运动,在这一互动过程中,动作发展和大脑生长几乎是同步的。

总之,生命在于运动,运动经验对于快速成长的宝宝有着特殊的意义。它不但能促进大脑获得快速、充分的生长,而且可诱导和促进心智的发展,是宝宝智力发展的催化剂和领航员。

4. 新生儿到底有多聪明

新生儿到底有多聪明?这是许多父母关心的事。在出生时,聪明的新生儿可能要比其他宝宝更机灵。有些新生儿从一开始就能独自把头抬高一会儿,仿佛在环顾四周,对生活有强烈的好奇心;并且在抱他时,你会感觉到这一点。如果他似乎避开某个东西,那就表明他能区分什么是让他感到愉快的,什么不是,这也就是心理活动的开始。

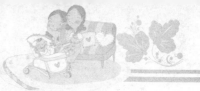

新生儿脑细胞的数量已接近成年人,如果父母不关心他们的话,那么这些脑细胞就会很快死亡。一个总是看白色天花板的新生儿,表情就迟钝;而如果给他们多看各种各样、颜色不同的玩具、鲜花,就会引起新生儿的注意力和好奇心,大脑细胞就不会死亡,相反则会变得很聪明。

新生儿笑得越早,聪明的可能性就越大。尽管这不是完全可靠的迹象,但它是个象征。很早就开始笑的新生儿常常会成为聪明活泼的儿童。

新生儿身上不同能力的发展速度是不同的。尽管这些能力之间有某些关联,但是根据一、两种已测出的能力的发展来判断其他能力的发展是难以做到的。新生儿的某些技能与其身体发育状况有关,有些与经验有关,而有些与两者都相关。在设法判断新生儿聪明的早期迹象时,要把他作为一个完整的人来看。

5. 如何让宝宝快速感觉到母爱

当小宝宝平安降临人间后,他的身体和妈妈的身体虽然分离了,可是母子之间的心与心却是连在一起的。这种心与心的相连直接影响着亲子关系的质量,与小宝宝今后的身心健康发展有着密切关联。所以,成为母亲之后的第一件事就是如何与小宝宝之间产生心与心的亲密结合。具体该怎么做呢?

(1)拥抱宝宝:小宝宝对最初抱自己的人会毕生难忘。所以,在出生后2小时以内,拥抱小宝宝是十分重要的。

(2)肌肤接触:当妈妈和小宝宝在一起时,最好让小宝宝不穿衣物,躺在妈妈的胸前,让他能听到他在妈妈宫内时已听惯了的心脏跳动的声音。这能缓和小宝宝的不安情绪。

(3)让宝宝吮吸乳头:虽然可能还没有母乳,仍要让小宝宝来吮吸妈妈的乳头,以此让小宝宝记住妈妈的体香。

(4)注视小宝宝:小宝宝因为对妈妈很感兴趣,所以他可能会注视妈妈的脸。这时妈妈要把他抱到离自己15厘米的距离之内,以使他能看清。同时,妈妈也要充满爱意地注视他的眼睛,这点对小宝宝来说很重要,他会感受到妈妈的爱意。

6. 如何对新生儿进行早期教育

我们总是说"教育要从小抓起",专家指出,从出生到2岁是大脑生长发育最快的时期,良好的刺激对促进新生儿大脑结构和功能的发育极为重要。

研究证明,从新生儿期开始早期教育可以促进智力发育。那么如何从新生

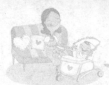

儿期开始进行早期教育呢?

(1)当宝宝觉醒时,可以与他面对面地说话,当宝宝注视你的脸时再慢慢移动你的头的位置,设法吸引宝宝的视线追随你移动的方向。

(2)在宝宝耳边(距离10厘米左右)轻轻地呼唤他的名字,使他听到你的声音后转过头来看你,还可以利用一些能发出柔和声音的小塑料玩具或颜色鲜艳的小球等吸引宝宝听和看的兴趣。

(3)在宝宝床头上方挂些能晃动的小玩具、小花布头等,品种多样,经常更换,可锻炼宝宝看的能力。

(4)平时无论喂奶或护理新生儿时,都要随时随地和宝宝说话,使宝宝既能看到你,又能听到你的声音。

(5)可以播放一些优美、柔和的音乐给宝宝听,经常爱抚宝宝,使宝宝情绪愉快,四肢舞动。

其实早期教育新生儿的方法有很多,这里只是说了一些容易做到、很平常的方法。如果父母还有其他一些方法,只要科学合理,有助于新生儿智力的开发,都可以采用。

7. 新生儿怎样和父母交往

新生儿和父母或看护人交往的重要形式就是哭。正常新生儿的哭有很多原因,如饥饿、口渴、尿布湿等等,还有在睡前或刚醒时不明原因的哭闹,一般在哭后都会安静入睡或进入觉醒状态。年轻父母经过2~3周的摸索就能理解新生儿哭的原因,并给予适当处理。

新生儿还用表情,如微笑或皱眉及运动等,使父母体会他们的意愿。过去都认为在父母和新生儿交往中,父母起主导作用,实际上是新生儿在支配父母的行为。

8. 哭声越丰富,宝宝越聪明

新生儿在刚出生1周内啼哭的声调越丰富,表明他长大以后语言能力越强。反之,旋律单一的哭声预示着他以后学说话难度会大些。有研究小组对36名宝宝进行了研究分析。刚出生第一周,新生儿的声调曲线只是简单地起伏变化,到了第二周,曲调就变得复杂了。

宝宝发出丰富多变的曲调时间越早,以后学说话时就能越多地学会各种词语甚至语言。这项研究的科学意义在于,对于那些啼哭声单一的宝宝,可针对性地尝试进行音乐方面的训练,以帮助其提高语言能力。

（六）宝宝的感知训练

1. 新生儿的触觉和嗅觉训练

新生儿时期是感官迅速发育时期,如果能进行及时恰当的训练,将会促进感觉器官的完善、大脑发育和智力的提高。

(1)触觉刺激:①妈妈给宝宝喂奶时,用手指轻轻触宝宝的脸颊,当触宝宝的右脸颊时,宝宝的头会往右侧转过来;当触宝宝的左脸颊时,宝宝的头会往左侧转过去。或者妈妈把着宝宝的小手让宝宝摸摸妈妈的脸、鼻子和宝宝自己的脸、鼻子等。②让宝宝抓握成年人的手指,或者试着让宝宝抓握一下小玩具,如拨浪鼓、小摇铃等。

(2)嗅觉刺激:①烧饭或吃饭时,让宝宝闻闻饭菜的香味。②天气好时,把宝宝抱到花园里,让宝宝闻闻花香。

2. 了解新生儿的视觉规律

新生儿视觉的五大规律:

(1)新生儿在清醒时,只要光不太强,都会睁开眼睛。

(2)在黑暗中,新生儿也保持对环境的有控制的、仔细的搜索。

(3)在光适度的环境中,面对无形状的情景时,新生儿会对相当广泛的范围进行扫视,搜索物体的边缘。

(4)新生儿一旦发现物体的边缘,就会停止扫视活动,视觉停留在物体边缘附近,并试图用视觉跨越边缘。如边缘离中心太远,视觉不能达到时,宝宝就会继续搜索其他边缘。

(5)当新生儿的视线落在物体边缘附近时,便会去注意物体的整体轮廓。例如,新生儿在观看白色背景上的黑色长方形时,其视线会跳到黑色轮廓上,在它附近徘徊,而不是在整个视野游荡,这表明新生儿偏爱注意对比鲜明的图案,而且偏爱注意轮廓或形状的边缘,而不是图案的内容。

3. 新生儿的视觉训练

在孩子的所有感官中,眼睛是一个最主动、最活跃、最重要的感觉器官,大部分信息都是通过眼睛向大脑传递的。很多家长认为自己孩子只要能看见物体便是正常的,殊不知,"对眼"、"斜眼"等视觉障碍均由于家长后天不注意对孩

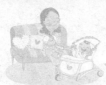
子视觉培养而造成的。

那么,怎样才能正确训练宝宝的视觉呢?

(1)新生儿天生最爱看人脸,在宝宝觉醒时,要多和他们面对面地交流。父母应以慈祥的目光注视宝宝,经常用笑脸吸引他们的视线,这对促进宝宝视觉及脑功能的发展至关重要。

(2)为新生儿创造一个良好的视觉环境。室内的光线要柔和,过亮会使宝宝睁不开眼,过暗又看不清东西,均不利于视觉刺激。要给新生儿看不同形状、颜色和大小的物体。

(3)父母可以在小床上方挂2～3种颜色鲜艳的玩具,颜色要纯正,如红、绿、蓝色的气球,吹塑小动物或其他能转动的玩具,甚至塑料花、小花手绢均可。注意:每隔几天要换换玩具;挂的方位不要固定,通过不停地变换玩具位置,训练宝宝改变视觉方位,协调左、右眼的灵活运转,以免引起斜视。

(4)为了丰富内容,吸引宝宝的注意力,爸爸妈妈还可将玩具系在绳上,在宝宝眼前先做有规律的水平方向移动和垂直方向移动,然后逐步过渡到水平与垂直方向交替进行,速度先慢后快,训练宝宝眼睛追逐左右、上下变化物体的能力。

(5)可以给新生儿看红光,方法是准备一个手电筒,外面包一块红布,距新生儿20厘米左右给新生儿看红光,父母要上下左右慢慢移动电筒,速度以每秒移动3厘米左右,大约1分钟摇动12次,每次距离为30～40厘米,让新生儿的目光追随和捕捉红光,从而训练新生儿目光固定及眼球的协调能力。这些训练可每日1次,每次1分钟。

(6)在距离新生儿15～20厘米处,放置印有黑白脸谱、条纹及同心圆图形的卡片,促进新生儿的视觉分辨能力。父母在这时要观察新生儿注视每个图形的时间,以了解新生儿比较喜欢看哪一种图形。

温馨提示:在训练宝宝视觉的时候,给予的视觉刺激要适度,过度刺激会使新生儿疲劳,甚至产生厌烦感。

4. 新生儿的听觉训练

听见声音是宝宝认识世界和学会说话的一个最起码的能力。出生时,宝宝就能听见声音了。人们可以用简单的方法来检查新生儿有无听觉:当摇铃时,宝宝能安静下来,这就说明宝宝是听得到的。反之,则说明听觉不灵,应到医院仔细检查。

那么,怎样训练宝宝的听觉呢?

（1）出生2周左右，可以让新生儿听不同的声音，最好是柔和的轻音乐，以训练其对声音的条件反射，培养听声音控制动作的能力。

（2）利用玩具训练听觉，在宝宝清醒的时候，父母可以轻轻摇动玩具，如音乐盒、摇铃、拨浪鼓等，发出声响，引导宝宝转头寻找声源。

（3）父母还可以拍拍手，学些小动物的声音等引逗宝宝，使他们做出向声音方向转头的动作。

（4）父母平时也要多给宝宝说说话，逗宝宝出声，促进听觉的发展。

（5）除了给新生儿丰富的听觉刺激外，还要接受视觉刺激，只有这样才能有助于促进感知觉的发展。

注意：新生儿很容易疲劳，一般每次视听训练不要超过10分钟，以保证新生儿有充足的睡眠。

5. 宝宝的注意力怎样发展

注意力是一种多面的、动态的、多层次的过程，并且受内在因素和外在因素的影响。大脑的额叶、脑干、丘脑在调节随意注意方面有重要作用。

三个月的婴儿，由于条件性定向反射的出现，开始能够较集中地注意一个新鲜事物；五六个月时能够比较稳定地注视一个事物，但持续时间很短。

随着活动能力的增长，生活范围的扩大，宝宝从出生后的第二年起，对周围很多事物感兴趣，也能稍长时间地集中注意某一个事物，专心地玩弄一个玩具，留心注意周围人们的言语和行动。到了幼儿期，注意的稳定性不断增长，可以较长时间去做他们感兴趣的游戏或者听讲故事。

6. 训练宝宝的注意力

视觉统合失调的宝宝，对看图看书缺乏兴趣，常呈现疲劳状，模仿极其简单的线条图画也有困难。触觉统合失调的宝宝因触觉十分敏感，所以极力抗拒被抚摸、打针、剃头等，表现为心神不安、易受惊、注意力难以集中。

注意力不集中的心理原因有：缺乏安全感、缺乏耐心、过分依赖或自信心不足等。另外，一些不当的教育方式、不适宜的环境也可以造成注意力不集中。

训练宝宝的注意力主要是给宝宝设定一个目标，让他们自觉地将注意力集中到目标上，帮助他们形成有意注意的思维习惯。

现介绍两种训练宝宝注意力的小游戏。

（1）拼图：让宝宝玩拼图，从最初的两三块起，逐渐增加拼图的块数。拼图要选宝宝熟悉的、喜欢的形象，如小动物、卡通形象等，让他们完成后有惊喜、亲

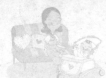

切的情感收获。如果宝宝入门困难，可以让他们对照着完整图形进行拼搭。

拼图游戏需要高度集中注意力，喜欢拼图的宝宝有时能达到十分入迷的程度，可在相当长的一段时间里持续研究、拼搭。注意，拼图的难度要逐渐加大，要让宝宝有成功感，才能保持他们对拼图的热情。

(2)小帮手：宝宝对妈妈的日常用品很关注，利用这个特点可设计一些游戏。比如，出门前让宝宝帮忙找你的手袋。手袋要一直放在规定的地方，待宝宝熟悉后，悄悄挪动位置，但不要藏起来，让他们稍加寻找就可以看见。同样的游戏，可转换成找拖鞋、找衣服等。

寻找物件的游戏目标明确，容易集中起注意力，同时收获的是，宝宝耳濡目染养成井井有条的习惯，有益于宝宝形成理性思维和良好的注意力。

7. 给新生儿听音乐的好处

给新生儿听音乐有两方面作用。

(1)培养宝宝稳定愉快的情绪：专家发现，当给宝宝戴上耳机后，他们中的大多数就会进入梦乡或是保持安静，乖乖地躺着。因为音乐可以刺激新生儿的神经传导系统，减轻宝宝适应新环境的压力。如果在宝宝睡前放几首催眠曲，或啼哭时放一些轻快柔和的乐曲等，这都利于宝宝平定情绪。

(2)进行听觉训练：研究证明，当一个出生24小时的新生儿啼哭时，在他们耳边摇几下响铃，就会马上停止哭声，并睁开眼睛；一周的新生儿就能分辨出妈妈的声音。对新生儿来说，听觉比视觉刺激大，生下来就能听到声音，而且会做出反应。不要以为新生儿有时会因响声而受到"惊吓"，就在屋里禁止出声，这样听觉刺激减少，会影响新生儿听觉细胞的发育和功能的提高。

8. 哪种音乐适合新生儿听

新生儿适合听什么音乐呢？新生儿的音乐感受性处于朦胧阶段，所以在给宝宝选择音乐时，无须从音乐的内容多加考虑，只要注意节奏的快慢，旋律的刚柔，音量的大小等方面，至于是西洋乐，还是民族器乐，是否有伴奏声乐都无关紧要。但是，诸如迪斯科音乐、摇滚音乐等切不可滥用，因为这类音乐对新生儿身心健康无益，甚至会产生损伤听力，惊悸心脏，钝化听觉敏感等副作用。

新生儿有2/3的时间是睡眠，父母可以从摇篮曲开始放给他们听或轻声哼唱，伴着轻轻拍或慢慢摇，让新生儿边睡觉边逐渐感受缓慢、安静、力度较弱、音乐柔和的乐感。对新生儿音乐听觉能力的培养不是一朝一夕的事，但是只要持之以恒，新生儿的音乐听觉一定会有所提高。

另外,新生儿有天生感受节奏的本能,因为他们在胎儿期就习惯了母亲心跳的节奏,因此播放乐曲最好相似于心跳的节奏,且比较明快、舒展。注意:听音乐不能代替成年人的声音,也不能一直放音乐,应该每天在固定的时间听儿次,不间断的刺激就失去了刺激的意义。为了催眠放的音乐应该固定,可以形成条件反射。

9. 如何对新生儿进行音乐早教

通常人们会认为音乐早教就是学习乐器,但是一些传统的乐器学习肯定不适合刚刚出生的宝宝,这时就需要找到既能够尊重天性,同时又能让宝宝快乐地学习、享受音乐的方法。通过这些让宝宝爱上音乐,潜移默化中激发出多方面的潜能,这就是所谓的"音乐早教"。

音乐和声音相比具有不可替代性。人生来就能够辨别音符、音标和旋律,经常受熏陶的话这些能力会更加敏锐,不用则会废退。但普通声音中并不包含任何音乐元素,所以从一出生就"听音乐"对宝宝来说意义重大。

专家建议,从胎教开始至宝宝出生后的5～6个月,最好选择一些悠扬、平和、没有歌词的音乐来听,使新生儿有如待在母体内的安全感,对于安抚情绪有相当好的功能。

一些音乐,如"字母歌""来到火车站""山谷里的农夫""祝你早晨好""幸福歌""希克里·迪克里·多克""我是一个小雪人""星儿,星儿,闪着光""玛丽有只小羊羔""祝你生日快乐""松饼师""伦敦桥""我们常相聚""一,二,穿上我的鞋"等,都是比较经典的,非常值得让你的宝宝听听。

10. 怎样逗引新生儿发音

新生儿生下来就有模仿能力,当妈妈对着他们张口说话时,宝宝会用口来模仿大人的动作,因此大人除了在生活上多关心宝宝外,也要多鼓励宝宝发音,这不仅与宝宝有情感的交流,还可促进宝宝语言的发展。

在宝宝醒着时,妈妈在给他们换尿布、喂奶时要用亲切的声调多与宝宝说话,如"乖乖,妈妈给你换干净尿布呀。""宝宝不哭,妈妈给你喂奶。"使宝宝一听到有人说话就能安静下来,好像在仔细听。

父母还可以对着宝宝发不同的单音,如"啊、噢、呜"等,并经常不断重复发这些音,当宝宝自动地发出这些音后,父母要给予适当的奖励,如带有表情的赞扬、抚摸、拥抱等,并要有同样的声音回答他们。所以,父母要多加引导,从发出声音、模仿发音到正确发音,经常逗引宝宝,并与他们互相应答。训练了一段时

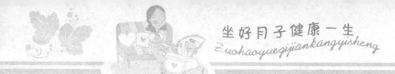

间,你会发现在宝宝高兴时,或者看到妈妈时,能自动地发出这些音了。

11. 笑是母婴情感的交流

刚出生的新生儿通常在睡眠或瞌睡状态时出现微笑,这是面部肌肉收缩,是在无任何外部刺激的情况下发生的。2~3周后,当母亲频频与他们说话,触摸他们面颊和胸部皮肤时,宝宝常会露出灿烂的微笑,这微笑令父母感到欣慰,更加抚爱自己的宝宝,并报之以微笑。父母对宝宝的微笑越多、越及时,宝宝也就笑得越多。

笑,增强了宝宝与父母的情感交流,有助于身心健康成长。有人观察,越早出现笑的宝宝越聪明,如果2个月还不会笑就有智力落后的可能性。因此,不要忽略逗宝宝笑的训练,让宝宝在快乐的氛围中,在笑声中学会与人交流,为培养良好的性格和社会适应能力打下基础。

12. 怎样使宝宝微笑起来

父母要轻轻抚摩或亲吻宝宝的鼻子或脸蛋,并笑着对他们说"宝宝笑一个",也可用语言或带响的玩具引逗宝宝,或轻轻挠他们的肚皮,引起他们挥手蹬脚,甚至咿咿呀呀发声,或发出"咯咯"笑声。注意观察哪一种动作最易引起宝宝大笑,经常有意重复这种动作,使宝宝高兴大声地笑出来。这种条件反射是有益的学习,可以逐渐扩展,使宝宝对多种动作都快乐地大声笑。

宝宝的笑声成为家庭快乐的源泉,经常快乐的孩子招人爱,也能合群,是具有良好性格的开端。

13. 为什么新生儿需要适宜刺激

刺激是一种信息,它能作用于感觉器官产生神经信号传入大脑,经过分析综合产生感觉或做出反应。"刺激"可以促进感觉器官的发育和功能的完善,可以促进脑细胞的发育,加强脑细胞之间的联络,提高反应的灵敏程度,从而促进智能的发展。新生儿的各种感觉器官和神经系统已经发育得相当好,对外部的刺激有快的反应,如饥饿、寒冷、疲倦时他们就可能不安静或啼哭。

心理学家说,新生儿的条件反射出现得越早、越多、范围越广,说明他们的心理发育和智力发展越好。所以,为了让新生儿建立更多的条件反射,就必须给他们提供充足的刺激来源。

14. 怎样为新生儿提供适宜的刺激

有的父母说了,既然刺激能帮助新生儿建立条件反射,那就越多刺激越好了。这是不科学的,因为不是任何一种刺激都是有好处的,父母应该为新生儿提供适宜的刺激。那么,怎么样才能给新生儿适宜的刺激呢?

第一,注意在宝宝哺育、护理活动中为其提供更多更丰富的刺激。例如,喂奶时用轻松的姿势抱着新生儿,用手轻拍和抚摸他们,给他们以愉快、爱抚的感觉。在这一本能行为中,母亲脸和手的晃动、嘴里哼的小曲等,为宝宝提供视觉和听觉刺激,抱姿的变换为宝宝提供运动觉刺激;抚摸、轻拍、母子身体的接触提供触觉刺激;母体的气味,乳汁的气味,乳汁的甜、咸等为宝宝提供嗅觉、味觉刺激等。

第二,继续给予音乐刺激。在宝宝睡醒的时候播放一些欢快的乐曲;睡眠时也常播放一些"背景音乐",因为新生儿差不多有一半时间处在浅睡眠状态,音乐刺激仍是有效的。

第三,让宝宝适度啼哭和运动。细心观察宝宝的不同啼哭,对他们不饿、不冷、无病的一般啼哭常不予理睬。一般啼哭不仅有利于肺的发育和呼吸功能锻炼,也为宝宝提供了刺激;此外,为宝宝安排一些简单的运动,如肢体的轻度运动和头颈运动等。

第四,适当增加各种感觉器官的刺激内容。如光线的强弱变化、颜色的变换、画面的变更、玩具的变化等,提供丰富视觉刺激;朗读声、说话声、哭笑声、敲击声等各种声响提供听力刺激;时常变换体位,提供平衡觉刺激;改变食物味道,提供酸、甜、苦、咸等味觉刺激;提供香味的嗅觉刺激。

15. 宝宝对悬挂玩具感兴趣

新生儿睡醒时,他们会睁开眼睛到处看,所以应该为宝宝预备几幅挂图。一般宝宝最喜欢的是模拟母亲脸的黑白挂图,也喜欢看条纹、波纹、棋盘等图形。挂图可放在床栏杆右侧距宝宝眼睛20厘米远让他观看,每隔3~4天应换一幅图。

家长可观察宝宝注视新画的时间,一般宝宝对新奇的东西注视时间比较长,对熟悉的图画注视的时间短。

父母可以在宝宝满月后换上彩图,另外在宝宝房间悬挂一些晃动的彩色气球、吹塑球、小灯笼,以及能发出悦耳声音的彩色旋转玩具等,让宝宝看和听。悬挂的玩具品种可多样化,还应经常更换品种和位置,悬挂高度为30厘米左

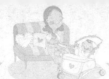

右。宝宝看到这些悬挂玩具后,会安静下来,不哭也不闹,显得很愉快。

另外,室内墙上也可挂一些彩画或色彩鲜艳的玩具。当宝宝醒来时,大人可把他们竖起来抱抱,让宝宝看看墙上的画及玩具,同时可告诉他们这些画和玩具的名称。当宝宝看到这些玩具,听到妈妈的声音,就会很高兴。

16. 宝宝智力的第一次飞跃

荷兰心理学家经多年研究观察发现,孩子智力发展有 8 次飞跃,每次飞跃发生时间大体相同,而且在开始出现变化时孩子都有几天或几周表现得不安宁。如果父母对此十分关心,那么孩子会更快、更容易地度过这些阶段。

宝宝智力的第一次飞跃时间是出生后第五周左右,这时所有的感官都开始工作,并且迅速成熟。变化最明显的是宝宝啼哭时第一次流泪,也更多地以微笑表示高兴;对气味和动静会做出较明显的反应。

17. 如何对宝宝进行智力训练

宝宝的智力训练可以从刚刚出生就做起。如何做呢?

(1)飘动的丝带:将几条不同颜色的彩带组成一束,挂在离宝宝眼睛 30 厘米的一侧,最好挂在窗户附近,让微风将丝带吹舞起来,或者在丝带旁用电风扇吹。当丝带迎风飘动时,宝宝的视觉会得到满足。当然,也可以挂其他的东西。

(2)铃铛:让宝宝握住铃铛等能发出声音的小型玩具,起初父母需握住他的手一起挥动,练习数次,宝宝就能自己挥动。然后适当增大玩具的体积、重量,使宝宝提高抓握的灵活性,促进大脑发育。

(3)走动:在宝宝高兴时,父母可以抱着他们在家中四处走动,观察色彩鲜艳的气球和彩条、有声音的铃铛等。对宝宝来说,他们所看到的一切事物都十分新奇。

(4)传来传去:让宝宝在亲人之间抱来抱去,并伴随亲昵的爱语,使他们在父母、祖父母之间来来往往,增进亲情,体会愉悦。

18. 动作发育与智力发育的关系

儿童运动的发展是以脑的形态、功能为基础的。现代科学研究发现,在新生儿期,脑细胞的功能尚未发育完善,甚至在 2 岁以前还有部分的增殖,这说明发育中的脑有很强的发展潜力。如果抓紧这个时期进行运动训练,则有利于大脑和小脑功能的发育,从而促进智力发育。

运动能力的发展是认知、语言等其他能力发展的基础和前提,这一方面是指其他能力的发展是在一定的运动能力水平上进行的；另一方面是指运动本身促进了脑的发育，从而有利于其他能力的发展。由此可见，动作发育与智力发育有着密切的关系。

为了促进儿童的智力发育，从新生儿期就应该注意运动能力的训练，尤其是一些精细动作，如抓握玩具、摇小鼓等活动，使他们手的触觉和手眼协调能力不断提高。

19. 怎样建立新生儿的心理依附

有专家对缺乏父母照顾的婴幼儿进行了调查研究，结果表明，这些孩子中有许多人有明显的焦虑、紧张等情绪反应。他们易激动、过敏，睡觉时常会惊醒或者难以自然入睡，体重都明显低于正常标准。

可见，剥夺了孩子依附的基础，即当孩子得不到来自父母的爱与保护时，直接的后果就是他们无法应对环境的各种刺激。这种无法适应就意味着失调，就会影响孩子的健康发育，甚至削弱他们机体的防病能力。

所以，尽早建立孩子的心理依附是很重要的。那么，怎样建立新生儿的心理依附呢？

正常情况下，无论母亲采用母乳还是牛奶喂养新生儿，母亲都应该在给新生儿喂食、换衣服或是抱他们时，与新生儿自动地建立起他们所需要的关系。如果由于某种原因，新生儿需要上医院观察或需要特殊护理，母亲应该尽可能与新生儿多接触。即使新生儿处于保育箱中，母亲也可以通过小窗孔触摸、爱抚他们，和他们讲话。如果可能的话，还要给新生儿喂奶。建立新生儿心理依附最重要的就是要尽量缩短母亲与他们的分开时间。

20. 新生儿认知能力的训练

研究证明，高对比度的黑白图形对新生儿最有刺激性。父母可以在床栏的右侧挂上自画的黑白脸形，大小与人脸相似，先画似母亲的脸形，让新生儿在觉醒时观看，父母可用钟表记录新生儿注视的时间。一般的，新的图形会引起新生儿注视7～13秒。当新生儿看熟了一幅图后，注视时间缩短到3～4秒就应该换另一幅图。

新生儿注视新图时间越长就越聪明，由于注视比逗笑出现较早，所以观察注视时间是新生儿第一个认知能力测验的方法。以时间反应来区分新图和旧图，表明新生儿具有分辨能力和记忆能力。所以可用墨笔画女孩和男孩的脸形、竖形条纹、斜形条纹、葡萄状、棋盘状、地图状等供新生儿观看，边说话边逗

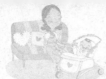
笑以缓解疲劳,使这种视力分辨与视力记忆训练成为快乐的活动。

21. 新生儿的生活自理能力训练

新生儿初到世间,一切都需要适应,饿了要吃,大小便要处理,不如意就哭。大约3周后,新生儿生活就会趋向规律化,父母可以试着给他们把大小便了。估计新生儿快要排小便了,提前进行。拿过便盆,发出"嘘"的声音,让新生儿排小便,逐渐形成条件反射,一般等到满月时新生儿就懂得排大小便了。父母在把便时应注意新生儿的姿势要舒适,忌头胸贴在一起影响呼吸,应将双前臂紧贴他们的背部,身子略向后倾。一次把便时间不宜过长。培养有规律的大小便习惯,既锻炼了新生儿膀胱括约肌的能力,又为妈妈解除了许多育儿烦恼。

22. 新生儿天天早教10分钟

新生儿期的早期教育格外重要,父母应根据新生儿的情况每天进行10分钟教育,具体如下:

(1)视觉训练:父母可以把一个红球放在新生儿的眼前,引起他们的注视,并可慢慢移动,使两眼随红球方向转动。

(2)听觉训练:用摇鼓或铃在新生儿耳边轻轻摇动,他们听到铃声可转向铃声方向。

(3)触觉训练:母亲可以把乳头伸到新生儿的嘴边,他们会做吮吸的动作。

(4)发音训练:要经常对新生儿讲话,虽然他们听不懂,但是会感到舒适和愉快。

(5)抓握训练:父母可以把有柄的玩具塞在新生儿手中,让他们练习抓握。

(6)动作训练:父母可以给新生儿做被动操,让他们的手足运动2~3分钟;有时也可训练他们俯卧,使其抬头,但时间只能控制在几秒钟之内。

(七)关爱新生儿的需求

1. 新生儿有什么样的心理需求

根据新生儿期简单的条件反射的建立和最初心理现象形成的特点,其心理需要的给予可以按照以下内容来做:

(1)母亲要切实做好第一任启蒙老师:母亲要对新生儿多给予爱抚,以及早训练与建立新生儿主动寻找食物的条件反射。在每次喂奶时,用亲切温柔的话语与宝宝交流,言语刺激对新生儿条件反射的建立帮助极大。此条件反射的建

立,属于最初的智力开发内容,对促进心理现象的萌发和心理活动的发展都有一定的帮助。

(2)给予新生儿周到的护理:如按需哺乳,根据天气变化进行护理等,使新生儿获得生理上最大限度地满足,而经常处于舒适感所带来的愉快情绪,有利于促使良好的心理品质的发展与形成。

(3)母亲的爱抚应从新生儿出生后就开始:通过与新生儿身体皮肤的直接接触,对促进新生儿皮肤感觉的形成及心理健康发展都起积极作用。

(4)布置一个安静舒适的环境:如丰富的营养、充足的睡眠等,对新生儿脑的发育极有好处。脑是人类心理活动的物质基础,因此出生后第一个月脑的发育,是心理活动健康发展的基础。尤其是母乳喂养,对新生儿的脑发育更有益处。

2. 新生儿早期"教养"方法要得当

新生儿的教养十分重要,不要以为他们只是吃喝拉撒睡,早期教养是日后身心正常发育的重要基础。其做法如下:

(1)父母要利用一切机会与新生儿说话,内容应与生活内容相结合,如"吃奶吧!""渴了吗?""宝宝真漂亮!""妈妈来了!"等。

(2)父母要经常抚摸新生儿前额和全身皮肤,经常搂抱他们,并且在喂奶或换尿布时要感情丰富地望着新生儿,不停地说话,以满足新生儿心理需求,加深母子的相互信赖和感情。

(3)促进新生儿视觉的发育,经常用移动红气球给新生儿看,并用深情的眼神注视他们,不仅可促进新生儿视力,还可促进大脑发育。

(4)锻炼新生儿听觉。可用铃铛在头部的前后左右各方向轻轻摇动,使新生儿追随铃声活动头部;也可选择优美的乐曲放给新生儿听。新生儿哭闹时,将其抱在怀中紧贴母亲心脏部位,当他们听到熟悉的母亲心跳声时,就会立刻安静下来。

3. 新生儿也需要交流

父母觉得新生儿不会说话,所以不用和他们交流什么。专家指出,这种做法是不正确的,新生儿是需要交流的。那么,父母怎样和不会说话的新生儿交流呢?

新生儿生下来就有看、听、嗅觉、味觉、触觉、活动和模仿等能力,具备了和大人交流的能力。新生儿的哭是和成年人交流的主要方式,表达自己的要求。哭是一种生命的呼唤,提醒你不要忽视他的存在。若你能耐心仔细地观察宝宝的哭,就会发现其中有许多学问。

正常新生儿的哭声响亮婉转，使人听了悦耳。生病的宝宝哭声常常表现为高尖、短促、沙哑或微弱，如遇到这些情况应尽快看医生。宝宝哭的原因有很多，如饥饿、尿布不舒适、排尿、排便时；入睡前或刚醒时不明原因的哭闹。宝宝会用不同的哭声表达不同的需要，年轻父母需慢慢地体会，就能正确理解宝宝哭的原因，并予以适当处理。

如果抱起正在哭的新生儿，他不仅可以停止哭闹，而且会睁开眼睛。如果你再逗他，他会注视你，用眼神和你交流。当宝宝发出与你交流的信息时，你不予应答，这样宝宝就不愿意再发出信息了，这不利于宝宝智力的发展。

除了哭的方式以外，新生儿还会用表情和你交流，如通过注视、微笑或皱眉等和你交流。

细心体会新生儿的各种表达方式，在宝宝觉醒时充满爱心的和他交流，在这个过程中，宝宝可以学会辨别不同人的声音、语义，辨认不同人的脸，不同的表情，保持愉快的情绪，这样可促进宝宝的交流能力，有利于宝宝的智力发展。

4. 新生宝宝记忆力较弱

儿童的认识发展遵循从无意记忆向有意记忆、机械记忆向逻辑记忆过渡的过程，与此同时，长时记忆的能力越来越强。那么，新生儿的记忆发展是怎样的呢？

新生儿一天几乎有20小时是处在睡眠状态中的，从知觉上来说，他们头脑里的世界是一个广大无比、吵吵嚷嚷、毫无统一性的混沌世界。新生儿一出生就有最简单的记忆，如对妈妈抱着吃奶姿势的记忆，熟悉母亲的味道和声音等。

新生儿的记忆力非常弱，不会记很长时间。在2～3个月和6～10个月的时候会有显著的提高。这与大脑中神经细胞髓鞘的形成和突触形成的加快，皮质前沿的发展和注意广度的增大有关。另外一个发展期发生在18～20个月，是当孩子开始使用语言来帮助记忆的时候。

研究证实，新生儿能区别眼睛看得到的东西。比起有色彩但形状不明显的东西，他们更注意黑色或白色的形状清楚的东西；比起无意义排列的形状相同的物体，他们更注意画有人脸轮廓的东西。另一研究又证实了出生才一天的新生儿也能区别各种声音和气味，如果反复发出同一声音和同一气味，他们马上就习惯了。专家指出，新奇的环境可能使新生儿在一段很长的时间内更容易记忆，尤其是新奇事件包含了气味、声音和运动的时候。

可见，新生儿是能够把听到、感觉到、看到的东西在脑子里记录下来的，也

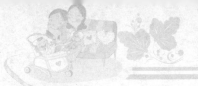

就是说,新生儿从一生下来就能享受各种感觉了。

5. 新生宝宝不宜早早离开父母

宝宝的成长除了需要营养和必需的生活条件外,还需要精神食粮,这一点不是所有父母都能意识到的。精神食粮就是父母的爱,尤其是母亲的爱,这种爱体现在给宝宝喂奶、喂饭,给他洗澡、穿衣、换尿布,和他说话逗乐,抱他、亲他、陪伴他等。宝宝生活在充满母爱的环境中,会感受到父母与他之间的亲近关系,会依恋、热爱、信赖父母,从而建立起早期的亲子关系。这样的宝宝长大后将是一位感情真挚,充满爱心、心理健康的人。

现在,年轻的父母们大多忙于工作,他们会将宝宝早早送给老人养育,有的则会托给别人照管,只是偶尔抽空去看看。这样不但不利于宝宝的身体成长,也不利早期建立亲子关系。尽管老人或其他的照管者会给宝宝无微不至的关心和爱护,但这种爱和感情是无法替代父母的爱和感情的。如果这样的情况一持续到宝宝4~5岁的话,亲子关系就很难建立了。所以,有些父母就会觉得宝宝和自己不亲也是很自然的事情。缺乏早期的亲子关系还会影响到今后亲子之间的感情与家庭关系。

曾有研究发现,如果在宝宝早期由于某种原因与母亲分离,会产生拒食、消化功能紊乱、夜惊、发育缓慢、个性孤僻、脾气古怪、不容易与他人相处、感情脆弱、情绪不稳等情绪障碍和个性异常。因此,早期建立亲子关系,对宝宝身心的健康发育有着很重要的意义。每位父母都要承担起自己的责任,尽可能地亲自哺育自己的宝宝,和他们建立深厚的感情,这种感情将会使你的宝宝和你都受益终生。

6. 快乐体操让宝宝快乐成长

给新生儿做体操要选择合适的时间。给新生儿做操最好是在睡觉之前,这样他们会睡得更香。不过要注意,当宝宝刚吃饱了的时候是不适合做体操的,所以不要动他。条件允许的情况下,可以在两顿饭之间,让他们活动一下。

新生儿体操不同于抚摸,因为抚摸是局部的皮肤抚摸、按摩,需要手有一定的力度,进行全身皮肤的抚摸。新生儿体操是全身运动,包括骨骼和肌肉。抚摸在刚出生时就可以做,而体操是在出生10日左右才开始做。以下是快乐体操的做法。

(1)上肢运动:把宝宝平放在床上,妈妈的两只手握着他们的两只小手,伸展他们的上肢,方向为上、下、左、右。

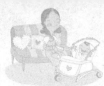

（2）下肢运动：妈妈的两只手握着宝宝的两只小腿往上弯，使他们的膝关节弯曲，然后拉着小脚往上提一提，伸直。

（3）胸部运动：妈妈把右手放在宝宝的腰下边，把他们的腰部托起来，手向上轻轻抬一下，宝宝的胸部就会跟着动一下。

（4）腰部运动：把宝宝的左腿抬起来，放在右腿上，让宝宝扭一扭，腰部就会跟着运动。然后再把右腿放在左腿上做同样的运动。

（5）颈部运动：让宝宝趴着，他们就会抬起头来。这样颈部就可以得到锻炼。

（6）臀部运动：让宝宝趴着，妈妈用手抬他们的小脚丫，小屁股就会随着一动一动的。

温馨提示：父母在给宝宝做操时不要有大幅度的动作，一定要轻柔，注意保护宝宝的小手小脚。

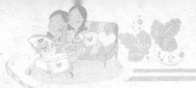

二、新生儿喂养

(一)母乳喂养

1. 母乳喂养好处多

母乳是新生儿最理想、最适宜的天然营养品。医学研究证明母乳含有丰富的营养,包括蛋白质、脂肪、无机盐、维生素、乳糖及大量天然抗体,这些都对新生儿的生长发育有极大的益处。

我们可以把母乳喂养的优越性归纳如下。

(1)营养丰富,适合新生儿的需要及消化吸收能力,可以降低营养不良和消化功能紊乱的危险。

(2)含有大量优质蛋白、必需氨基酸及乳糖,有利于新生儿大脑的发育。

(3)母乳中含有丰富的抗体,可以增强新生儿的免疫力,还能减少肠胃不适及过敏。因此,母乳喂养的新生儿较少发生腹泻,并且患呼吸道感染和皮肤感染的也很少。

(4)母乳喂养时,新生儿与母亲直接接触,通过逗引、拥抱、照顾和对视,增进母子感情,并使新生儿获得安全、舒适和愉快感,有利于建立母子间的信任感,也有利于新生儿心理和智力的发育。

(5)母乳喂养,乳汁温度及吸乳速度适宜,并且经济方便,无污染。

既然母乳喂养有这么多好处,那我们为什么不提倡母乳喂养? 所以应大力宣传和鼓励母乳喂养,并为此创造良好的条件。

2. 母乳分为四个阶段

(1)初乳:一般来说,产后1周内母亲乳房分泌的乳汁称为初乳,呈蛋黄色、质稠、量少,含有丰富的蛋白质,脂肪较少,有大量的分泌型免疫球蛋白和吞噬细胞、粒细胞、淋巴细胞。这些有助于增强新生儿呼吸道及消化道防御病菌入侵的功能,提高新生儿的抵抗力。因此,不管今后是采用母乳喂养还是人工喂养都一定要将母亲在分娩后数天内分泌的初乳喂给新生儿,使之有效地保证初到人世的新生儿健康。

（2）过渡乳：产后 7 日至满月内母亲乳房分泌的乳汁称为过渡乳，脂肪含量高，蛋白质与无机盐有所减少。

（3）成熟乳：产后 2～9 个月内母亲乳房分泌的乳汁称为成熟乳，脂肪比较多，蛋白质、无机盐进一步减少。

（4）晚乳：产后 10 个月后母亲乳房分泌的乳汁称为晚乳，其量及各种营养成分较前更少。

3. 宝宝需要妈妈的初乳

初乳是指产后 7 日内产妇乳房分泌的乳汁，每天最多能分泌出 10～40 毫升。虽然初乳量少，但对新生儿的健康是十分珍贵的。

初乳与正常的母乳相比，蛋白质更多，但是脂肪和糖的含量较少，而这非常适合于新生儿生长快、需要蛋白质多和消化脂肪能力弱的特点。初乳的颜色为黄白色、较稠，其中含有较多的免疫球蛋白。初乳含有更多的维生素和无机盐。

由于含有大量的 β 胡萝卜素，所以初乳呈黄色，看上去不像奶，却绝对干净卫生。有的人误以为产后头几天分泌的奶脏而丢弃掉，这是十分可惜的。

初乳还含有大量的免疫球蛋白，被称为是人生第一次获得的"免疫物质"，其中免疫球蛋白 A 能提高新生儿咽喉和肠的防御功能。因此，新生儿在出生 30 分钟后最好就哺初乳，这样可以刺激乳汁的分泌，同时也可以促进子宫收缩，对母子双方都是有利的。

初乳中含有较多的牛磺酸，新生儿早期缺乏合成这种氨基酸的能力，初乳中的牛磺酸正好弥补了这种不足。牛磺酸对孩子大脑及神经系统功能、智能发育，对视力的发育都有重要的意义。

此外，初乳中含有一种低聚糖物质即双歧因子，双歧因子能促进双歧杆菌生长。初乳中含有较多的乳铁蛋白，这是一种能与铁离子结合的蛋白质，对大肠埃希菌有抑制作用。由此可见，初乳中既含有促进双歧杆菌生长的物质，又含有抑制大肠埃希菌生长的物质，对早期新生儿肠道菌群的建立发挥着关键性作用。

所以，我们在提倡母乳喂养的同时，更不要忽视初乳喂养的作用。

4. 宝宝出生后多长时间可喂奶

新生儿出生多长时间才开始喂奶呢？人们过去一直认为出生 12 小时后可

以给新生儿喂奶,这之前可以给他们喂少量糖水。但是,最近有些专家指出新生儿出生后半小时内即可喂奶,通过新生儿自己吸吮奶头来刺激乳汁的分泌;并提出如果宝宝没有什么特殊情况,在喂奶前就不要喂任何食品和饮料。

新生儿出生后就成为独立的个体,一切的营养都要自己摄取。同时,由于刚出生的新生儿易受外界环境、温度的影响,因此有必要尽快获取营养,以维持生长和发育的需要。

5. 妈妈尚未开奶,宝宝怎么办

有些妈妈生下小宝宝后没有马上开奶或奶水很少,这个时候如果宝宝饿了该怎么办呢?可不可以喂些糖水之类的东西呢?在很多爱婴医院里不允许喂宝宝除母乳外的任何东西,甚至连水也不允许喂,这是为什么呢?

一般情况下,在新生儿出生后1~2周产妇才会真正下奶。但在第一周必须让他们多吸吮、多刺激妈妈的乳房,使之产生"泌乳反射",才能使妈妈尽快下奶,直至足够宝宝享用。如果此时用奶瓶喂宝宝吃其他乳类或水,一方面容易使宝宝产生"乳头错觉",不愿再费力去吸妈妈的奶,另一方面因为奶粉冲制的奶比妈妈的奶甜,会使宝宝不再爱吃妈妈的奶。这样本来完全可以母乳喂养的妈妈会因宝宝吸吮不足,造成奶水分泌不足,甚至停止泌乳。

那么,宝宝一时吃不饱会不会饿坏呢?不会的。因为宝宝在出生前,体内已储存了足够的营养和水分,可以维持到妈妈开奶,而且只要尽早给宝宝喂奶并坚持不懈,少量的初乳也能满足新生宝宝的需要。新妈妈记住:千万不能因奶水暂时不多就丧失母乳喂养的信心。

6. 喂奶前要做哪些准备

(1)产后早吸吮,新生儿出生后应尽早吸吮乳房,最好分娩后立即吸吮,此时虽然没有乳汁,但是通过吸吮可以促进乳汁的分泌,还能促进子宫收缩,减少出血。并且新生儿可以吸吮到营养与免疫功能极高的初乳,利于胎粪排出。

(2)在母乳喂养前,先给新生儿换清洁尿布,避免在哺乳时或哺乳后给新生儿换尿布。若翻动刚吃过奶的新生儿容易造成溢奶。

(3)准备好热水和毛巾,让产妇洗手。用温热毛巾为产妇清洁乳房。

(4)乳房过胀应先挤掉少许乳汁,待乳晕发软时开始哺喂(母乳过多时采用)。

(5)正确的哺乳方法是新生儿应按需哺乳,每天至少8次,可以让他们吸吮到自愿放弃乳头。另外,母亲哺乳时要有正确的姿势,既让新生儿舒适地吸吮

到乳汁,又使自己感到方便和舒服。

7. 喂奶体位很重要

母亲哺乳时采取何种体位很重要。合适的体位应该既有利于全身肌肉放松,又有利于乳汁排出。

(1)卧位哺乳:又分侧卧和仰卧。大部分母亲采取侧卧位,这时可在头下、胸下各垫一个枕头以放松身体,同时可用下面的手臂托着宝宝,上面的手托着乳房来喂奶,这种方式使宝宝的头应向前弯,容易够着乳头,吸吮良好。

(2)坐位哺乳:母亲应紧靠椅背,使背部和双肩处于放松姿势,用枕头支托宝宝。如果是坐着哺乳,抱宝宝时要注意宝宝的头、身体呈一条直线,母亲要用一只手托着宝宝的头、肩及臀部,另一只手要托着乳房,把手指靠在乳房下的胸壁上,并以食指支撑着乳房的基底部,而大拇指轻压乳房的上部。这种托着乳房的姿势可改善乳房的形态,使宝宝吃奶时容易含住乳头。采用坐位哺乳,尤其适用于剖宫产及双胞胎儿,因为这种方式可避免伤口受压,也可使双胞胎宝宝同时吸乳。

另外,在奶量太足时母亲用中指和食指适当夹紧奶头,使乳汁不致过快流出而引起婴儿呛奶或吐奶。在奶量不足时母亲可轻轻挤压乳房,以增加奶量。方法是:大拇指放在乳晕上,其他手指固定在对侧向内挤压,手指不要在皮肤上移动,挤压、松弛反复数分钟,沿乳头依次挤压乳窦。

无论宝宝抱在哪边,宝宝的身体与母亲身体要相贴,头与双肩朝向乳房,嘴与乳头在同一水平位置。必须保持宝宝的头和颈略微伸展,以免鼻部压入弹性乳房而影响呼吸,但也要防止头部与颈部过度伸展造成吞咽困难。

8. 如何让宝宝更舒服地吃奶

让妈妈坐在靠背椅上,背部紧靠椅背,两腿自然下垂达到地面。哺乳侧脚可踩在小凳上。哺乳侧怀抱新生儿的手臂下垫一个专用喂奶枕或家用软枕。这种体位可使妈妈哺乳方便而且感到舒适。

托抱新生儿方法及含接乳头方法。指导妈妈用前臂、手掌及手指托住新生儿,使新生儿头部与身体保持一条直线,新生儿身体转向并贴近妈妈,面向乳房,鼻尖对准乳头,同时指导妈妈另一手成"C"字形托起乳房,或采用食指与中指成"剪刀状"夹住乳房(奶水喷流过急时采用)。哺乳时用乳头刺激新生儿口唇,待新生儿张大嘴时迅速将全部乳头及大部分乳晕送进新生儿口中。按上述含接乳头的方法可以大大减少乳头皲裂的可能性。

哺乳后及时退出乳头。退出乳头时用一手按压新生儿下颌,缓缓地退出乳头,再挤出一滴奶涂在乳头周围,并晾干。此法可以使乳汁在乳头形成保护膜,预防乳头皲裂的发生。如已有乳头皲裂发生了,此种方法可以促成皲裂的愈合。

哺乳后该如何拍嗝呢?哺乳后将新生儿竖抱,用空心掌轻轻拍打后背,使新生儿打嗝后再让其躺下安睡。如未能拍出嗝,则可多抱一段时间,放在床上时让其右侧卧位,以避免溢奶。

9. 如何知道奶水是否充足

许多母亲对自己的乳汁是否足够缺乏判断力,现在就介绍一些判断的方法。

(1)看宝宝的小便:如果纯母乳喂养的宝宝每天小便在6次或6次以上,尿液无色或淡黄色,尿量能将尿布浸透,说明奶足够。

(2)看宝宝的体重:每日或间隔几日为宝宝称一下体重,如果宝宝的体重每周增加在150克以上,说明奶足够。亦可以将所称的体重标在宝宝生长发育图上,如果体重的曲线在正常范围,说明奶足够。

(3)看宝宝的精神状态:宝宝吃奶后神情安定、表情愉快、睡眠良好,往往说明奶足够。

值得提醒的是:乳房的大小与乳汁分泌多少没有多大的关系;存于乳房中的乳汁多少,和真正的乳汁是否足够,也没有多大的关系。

10. 母乳不足有哪些原因

我们经常听到一些妈妈说自己的奶水不够宝宝吃,那么怎样判断自己母乳不足呢?这里有些标准可供参考:感觉乳房空,不胀;宝宝吃奶时间长,用力吸吮却听不到连续吞咽声,有时宝宝突然放开奶头并啼哭不止;宝宝睡不香甜,常吃完奶不久就哭闹,来回转头寻找奶头;宝宝大小便次数少,量少;宝宝体重不增或增长缓慢等。当出现这种情况时,母亲要积极地寻找原因,用最恰当的方式解决问题。

母乳不足最常见的原因有以下几种。

(1)喂养不当:新生儿出生后没有及早地吸吮乳房,也没有按需哺乳,每天哺乳的次数及吸吮的时间不够;母婴分离,使用奶瓶喂奶而造成"乳头错觉",导致新生儿不愿吸吮母乳;母亲乳头疼痛而不愿让新生儿吸吮;过早地增加辅食等,这些均可导致乳汁不足。

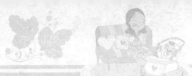

（2）指导不当：医务工作者没有正确地指导哺乳，或由于一些客观原因而使得母亲产生自己乳汁不足的错觉，导致新生儿对乳房吸吮刺激得少，最终导致乳汁不足。

（3）暂时性母乳供应减少：由于母亲疲劳，精神抑郁，对母乳喂养缺乏信心；母亲或新生儿患病；母亲月经恢复等因素均可使乳汁暂时性分泌不足。

（4）其他原因：如乳房发育不良、乳房手术、乳头凹陷、再次妊娠、母亲甲状腺功能低下或使用了某些影响乳汁分泌的药物，均可使乳汁分泌减少。

11. 母乳不足的应对措施

母乳不足的情况在日常生活中经常遇到，下面就提供一些应对措施，既有利于母乳的增多，也利于宝宝的健康发育。

（1）即使母乳不足，也要每天让宝宝吸吮，并用吸奶器抽空，以刺激乳腺增加乳汁的分泌量。

（2）母亲可以吃些发奶的食物，如鱼汤、猪蹄汤、骨头汤等，以增加奶量。家人在做汤时若加入少量的醋，骨中的无机盐将溶于汤内，使营养更为全面。另外，母亲还应多吃营养丰富的食物，如鸡蛋、瘦肉、牛奶、鱼、鸡、动物内脏、各种蔬菜、水果和豆制品。由于乳汁中含水量大，母亲要多喝水。

（3）母亲应该生活有规律、劳逸安排好、睡眠充足、心情舒畅，这样会使乳汁分泌得较多。

（4）可以采用混合喂养方法，即喂一些母乳，同时用牛奶或代乳粉补充一部分营养。补充奶类或代乳粉的用量，要根据母乳缺少的情况来定，可以先采取一定量试喂，如果宝宝能全吃掉，可以再试加一些，只要吃后有饱的表现，而消化也正常就可以了，可根据月龄的增长适当调整用量。对小月龄的婴儿，可以先喂约10分钟的母乳，然后补授一定量的鲜牛奶，这样既能吃完高营养的母乳，又补充了优质蛋白的不足。若母亲上班了，可以早晚吃母乳，中间人工喂养。

12. 如何提高泌乳量

一些妈妈经常为自己的乳汁不多而犯愁。其实，健康的母亲要想使乳汁多起来并不难，可以从以下几方面做起。

（1）产后尽早让新生儿吸吮乳头，一般认为最好在产后1小时内。试验表明，新生儿吃奶后，母亲血液中催乳素的浓度可比喂奶前增加10～30倍。对乳头的刺激和吸吮能反射性地使脑下垂体分泌大量的催乳激素，进一步促使乳汁

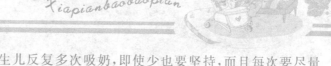

产生。因此一定要让新生儿反复多次吸奶,即使少也要坚持,而且每次要尽量把乳汁吸完,这样奶汁便会源源不绝、越吸越多。

(2)乳汁中各种营养素都是来自于母体,所以哺乳的母亲要保证充足而丰富的营养,要尽量多吃各种营养丰富的食物,如蛋、虾、鸡、鸭、蔬菜、水果等,还要多喝汤水(如酒酿煮蛋、猪蹄黄豆汤、鲫鱼汤等)。另外,在食品的烹调上应少用煎炸,多用炖煮,口味以清淡为宜。

(3)哺乳期应尽量避免服用一些影响乳汁分泌的药物或食物,如抗甲状腺药物、阿托品,以及山楂、麦芽。麦乳精亦应少吃为宜。

(4)在采用了上述各项措施的基础上,可采用食物和药物相结合的方法,促进乳汁分泌。常用的催乳汤组成:炒川芎、当归、木通、王不留行各9克。用猪蹄2只煮汤代水煎药服用。此外,也有其他简易的吃法:猪蹄2只,加2克通草,充分煮烂后吃肉喝汤;或王不留行和穿山甲各6克,用猪蹄2只烧汤等。

(5)母亲心情舒畅、精神愉快,处于轻松的状态,也是乳汁充足的一个必不可少的条件。如果母亲经常处于紧张、忧虑、焦急、烦躁、气恼的状态,会使乳量减少,有时甚至出现回奶的现象。

(6)母亲的内衣不宜过紧,以免压迫乳房,影响乳汁分泌。

13. 按时哺乳好还是按需哺乳好

长期以来,人们都强调婴儿要按时哺乳,即新生儿2～3小时喂哺一次,较大的3～4小时喂一次。由于过分强调按时,母亲常常看着时间喂奶,即使宝宝饿得直哭,不到时间就是不喂。其实这样做是不科学的,尤其是对新生儿。新生儿期是要按需哺乳的,即新生儿随时随地都可以喂。当他们饥饿性啼哭时,可予哺乳;当睡眠超过3小时,可唤醒哺乳。

现代科学研究表明,乳汁的分泌是通过婴儿的吸吮刺激而诱发泌乳反射和排乳反射的建立,以及母体内脑下垂体分泌的泌乳素和催乳素共同作用的结果,而且吸吮刺激越频繁、吸吮力越强,泌乳量越多。所以,当今最新观念是提倡按需哺乳,即不加时间限制,完全根据婴儿生理需要想吃就喂,母亲感到奶胀就给婴儿哺乳,这样有利于母亲早下奶和乳汁源源不断地分泌,以充分的满足婴儿的营养需要。

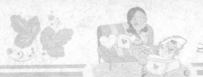

14. 宝宝不可以含着乳头睡觉

许多宝宝睡觉都有一个习惯，就是需要一个固定的安慰物，只有在这个安慰物的陪伴下才能安然入睡，如小奶嘴、手绢、枕巾、玩具等都可以让宝宝入睡。但是还有一些宝宝只有含着妈妈的乳头才能睡觉。

其实，宝宝含着乳头睡觉是十分不好的。首先，这会对宝宝牙齿的正常发育有不良影响，会使上下颌骨变形，导致上下牙不能正常咬合；其次妈妈的乳房容易堵住宝宝的口鼻，使宝宝发生窒息，这些都对宝宝的生长发育不利。因此妈妈们要注意，不能让宝宝养成含着乳头睡觉的习惯，如果已经形成习惯就应该予以纠正。

妈妈们在哺乳结束后，不要强行用力拉出乳头，因为在口腔负压下拉出乳头，可引起局部疼痛或皮损，也容易造成宝宝的牙齿向外突出。应让宝宝自己张开口，乳头自然地从口中脱出。当宝宝仍含住乳头不松时，可用手指从他的口角伸入口腔内，或用食指轻轻按压下颌，温柔地中断吸吮。

15. 母乳的"情感"作用

我们都知道，母乳有许多优点，如经济、方便、省时、营养丰富等，还有最重要的一点就是能增进母婴之间的感情，有利于新生儿的身心发育。

母乳为什么会有情感作用，会增进母婴之间的感情呢？这归因于母乳喂养的方式。喂奶时，新生儿躺在母亲的怀抱里，能接触到母亲温暖的肌肤，闻到母亲身上亲切的气味，能够再次听到早在宫内已熟悉的母亲心跳的节律，再加上母亲爱抚的动作和温柔的言语，这一切都能使他们感受到母爱，产生愉快的情绪，这对新生儿的身心健康发育是很有好处的。可见母乳喂养不仅供给了新生儿必需的营养素，而且还给予他们感情与温暖，促进他们的身心发育。因此，为了孩子，母亲要坚定母乳喂养的信心，排除一切干扰因素，进行母乳喂养。

如果因为某些特殊原因，致使母亲确实无法给新生儿喂奶，就要注意在保证营养的同时，给孩子母爱，以弥补人工喂养的缺陷。喂牛奶时也要像喂母乳一样怀抱新生儿，尽量缩小人工喂养与母乳喂养的差别。不能图省事，把奶瓶往孩子嘴里一放就完事，这样会使新生儿亲近奶瓶，而生疏母亲，影响母婴感情的发展。母亲平时要多抱抱孩子，亲亲孩子，这样能使孩子也像母乳喂养儿一样身心愉快，健康成长。

152

16. 母亲给宝宝喂奶时应专心

美国生物学专家通过一项试验发现,人在不同情绪下呼出的气体,其中所含的物质完全不同。心平气和时,呼出的气体在变成液体时,是无色、无杂质、清澈、透明的;发怒时呼出的气体在变成液体时,里面含有白色的沉淀。

由此,专家们认定,人处在不良情绪时,血液中的一些物质成分会发生改变,很可能生成了某种对人体健康有危害的毒素,包括乳汁中也含有。如果母亲在给宝宝喂奶时,仍然在做一些使情绪波动较大的事情或谈话,那么身体内由于不良情绪而产生的毒素就会进入宝宝的体内,对他们的健康产生危害。

因此,母亲给宝宝喂奶时,心情一定要恬静,这是母亲与宝宝进行交流的最佳机会,千万不可在生气或盛怒之下给宝宝喂奶。

17. 母亲什么情况下需要挤奶

(1)当乳房太胀影响宝宝吸吮时,为了帮助宝宝吸吮,一定要挤掉一些奶。

(2)乳头疼痛暂时不能哺乳时,要将奶挤出来,这样既可用挤出的奶喂养宝宝,缓解了乳头疼痛,又防止了由于宝宝未吸吮而使乳汁分泌减少。

(3)宝宝刚出生不久,吸吮能力不是太强,如果母亲的乳头内陷,宝宝一时还没有学会吸吮这种乳头,这时候要挤奶喂宝宝和挤奶保持乳汁的分泌。

(4)宝宝出生体重过轻或宝宝生病吸吮力降低时,应挤奶喂养宝宝。

(5)母亲与宝宝暂时分开时,要挤奶喂养宝宝。

18. 如何掌握正确挤奶方法

挤奶的事情应该由母亲自己做,因为让别人挤有可能引起疼痛,反而抑制了喷乳反射,如果用力过猛还会造成乳房损伤。

挤奶前要洗干净双手。母亲找一个舒适的位置坐下,把盛奶的容器放在靠近乳房的地方。挤奶时,妈妈把拇指放在乳头、乳晕的上方,食指放在乳头、乳晕的下方,其他手指托住乳房。拇指、食指向胸壁方向挤压,挤压时手指一定要固定,不能在皮肤上滑来滑去。最初挤几下子可能奶不下来,多重复几次奶就会下来的。

要注意的是必须挤压乳头后方,这样就能挤在乳晕下方的乳窦上。然后在各个方向上,按照同样方法压乳晕,有节奏地挤压及放松,并在乳晕周围反复转动手指位置,以便挤空每根乳腺管内的乳汁。一般情况下,一侧乳房至少挤压3～5分钟,待乳汁少了,就可挤另一侧乳房,双手可交换使用,以免疲劳。

每次挤奶的时间以 20 分钟为宜,双侧乳房轮流进行。一天应挤奶 6~8 次,这样才能保证乳汁分泌量。

每个母亲都应学会用手挤奶的方法,以便在需要时能够很好的应用。在母乳喂养过程中,当遇到母亲乳房发胀需要缓解、乳汁淤积需要去除、母婴暂时分离(如母亲外出工作),或者低体重儿不能吸吮,需要挤奶喂他等情况时,用手挤奶是行之有效的方法,也是首选的、便捷的、污染程度最低的方法。它不需要设备,随时随地皆可进行。

19. 怎样判断新生儿已吃饱

不少新妈妈有这样的困惑:宝宝总是吃,他们不会撑着吧?怎样才能知道他们吃饱了? 我们可以从几方面判断新生儿是否吃饱了。

(1)听新生儿吃奶时下咽的声音:新生儿平均每吸吮 2~3 次就可以听到咽下一大口,如此连续大约 15 分钟就可以说他们是吃饱了。如果光吸不咽或咽得少,说明母亲奶量不足。

(2)观察新生儿吃奶后是否有满足感:如果新生儿吃饱了,他们会对你笑,或者不哭了,或马上安静入睡。如果吃奶后还哭,或者咬着奶头不放,或者睡不到 2 小时就醒,都说明他没有吃饱。

(3)注意大小便的次数:正常母乳喂养的新生儿每天排尿 8~9 次,大便 4~5 次,呈金黄色稠便;喂牛奶的新生儿大便是淡黄色稠便,干燥,每天 3~4 次。这些都可以说明他们平时吃得很饱。如果吃不饱尿量就不多,大便也会少,呈绿稀便。

(4)看体重的增减:足月新生儿在第一个月时体重大约每天增长 25 克,即第一个月体重增加 720~750 克,第二个月大约增加 600 克。如果新生儿的体重增加正常,则说明他们喂养得当。如果体重增加不明显甚至减轻了,那就要找原因了,要么喂养不当,要么有病了。

20. 母亲卧床喂奶不好

有的母亲喜欢躺在床上给宝宝喂奶,认为这样母子都比较舒适轻松。殊不知,这种喂奶方式可给宝宝带来严重恶果,甚至造成耳聋。

母亲在躺着喂奶时,因为宝宝的咽鼓管短,位置平而低,将有一部分奶水或宝宝呕吐物带着细菌流到孩子的耳朵里去,加之宝宝的免疫功能尚不健全,细菌侵入耳室,极易导致急性化脓性中耳炎,如治疗不及时就可导致耳聋。所以母亲不要躺在床上给宝宝喂奶,同样宝宝也不要躺在床上吮吸奶瓶,因为这样

也可使乳汁顺着宝宝短且低平的咽鼓管流入耳内污染中耳，也可引起化脓性中耳炎。

正确的哺乳姿势应该是母亲坐在椅子上或床上，将宝宝抱起；吸吮左乳，左肘部抬高 45°将宝宝头部放在左肋部，再让宝宝吮吸乳汁。人工喂养也要让宝宝头部抬高 45°,这样可以防止乳汁流入耳内引起污染。

21. 该不该叫醒宝宝喂奶

常常有新妈妈有这样的疑惑：保健医生告诉我差不多 3～4 小时喂宝宝一次奶，但是有时宝宝一直睡着，常常间隔 5～6 小时才吃。我该不该准时叫他起来吃奶呢？

专家提示，如果你的宝宝在吃奶时睡着，试试这个方法：把他扶起，坐在你的大腿上，用一手撑住他下巴，另一只手扶着他的背，让宝宝自腰部慢慢往前倾斜，一旦他醒来就可以恢复喂奶姿势。你也可以试着捏捏他的耳垂，轻搔他下巴附近，如果各种办法都不奏效，就让他多睡一会儿，等他真的饿了就会专心吃的。

22. 吃镇痛药会影响到宝宝吗

有的母亲有这样的疑惑：剖宫产之后的疼痛相当难以忍受，大夫开了镇痛药，却担心是否会影响吃母乳的宝宝？

专家解答：如果你不吃，对孩子的负面影响也许更大。因为你承受的疼痛和精神压力会使你无法全神贯注于宝宝，也会减少你的乳汁分泌。另一方面，药性残留在初乳中的量微乎其微，通常不会对宝宝产生不良反应。

23. 不宜运动后喂奶

人在运动中体内会产生乳酸，乳酸潴留于血液中会使乳汁变味，宝宝不爱吃。据测试，一般中等强度以上的运动即可产生此状况，故肩负喂奶重任的妈妈，只宜从事一些缓和运动，运动结束后先休息一会儿再喂奶。

不宜喂奶时逗笑。宝宝吃奶时若因逗引而发笑，可使喉部的声门打开，吸入的奶汁可能误入气管，轻者发生呛奶，重者可诱发吸入性肺炎。

24. 什么是母乳性酒精中毒

当哺乳母亲喝了较多含酒精的饮料后，酒精通过乳汁排出，新生儿吃了含

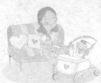

酒精的母乳会引起中毒,表现为皮肤潮红、烦躁不安、心率、脉搏加快、嗜睡等。这时应立即停喂母乳,给予大量水分,加速酒精排出。

25. 什么是母乳性青紫

哺乳母亲吃了大量不新鲜、煮后隔几天的蔬菜或未腌透的泡菜,此类食物中含有高浓度的亚硝酸盐。亚硝酸盐进入乳汁中可使新生儿皮肤、口唇青紫,头晕、心慌、恶心呕吐,一旦发现应送医院治疗。

26. 什么是母乳性腹泻

发生腹泻的原因多与母乳中含有较多的前列腺素 E_2 有关,一般新生儿大便每天2~3次到8~9次。虽然有腹泻,但不会影响生长发育。此种腹泻往往随着新生儿的成长和添加辅食会渐渐消失,不必停止喂奶。

27. 什么是母乳性黄疸

有的新生儿吃母乳后出现皮肤、眼巩膜发黄,但不发热,食欲好,生长发育正常,若停止吃母乳,黄疸在6~9日消失,这是由于母乳中含有一种特殊的激素引起的。这种激素在新生儿出生3~10周后会逐渐消失,因此不必停止母乳喂养,或临时用牛奶喂养。

28. 不宜母乳喂养的几种情况

(1)有先天性半乳糖缺陷症的婴儿在进食含有乳糖的母乳、牛乳后,可引起半乳糖代谢异常,致使1-磷酸半乳糖及半乳糖蓄积,引起婴儿神经系统疾病和智力低下,并伴发白内障,肝、肾功能损害等。所以,在新生儿期凡是喂奶后出现严重呕吐、腹泻、黄疸、神色委靡、肝脾大等,就极有可能患了本病。经检查后明确诊断者,应立即停止母乳及奶制品喂养,给予特殊不含乳糖的代乳品喂养。

(2)患有糖尿病的婴儿是先天性缺乏分支酮酸脱羧酶,从而引起氨基酸代谢异常,临床表现有喂养困难、呕吐及神经系统症状,多数患儿伴有惊厥、低血糖、血和尿中分支氨基酸及相应酮酸增加,有特殊的尿味及汗味。患有本症的婴儿应给予低分支氨基酸膳食,还要注意喂食母乳要量少。

(3)母亲有慢性病需要长期用药时也不宜哺乳。例如,癫痫需用药物控制者,甲状腺功能亢进药物治疗者,肿瘤患者正在抗癌治疗期间,这些药物均可进入乳汁,对婴儿不利。

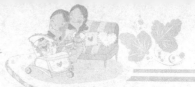

(4)母亲处于细菌或病毒急性感染期时,乳汁内含致病的细菌或病毒,可通过乳汁传给婴儿。治疗感染的大多数药物也都可从乳汁排出,如红霉素、链霉素等均对婴儿有不良后果。所以要暂时中断哺乳,以配方奶代替,定时用吸奶器吸出母乳以防回乳,母亲停药后可继续哺乳。

(5)母亲进行放射性碘治疗时,碘能进入乳汁,有损婴儿甲状腺的功能,应该暂时停止哺乳。待疗程结束后,检验乳汁中放射性物质的水平达到正常后可以继续喂奶。

(6)母亲接触了有毒化学物质或农药时,有害物质可通过乳汁使婴儿中毒,故哺乳期应避免接触有害物质及远离有害环境。如已接触者则必须停止哺乳。

(7)患严重心脏病的母亲要停止哺乳,因为哺乳会使母亲的心脏功能进一步恶化。

(8)患严重肾脏疾病的母亲要停止哺乳,因为哺乳能加重脏器的负担和损害。

(9)患严重精神病及产后抑郁症的母亲要停止哺乳。

(10)处于传染病急性期的母亲也要停止哺乳。如母亲患开放性肺结核,各型肝炎的传染期,此时哺乳将增加婴儿感染的机会。

(二)人工喂养

1.母乳不足,宝宝怎么办

母乳不足时除喂母乳外还要用其他乳类或代乳品,采取人工喂养的方法来补充营养的需要,进行混合喂养。

(1)小月龄的婴儿可以先喂约10分钟的母乳,然后补授一定量的鲜牛奶,这样既可吃完高营养价值的母乳,又补充了优质蛋白质的不足。

(2)如婴儿吃完母乳后不肯再吃乳类食品,而母乳在间隔一次不喂,奶量够吃一次时,就可以采取一顿全吃母乳,下一顿全喂牛奶或其他代乳品的间隔喂法。

(3)可根据母亲工作情况或其他原因,安排早晚吃母乳,增喂1～2次乳类或其他代乳品。

(4)如母乳不太缺少就可以采用一次喂纯母乳,下次喂母乳后加喂一定量的代乳品的间隔喂法,或多吃几次母乳,而其他乳类或制品只喂1～2次。

(5)个别婴儿如吃母乳后不肯吃其他乳类或代乳品,而母乳又不够吃饱一

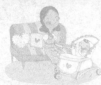

顿时,就采取先喝牛奶后吃母乳的办法。

补充奶类或代乳品的量要根据母乳缺少的情况来定。可以先采取一定量试喂,如果婴儿能全吃掉,可以再加一些,只要吃后有饱的表现,而消化正常就可以了,以后再根据月龄的增长适当调整用量。

2. 什么是混合喂养

由于母乳不足或其他各种原因,采取既喂母乳又加喂牛、羊乳或其他代乳品的喂养方式,称为混合喂养。

混合喂养又分为两种,一种是先喂母乳,接着补喂一定数量的牛奶或代乳品,这叫补授法,适用于母乳量不足时的喂养和 6 个月以前的婴儿。其特点是,婴儿先吸吮母乳,使母亲乳房按时受到刺激,保持乳汁的分泌。另一种是一次喂母乳,一次喂牛奶或代乳品,轮换间隔喂食,这种叫代授法,适用于母乳量充足而因某些原因不能哺乳的喂养和 6 个月以后的婴儿。

这两种方法中以补授法为好,因为能保持较多次的吸吮刺激和乳房排空,可防止母乳越来越少。专家指出,一天中喂哺母乳不应少于 3 次,如果减到 1～2 次,则母乳有迅速减少的可能。

混合喂养每次补充其他乳类的数量应根据母乳缺少的程度来定。混合喂养不论采取哪种方法,每天一定要让婴儿定时吸吮母乳,补授或代授的奶量及食物量要足,并且要注意卫生。

在混合喂养中失去了部分母乳的营养,有的成分是牛奶或其他代乳品所缺乏的,因此要提早增加一些辅食,如新鲜的水果汁、蔬菜泥、鱼肝油等。

3. 怎样进行混合喂养

我们知道混合喂养是一种既喂母乳又加喂牛、羊乳或其他代乳品的喂养方式,如何处理好它们之间的关系做到科学的混合喂养呢?

混合喂养可分为补授法和代授法两种,其中补授法适合母乳量不足时,即在每次喂哺母乳后,用其他代乳品补充母乳不足的部分;代授法适合母乳充足而因某些原因不能哺乳时,即在喂哺母乳之间,一天加喂数次代乳品。专家提醒:母亲在不能哺乳时,也要保持每天喂奶 3 次,尤其是在不哺乳的时候,要按时将奶汁挤出或用吸奶器吸空,以保持正常分泌。

在混合喂养中采用最多的就是牛奶,在使用牛奶喂养时最重要的是不要使宝宝吃过量,以免加重消化器官的负担。一般出生时体重为 3～3.5 千克的宝宝,在开始 2 个月时,每天吃 600～800 毫升的牛奶为宜,每天可分 7 次吃,每次

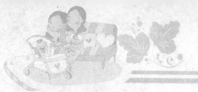

100 毫升左右。对食量较大的宝宝,每次最好不要超过 150 毫升,否则会加重肾脏、消化器官的负担。

混合喂养会失去部分母乳的营养,有的成分是牛奶或其他代乳品所缺乏的,因此要提早增加一些辅食。添加辅助食品应从少量到足量,从稀到稠,由细到粗。

另外,辅助食品应在宝宝身体健康时根据不同年龄适当添加。一般出生后 2 周起即应加服维生素 A、维生素 D 制剂,多晒太阳以防发生维生素 D 缺乏性佝偻病;1～4 个月内可添加适量鲜果汁、青菜汁之类,以补充维生素 A、维生素 D 和无机盐;5～6 个月应添加富铁食物及动植物蛋白质,如蛋黄、鱼泥、菜泥、水果泥等,补充维生素和无机盐;7～9 个月训练宝宝咀嚼能力,促进出牙,添加饼干、鱼、蛋、猪肝泥、肉末等;10 个月起添加软饭、挂面、馒头、面包、碎菜、碎肉、豆制品等,训练咀嚼。

4. 人工喂养喂什么

一般地讲,人工喂养的宝宝食品可以分为两大类,一类是动物乳及其乳制品;第二类是以黄豆为主要原料的代乳品。一般来说,人工喂养应优先选择动物乳及乳制品。

(1)牛奶及制品

①鲜牛奶。鲜牛奶是人工喂养的首选食品,这是由于牛奶是动物奶中营养素含量比较丰富的奶类,而且牛奶比较容易获得。与人乳相比,牛奶中蛋白质含量较高,但以酪蛋白为主,较难消化;牛奶中的无机盐较人奶多 2～3 倍,对肾脏尚未发育完善的婴儿来讲,过多的无机盐是一种负担;牛奶中的各种微量元素及维生素比例也不如人乳合理等。但将牛奶加工以后,可以克服难以消化和一些物质的比例不合理的缺点,对于人工喂养的婴儿来讲仍然是较好的食品。

②牛奶粉。是将鲜牛奶浓缩、喷雾、干燥制作而成,具有便于保存运输、使用方便等优点。现在有不少生产厂家对牛奶粉进行改造,力图使各种营养成分更接近于人奶,从这点上讲,配方奶粉优于一般奶粉或牛奶。

③蒸发乳。是将鲜牛奶蒸发浓缩为原乳汁容量的一半而成,经高温消毒、装罐密封而便于保存。食用时加一半水即又成为鲜奶。

④酸牛奶。用乳酸菌加入鲜牛奶中发酵而成,也可加入柠檬酸、乳酸或稀盐酸来制作。酸牛奶中奶的凝块变小,酸度增加有利于消化。

⑤鲜羊奶。有的山区或牧区可以得到鲜羊奶,用鲜羊奶喂养婴儿也是可行

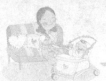
的。羊奶中的蛋白质和脂肪均较牛奶为多,而且脂肪球小易于消化。但羊奶中维生素 B_{12} 和叶酸较少,如不合理补充容易发生巨幼红细胞性贫血。

⑥马奶。马奶中的蛋白质、脂肪含量均较少,如用其喂养婴儿,应当加一些别的代乳品为好。

(2)米粉:将米粉冲成糊来喂养小儿是不适宜的。米粉中多是淀粉,蛋白质及脂肪含量极少,其质与量都不能满足小儿生长发育的需要。这样喂养的婴儿看上去可能很"胖",但肌肉松弛,面色苍白,抵抗力差,容易感染。

因此,米糊不能作为代乳品来喂养婴儿。

5. 奶具消毒保健康

奶瓶与宝宝的生活息息相关,奶瓶的消毒却常常让父母发愁,如何消毒奶瓶才最安全可靠,可以放心给宝宝使用呢?

(1)煮沸法:为了防止奶汁在奶瓶中发酵、发霉,每次喂奶完毕,要立即倒掉余下的奶汁,用奶刷清洗奶瓶、奶嘴。将开水煮沸后把奶瓶拆开,放入沸水中,煮沸 15~30 分钟,捞出晾干即可。

(2)微波消毒法:将清洗后的奶瓶盛上清水放入微波炉,打开高火 10 分钟即可。切记不可将奶头及连接盖放入微波炉,以免变形、损坏。

以上两种方法均可达到杀灭细菌及繁殖体的作用。如果家里有条件,可以多备些奶瓶及时更换。

另外,还有一种淘米水冲洗法,即将淘米水放入奶瓶中用力摇动或冲刷,能有效去除残留的奶汁,这种方法比较简单易行。

6. 人工喂养有缺陷

(1)牛奶中维生素的含量不够,尤其是维生素 C。

(2)牛奶中的铁不容易吸收,长期单一食用会导致宝宝缺铁性贫血。虽然配方奶中添加了铁,但这会增加新生儿感染的危险性。

(3)太多钙和磷会造成新生儿抽搐及僵直。

(4)新生儿的健康生长需要较多不饱和脂肪酸,而牛奶中含较多饱和脂肪酸,牛奶也缺乏足够的必需脂肪酸,没有足够的胆固醇供应婴儿正在成长的脑部使用,配方奶中虽然添加某些不饱和脂肪酸,但是其长链不饱和脂肪酸的分布比例不均,且不含胆固醇。

(5)牛奶中所含的氨基酸组成不适合新生儿,并且不易被新生儿不成熟的肾脏排出,而且胱氨酸及氨基乙黄酸含量较少。

（6）牛奶不易消化，不含分解脂肪酵素，同时大量的酪蛋白会形成乳凝块，由于不易消化，在胃部停留时间较久，所以新生儿在间隔较长的时间后才会有饥饿感。

（7）喂牛奶的新生儿大便较稠而硬，可能会引起便秘。

（8）早期喂牛奶的新生儿会有过敏问题，如气喘、湿疹及牛奶不耐受症。

（9）以奶瓶喂食配方奶的新生儿容易因为吸吮未满足而过度喂食，增加肾负荷及肥胖机会。

（10）吃过奶瓶的新生儿会产生拒绝乳房的情况，在几餐奶瓶的喂养后，就有可能造成母乳喂养失败。

7. 为宝宝选合适的奶瓶

人工喂养时一般要用奶瓶，父母如何才能选择适合新生儿的奶瓶呢？一般地讲，奶瓶上面的橡胶奶嘴应当软硬适宜。大多数新生儿很容易接受奶瓶和奶嘴，因为吸奶瓶中的奶比吸妈妈的奶更容易、更省力。

但也有些新生儿不喜欢橡胶奶嘴，或者拒用奶瓶。这是为什么呢？爸爸妈妈可以检查一下奶嘴是不是有以下问题：橡胶奶嘴是不是太硬或太软？橡胶奶嘴是不是有气味？奶嘴的孔是不是太大或太小？

如果橡胶奶嘴太硬的话，可以给宝宝换一个稍微软点儿的；如果橡胶奶嘴有橡胶味，可以换成硅胶奶嘴；如果奶嘴的孔太大就要换一个新的，孔过小再用缝衣针将孔弄大一些。

8. 让奶嘴的流量适合宝宝

奶嘴是宝宝嘴唇吮吸乳汁时要亲密接触到的物品，面对市场上琳琅满目的奶嘴，如何才能挑选到让人满意的呢？

专家提醒，父母在选择奶嘴时，除了要注意材质和软硬度外，奶嘴的孔型也不能忽视。奶嘴的孔型应该和宝宝的月龄相称。奶嘴孔型分很多种，不同的孔型与乳汁流量的大小有关。小圆孔是慢流量的，中圆孔是中流量的，大圆孔是大流量，还有一种是十字孔，流量是最大的。圆孔的奶嘴适合1～3个月的宝宝，奶水能够自动流出，且流量较少；十字孔奶嘴适合3个月以上的宝宝，能够根据宝宝的吸吮力量调节奶量。可见，新生儿应该选择小一点孔的奶嘴，否则可能造成宝宝呛奶。

父母如果想要知道奶孔的大小是否适中，可以在奶瓶里加水，然后把奶瓶倒过来，观察水的流量。一般情况下，大小适中的奶孔，水成点滴状；如果奶孔

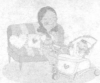

过大,则水成线柱状。还有,奶嘴的吸头最好选择那种形状近似母亲乳头的,中间弧度与乳房相似的。

此外,奶嘴的软硬度要适中,材质最好是硅胶的,因为硅胶的性能比较稳定,耐热性强、弹性好、不易老化,并且硅胶奶嘴更接近母亲的乳头,宝宝比较容易接受。

9. 给新生儿配制奶粉不宜太浓

新生儿的喂养十分重要,尤其是母乳不足而要用全脂奶粉喂哺时,这时候就要注意:奶粉不要配制太浓。

目前,全脂奶粉或强化奶粉均含有较多钠离子,若稀释不适当,则使新生儿钠的摄入量增高,增加其血管负担,血压上升,可引起毛细血管破裂出血、抽搐、昏迷等危险。另外,强化奶粉还补充了加工制作中损失的维生素与牛奶中容易缺少的元素,这些更应该加以稀释,才能适用于新生儿。

虽然奶粉中的蛋白质经高温凝固,比牛奶蛋白质容易消化,但是新生儿的消化能力差,奶粉冲得过浓,仍不好消化。

10. 冲调奶粉要掌握好比例

将奶粉按重量以 1∶8,按容量以 1∶4 的比例稀释,得到的则是全奶成分。一般按重量较为精确,按容量"虚"与"实"差别悬殊,不好掌握。调制的具体方法是先将奶粉放入锅内,把所需水的一小部分先倒入,调成糊状,再倒入全部的水,搅匀即可。然后根据新生儿的周龄,适当加水稀释,一般出生后 1 周加水 1/2,2 周为 1/3,3 周为 1/4。煮沸消毒后,加入 5%~8% 的糖,待温度降到适宜即可喂哺了。

建议每次不要冲泡太多奶,宁可不够再泡,这样宝宝总能吃个新鲜,也减少冷藏与污染的概率。奶瓶的彻底清洗较其他器皿要困难,重点在奶嘴与瓶盖的接合部,一定要用刷子刷到,这个部位最容易藏污纳垢。还有就是及时洗刷,不要让奶变质后才洗。

11. 宝宝消化不了鲜牛奶

人工喂养时被广泛使用代替母乳的是牛乳,其化学成分平均含蛋白质 3.3%、脂肪 3.7%、糖 4.8%、无机盐 0.7%。与人乳相比,无论是质还是量,都相差甚多,特别是蛋白质和脂肪。所以牛乳喂养是有一定缺点的。

(1)牛乳中的蛋白质以酪蛋白为主,酪蛋白在胃中遇到胃酸容易形成较大的凝块,不易消化;牛乳的脂肪颗粒大,而且缺乏脂肪酶,较难消化;牛乳含磷高,且易与酪蛋白结合,影响钙的吸收。牛乳的氨基酸比例不当,不饱和脂肪酸含量低。

(2)牛乳中的乳糖含量低于人乳,主要为甲型乳糖,有利大肠埃希菌的生长。

(3)牛乳中含的无机盐是人乳的3～3.5倍,从而增加了肾脏的溶质负荷,对肾脏有潜在性的损害。

(4)牛乳与人乳的最大区别就是缺乏各种免疫因子,所以牛乳喂养的新生儿患感染性疾病的机会较多。

(5)牛乳经胃液消化后的酸碱度(pH值)为5.3,而人乳为3.6,这对新生儿来说是难以适应的。

(6)牛乳易受细菌污染,如结核杆菌、链球菌、伤寒杆菌及布氏杆菌等,都可以经牲畜或人手的媒介侵入乳中。

12. 调配牛奶要科学

现在喝牛奶的宝宝越来越多,如何科学调配牛奶呢? 在动物乳中,常被选作喂养宝宝的乳汁是牛奶。与其他乳类比较,牛奶蛋白质含量较多,而且容易买到。为了使牛奶的成分尽可能接近人乳,并使之无菌且便于宝宝消化,父母要对牛奶进行调配。这里有些具体的方法。

科学调配牛奶的方法:

(1)稀释:由于牛奶中蛋白质、脂肪和无机盐等含量较多,对新生儿不合适,必须给予稀释,出生0～7天的新生儿吃2:1牛奶,即2份牛奶加1份水。

(2)加糖:因为牛奶含糖量较低,较低的糖口味欠佳,三大物质(糖类、蛋白质、脂肪)比例不如人奶合理,故在喂养宝宝前要在牛奶中加一些糖。一般以100毫升牛奶中加5～8克糖为宜。

(3)煮沸:牛奶很容易被细菌所污染,细菌在牛奶中可以很快地繁殖,牛奶在喂给宝宝前一定要煮沸消毒。煮沸的目的一是灭菌,二是改变牛奶中蛋白质的性状,也就是说让牛奶的酪蛋白分子变小,使之容易为宝宝所消化。鲜牛奶一般煮沸34分钟为宜,如果煮沸过久,则破坏了奶中的维生素、酶和脂肪酸等物质。

除了煮沸的方法外,也可用水浴法进行灭菌。水浴法就是将牛奶置于奶瓶中隔着水蒸,水沸5分钟即可。有条件者还可以用巴氏消毒法或蒸气消毒法。

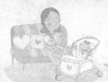
13. 牛奶中加糖有好处

父母在给宝宝配制奶粉时一定要加少许糖,这是为什么呢?

牛奶中所含的糖类比母乳少,若使牛奶提高热能,则必须用加糖的方法来弥补。一般地讲,加糖量是每100毫升牛奶加5~8克。父母要注意,加糖不是因为甜味,决不可随便乱加。随着宝宝的逐渐长大,淀粉类食品如奶糕、粥、面条等逐渐补充在每日膳食中,加在牛奶中的糖就可适当减少。因为淀粉是糖类,可以弥补牛奶中糖类的不足。

14. 如何给宝宝温牛奶

一般地讲,宝宝比较喜欢喝温热的牛奶。所以在喂宝宝之前,母亲可以把奶瓶放进热水里加热,但千万不要放进沸水里面。当然,如果有条件可以买一个专用的奶瓶温热器。

专家提醒:不要用微波炉给牛奶加热,因为微波炉加热并不均匀,会破坏牛奶中的营养成分。

如果宝宝已经习惯了喝常温或冷一点的牛奶,这种情况下就可以节省许多时间了。父母也不要强迫宝宝喝温热的牛奶,尤其是喂温热牛奶就哭闹者。

15. 给宝宝喂奶不宜过量

合理掌握喂养量很重要,一般按每千克体重100~110毫升供给,一天的总量最好不要超过600毫升,超过部分可用豆浆、蔬菜或水果代替。如果超量饮用牛奶,可能招致以下不良后果:一是引起宝宝抽搐,因为牛奶中钙磷两种矿物元素的比例不合理,磷元素过多"排挤"体内的钙元素,可发生低钙血症而致惊厥发作;二是宝宝肠内乳糖酶活性较低,牛奶中乳糖较多,常常因为无法消化而导致腹泻。

(三)新生儿喂养中的特殊问题

1. 留心喂牛奶也会过敏

牛奶是一种营养丰富、被广泛用于喂养婴幼儿的食品,可是,有的婴幼儿吃了牛奶后会引起过敏反应,医学上称为"牛奶蛋白过敏症"。

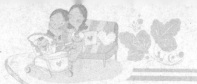

为什么宝宝会出现"牛奶蛋白过敏症"呢？原因是由于婴幼儿肠壁的屏障功能不够完善,黏膜通透性较强,牛奶中的蛋白质未经分解就透进了肠黏膜,作为抗原刺激机体产生抗体,抗原抗体相互作用而引起过敏反应。

其临床表现主要是突然腹痛、呕吐、腹泻,排出泡沫样、黏液样稀便或血性便,甚至伴有夜寐不安、湿疹、荨麻疹和哮喘。停用牛奶后,过敏症状消失。若继续喂牛奶,48小时内又会出现上述症状。如果时间持续较久,会出现贫血和脱水,甚至营养不良。

2. 用脱敏法调治牛奶过敏症

如果父母遇到宝宝牛奶过敏了,千万不要慌。首先要暂停使用牛奶,改用其他代乳品,如羊奶、豆浆及其他人工合成蛋白等。若其他代乳品不能满足哺乳需要,可以使用牛奶脱敏法进行脱敏,然后再用牛奶喂养。

牛奶脱敏的方法:先停用牛奶两周。两周过后,先用10毫升牛奶喂一次,观察反应,即使有些过敏反应,只要不会影响宝宝的健康,再隔3日后继续喂牛奶15毫升,然后每隔3日喂20~30毫升。如果随着喂奶量的增加,临床症状减轻,这说明脱敏有效,可以逐渐增加喂奶量,同时缩短进食时间,直至完全恢复正常的喂奶量。

当然,也有少数婴幼儿在脱敏过程中症状越来越严重,这时就不要强行脱敏了,可以改用其他代乳品。

3. 宝宝病了还能喂奶吗

新生儿患了某些疾病时是不能母乳喂养的,如苯丙酮尿症、半乳糖血症。为什么宝宝患了这些病就不能喂奶了?

(1)苯丙酮尿症:由于婴儿体内缺少苯丙氨酸羟化酶,不能使苯丙氨酸转化为酪氨酸,而造成苯丙氨酸在体内的堆积,严重的可干扰脑组织代谢,造成功能障碍,以致这类患儿出生后常表现为智能障碍,毛发和皮肤色素的减退,临床出现头发发黄,尿及汗液有霉臭或鼠尿味。该病患儿只能进食含量很低的苯丙酸代乳品。

(2)半乳糖血症:婴儿体内缺少半乳糖-磷酸尿苷转化酶,进食含有乳糖的母乳,可引起半乳糖代谢异常。乳糖代谢不完全的产物是一些有毒的物质,这些物质聚集在体内,引起婴儿神经系统病变而发生智力低下、白内障、黄疸、低血糖等病症。此种情况,应以不含乳糖的代乳品喂养,母乳、牛乳均不行,大豆制品是最佳选择。

当然,不宜母乳喂养的婴儿在临床只是极个别的现象,对于绝大部分正常的婴儿来说,还是应该提倡母乳喂养。

4. 怎样区别新生儿溢奶与呕吐

溢奶是新生儿比较常见的一种正常生理现象,每天可溢奶一次或多次,一般不影响生长,也无其他不适或异常情况。新生儿溢奶一般不需要治疗,随着不断成长,溢奶逐渐减少,在6~8个月时可完全消失。

病理性呕吐与生理性溢奶则不一样,它是新生儿疾病的一种临床表现。因此,要正确区别新生儿生理性溢奶和病理性呕吐。

一般来说,先天性消化道畸形所致的病理性呕吐情况较严重,次数频繁,呕吐量大,常呈喷射状,呕吐物中除进食的奶汁外,还会含有胆汁,或呕吐物为粪样液。如果新生儿唾液较多,初次进食,吞1~2口奶后即有呕吐、呛咳、青紫,甚至窒息,多为食管闭锁所致。出生后不排胎便或量少,12日后会出现肠梗阻症状,如频繁呕吐,呕吐物中含有胆汁或呕吐物为粪样液,腹胀明显,腹壁发亮,有扩张静脉,经直肠指检或灌肠后排出大量大便,多为先天性巨结肠。出生后无症状,吃奶及大小便均正常,23周后出现呕吐,逐渐加重,直至每次喂奶后立即呕吐或不久即呕吐,常呈喷射状,则多为先天性幽门肥厚狭窄。

小儿内科性疾病所致的呕吐常常发病症状明显,呕吐一般不甚严重或间歇性发作,如新生儿窒息所致的脑水肿和颅内出血除呕吐症状外,常有呻吟、发绀、抽搐等症状;新生儿上呼吸道感染常伴有发热、流涕、鼻塞、咳嗽等症状;败血症和脑膜炎常伴有反应差、精神委靡、拒食、不动、黄疸等症状;肺炎常伴有发热、呼吸急促、口吐泡沫、发绀等症状。

总之,新生儿出现吐奶症状,如果呕吐严重或除了呕吐症状外还有上述的其他症状,则要考虑并非正常的生理性溢奶而是病理性呕吐,要及时去看医生,以免耽误治疗或错过手术机会。

5. 防宝宝溢奶有办法

溢奶是宝宝最常发生的一种现象,这是因为他们的贲门比较松弛,关闭不紧,易被食物冲开;同时,他们的胃呈水平位,容量小,存放食物少,容易返回到贲门处而导致溢奶。父母第一次看到宝宝吐奶时可能会很担心,不知所措。其实只要注意以下几方面的问题,就可以防止宝宝溢奶。

(1)合适的喂奶姿势。有的妈妈喜欢面对面侧卧哺乳的姿态喂奶,其实这增大了宝宝溢奶的可能性。我们提倡抱起宝宝喂奶,让他们的身体处于45°左右的

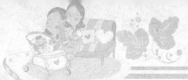

倾斜状态,胃里的奶液自然流入小肠,这样会比躺着喂奶减少发生溢奶的机会。

(2)喂奶完毕一定要让宝宝打个嗝。每次喂完奶以后,要把宝宝竖直抱起靠在肩上,同时用手轻轻拍其背部,这样可将吃奶时吞下去的空气赶出来,不致引起溢奶。

(3)喂完奶以后,不要逗引宝宝嬉笑,也不要运动过甚。并且不要马上让宝宝仰卧,而是用右侧卧位,以避免压迫胃部而引起溢奶,无溢奶现象后再仰卧。

(4)喂奶量不宜过多,间隔不宜过密,喂奶要定时定量。一般来说,乳汁在胃内排空时间为2～3小时,所以每隔3小时左右喂1次奶比较合理。如果喂的量过多或两次喂奶时间太近,胃因过度膨胀而容易将奶溢出。

宝宝溢奶之后,如果没有其他异常,一般不必在意,以后慢慢会好,不会影响生长发育。若溢出的奶呈豆腐渣状,那是胃酸作用的结果,也是正常的,不必担心。但如果呕吐频繁,且吐出黄绿色、咖啡色液体,或伴有发热、腹泻等症状,就应该及时去医院检查了。

6. 早产儿的母乳喂养

早产儿是指胎龄未满37周的婴儿,由于消化和吸收能力不如足月新生儿,并且吸吮和吞咽能力也差,常常无力吃奶或不会吃奶,所以早产儿的正常喂养是十分重要的。

产妇初乳中的抗体含量高,是增加早产儿免疫力的最好食物,一定要让早产儿将初乳全部吃进去。一般在生后6～12小时开始喂糖水,24小时开始喂奶,根据早产儿的具体情况确定喂奶的次数。对于吸吮能力差的早产儿,可把母乳挤到奶瓶里,蒸煮后用奶瓶、小勺或滴管喂奶。吸吮和吞咽能力差的早产儿,可使用套有橡胶管的滴管喂奶。早产儿吃完奶后不宜平躺,而应采取侧卧位,左右两侧交替侧卧,这样可以使两侧肺都能很好地扩张,还可以通过变换体位改善血液循环。更重要的是,侧卧吐奶时不容易呛咳,能避免呕吐物吸入气管,引起吸入性肺炎或窒息。

7. 早产儿的人工喂养

早产儿的人工喂养方式可有多种,一般要根据早产儿的出生体重及吸吮、吞咽能力来确定,合理选择喂养方式也是保证营养的重要环节。

(1)经口喂养:体重2 000～2 500克,吸吮、吞咽不协调的早产儿,应尽量选择经口喂养,如用小勺、量杯、奶瓶或滴管进行喂养。

(2)间歇胃管喂养:体重小于1 500～2 000克,吸吮、吞咽功能尚不成熟,且

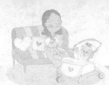

协调功能差的早产儿,可以经口腔或鼻腔插入胃管。但经过鼻子喂养,常会影响新生儿通气,增加其气道阻力,易导致周期性呼吸和呼吸暂停的发生,因而通常选择经口胃管喂养。当吸吮和吞咽能力成熟后,应尽早改为经口喂养,拔管前可先经口试喂1~2次。

(3)持续胃管喂养:这种喂养方式适用于体重1 500克以下,反应能力较差,无吞咽、吸吮能力,胃中容易有奶残留的早产儿,或间歇喂养易出现呼吸困难或有缺氧表现的早产儿。

(4)肠内微量喂养:这种喂养方法有助于促进新生儿肠动力成熟,并能改善对喂养的耐受。

(5)胃肠道外营养:也称静脉高营养,这种方法主要针对体重在1 000克以下的极低体重儿。

8. 小样儿喂养要细心

胎龄在38~42周,出生时体重在2 500克以下的新生儿,称为足月小样儿。通常是由于母亲怀孕期间营养不良、贫血或患有各种感染性疾病等,造成胎儿营养不良,使其发育受阻。主要表现为营养不良、消瘦。因此,小样儿应按照营养不良儿的原则喂养。

小样儿在初生3~6小时即可喂乳,乳液的配制与新生儿相同。一般在出生的头几天不宜过量喂哺,以后可逐渐增加。如果母乳不足,要正确计算添加牛乳或豆浆,每日每千克体重可以供给蛋白质3~4克,热能100~120卡。在没有食欲缺乏和腹泻等情况下,热能可以逐渐加到每日每千克体重140卡。至于维生素和铁、钙等的补充,与正常婴儿相同。

由于小样儿消化功能比早产儿成熟,消化不良现象很少发生,只要喂养得当,并保证供给各种足够的营养,体重增长很快。但若喂养不足,婴儿会发生低血糖和组织损害,所以千万不可掉以轻心。

9. 巨大儿该怎么喂养

巨大儿并不一定都是病态,那么,父母要怎样喂养那些出生时体重过高而肌肉、骨骼坚实的新生儿呢?

一般来说,这种新生儿的喂养量应该以体重与正常儿体重的折中数计算。如正常新生儿平均出生体重为3千克,该新生儿的体重为5千克,则按4千克体重的喂养量给予喂养。当然这也不是绝对标准,应该根据实际情况,参考医生的意见确定喂养方案。

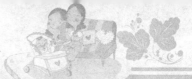

如果新生儿吃得多,身体长得也结实匀称,身高与体重同步增长,那么就应该给予足够的喂养量,充分满足生长发育的需要。如果只长体重不长个,肌肉松弛不结实,那就要考虑是否喂养不当。因为不合理的喂养可以引起新生儿虚胖,一般肌肉不结实,有贫血症状。并且,这种虚胖的新生儿消化功能不正常,抵抗各种疾病的能力也不强,易患疾病,时间长了有可能发展成营养不良性水肿。对虚胖的新生儿应多喂蛋白质、维生素、无机盐丰富的食品,同时适当减少淀粉类、鱼类和肉类食品的喂养量。

10. 不要把新生儿喂得太胖

俗话说"身体胖,长得壮",父母都想把自己的孩子喂得胖乎乎的,人见人爱。还有的父母认为孩子小时候胖一点没有关系,长大了就不胖了,这种想法往往使孩子在婴幼儿时期的肥胖或轻度肥胖得不到控制,而一旦发展成青春期肥胖或重度肥胖时再想减就很困难了。所以我们在希望宝宝白白胖胖的同时,更要健康。

新生儿体重超过 4 千克的为巨大儿,比起正常体重的新生儿来说,他们更加脆弱。体重明显超标后还可能出现一些问题,如体态臃肿、行动迟缓、不爱运动,长大以后容易患高血脂、高血压、冠心病、糖尿病等病症。

那么,怎样才能使新生儿健康地来到人世间呢?首先,母亲怀孕的最后 3 个月不要超量进食,否则可能会使新生儿出生时体重过高,容易发展为肥胖。出生后,提倡母乳喂养,不要过早添加固体食物。即使需要人工喂养,在添加辅食时,避免加入高热能、高脂肪的食物。一岁以内的孩子如果体重已经偏胖,要适当减少奶和主、副食的摄入量,用蔬菜、水果代替,这样可以补充维生素、无机盐,还能减少饥饿感。孩子的身高每增长一厘米,体重大约增加 0.3 千克,均衡生长是健康的象征,不要认为孩子越胖越好。

11. 新生儿不吃奶怎么办

母亲看到自己的宝宝不吃奶时,总是很着急,找不到对策。其实只要找到宝宝拒哺的原因,情况就会有所转机了。

新生儿不吃奶的原因很多,大概可以归纳为以下几方面:

第一,母亲乳房胀奶后,比较硬,新生儿不会吸,这时可以用热毛巾敷一敷,把奶挤出来一些,使乳房变软,这样他们就会吸吮了。若是人工喂养,奶瓶上的奶嘴太硬,或上面的吸孔太小,吮吸费力,都会使他们厌吮。

第二,新生儿患一些疾病时,如消化道疾病,就会出现不同程度的厌吮。

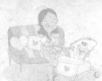

第三，新生儿鼻塞后，就得用嘴呼吸，如果吮乳，必然妨碍呼吸，往往刚含住奶头就放弃了。

第四，一些生理缺陷也会影响新生儿吃奶，如唇裂、腭裂等，其吮吸困难，亦会出现拒吮现象。

第五，当新生儿口腔感染了，他们会因疼痛而害怕吮乳。新生儿口腔黏膜柔嫩，分泌液少，口腔比较干燥，再加上不适当的擦拭口腔，常常引起感染。

第六，若是早产儿，则因为身体功能尚未发育完善，吸吮能力低下，甚至吞咽困难，常常是口含奶头而不吸吮或者稍吮即止。

12. 新生儿要不要加辅食

一些母亲为了让宝宝更加健康地成长，在新生儿期早早地就添加各种辅食了。这种做法表面上看是给足新生儿营养了，但是真正被新生儿吸收利用的微乎其微。这主要是因为新生儿的消化吸收功能还很弱。

专家认为在母乳充足的情况下，不要过早添加辅食。尤其是过早添加淀粉类食物，会影响新生儿肠胃功能的发育。专家还指出，最先添加的辅食应该是蛋黄，并且在宝宝3个月才宜添加，早产儿可以略早添加。

如果母亲实在奶水不足，那也不要彻底放弃母乳喂养，可以采取母乳和奶粉的混合喂养。母乳是最天然的营养品，与任何一种配方奶粉都不起冲突，甚至可以把配方奶粉冲在挤出的母乳里。

当然，也有些情况不宜母乳单独喂养，需要添加辅食。①极低体重儿或早产儿。②严重未成熟有潜在性低血糖或低血糖的新生儿。③患先天性代谢性疾病的新生儿，如苯丙酮尿症、枫糖尿病、半乳糖血症。④当新生儿脱水而母乳不能满足需要时。

13. 哺乳期的母亲感冒了能吃什么药

哺乳期的母亲容易出汗，再加上抵抗力低及产后的忙碌，患上感冒很常见。应该怎么办呢？能吃药吗？能吃哪些药呀？许多母亲不敢吃药，怕影响乳汁的成分对宝宝不利，又怕把感冒传给宝宝。

哺乳期妈妈如果感冒了，不伴有高热时，需多喝水，吃清淡易消化的饮食，可服用感冒冲剂、板蓝根冲剂等药物，同时最好有人帮助照看宝宝，自己能有更多的时间休息。此时，还可以像以往一样哺喂宝宝。由于接触宝宝太近，母亲可以戴上口罩来喂奶。刚出生不久的宝宝自身带有一定的免疫力，不用过分担心传染给宝宝而不敢喂奶。

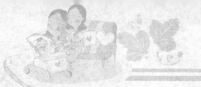

如果感冒后伴有高热,母亲不能很好地进食,周身十分不适,应到医院看病,医生常常会给输液,必要时给予对乳汁影响不大的抗生素,同时仍可服用板蓝根冲剂、感冒冲剂等药物。高热期间可暂停母乳喂养1～2日,停止哺乳期间还要常把乳汁吸出,以保持以后继续母乳喂养。母亲本人要多饮水和新鲜果汁,进食清淡易消化的饮食,好好休息,这样常常会很快痊愈的。

14. 哪些乙肝母亲可以母乳喂养

乙型肝炎非常容易引起垂直传播,乙肝表面抗原(HBsAg)及乙肝e抗原(HBeAg)阳性的孕妇分娩时,应严格执行消毒隔离制度,特别注意防止产道损伤及新生儿产伤、窒息、羊水吸入等,以减少母源传染。

产妇HBsAg阳性时,新生儿出生24小时内常规注射乙肝灭活疫苗第一针,1个月和6个月时再分别注射1针。这种情况下可以母乳喂养,虽然母乳中能分离出乙肝病毒,但是新生儿及时接受了免疫接种,所以不会发生母婴的垂直传播。

产妇HBeAg阳性时,新生儿除注射乙肝疫苗外,尚需注射高效免疫球蛋白,使新生儿获得主动免疫和被动免疫,以切断乙肝的母婴垂直传播,其有效保护率达94%。由于HBeAg阳性者传染性很强,故不宜母乳喂养。

15. 隆乳后能给宝宝喂奶吗

现在的女性都爱美,美容、美发、美甲都是常事,而且做隆胸手术的女性也不少。这就产生了一个问题,隆乳后能给宝宝喂奶吗?

一般的隆胸手术是将仿生材料注射在乳腺和胸大肌之间的腔隙,而假体隆胸是将乳房假体放在胸大肌下方,这两种方法都与乳腺有明确的间隔,所以对将来哺乳是没有影响的。

但是,隆胸的母亲在妊娠之后,乳房会胀大些,形状会较隆乳术后的形状有所改变,需要在妊娠期间加强乳房的护理,包括佩戴合适的胸罩,外涂增加皮肤弹性的护肤品等。

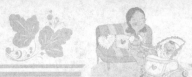

三、新生儿的日常照料

（一）新生儿卧室

1. 房间光线要充足

新生儿初来乍到，就像刚出土的幼苗，需要精心细致的照料，所以为他们营造一个舒适的家是十分重要的。

我们应该怎么做呢？房间最好是朝南向阳、光线充足。因为这样可以在天气好的情况下打开窗户晒到太阳，吸收到紫外线，可以预防维生素D缺乏性佝偻病（夏季的时候，新生儿不要受阳光直射，以免刺激眼睛）。另外，光线明亮，方便观察新生儿的变化，如黄疸是否出现、皮肤有无感染等情况。而且还能促使新生儿很快地分辨白天与夜晚，利于新生儿养成有规律的睡眠。所以说充足的阳光、好的睡眠都很重要。

2. 房间空气要新鲜

宝宝的房间一定要空气新鲜，每天要定时开窗1～2次，以保持室内空气新鲜无异味，注意避免风直接吹到新生儿。另外，由于新生儿体温调节能力较差，必须使房间保持适宜的温度和湿度，才能保证新生儿的正常体温。一般室温在18℃～22℃为宜，湿度在50％为宜。为保持一定的湿度，夏季可以在地上洒些水；冬季可在火炉上烧上一壶水，让散发的蒸气来保持室内的湿度；春秋就更要注意防止室内干燥。

3. 房间卫生要清洁

要特别注意房间卫生，要经常整理打扫。在打扫时可用湿润的扫帚、拖布清扫地面，用干净的湿布擦拭桌椅，以减少室内的尘土；在整理床铺时最好是将床单拿出去抖抖，清除干净。新生儿的房间不能吸烟，尽量避免人来人往，造成空气污染，发生交叉感染。

172

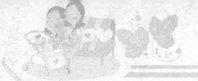

4. 房间布置要多彩

宝宝的房间墙壁上可以张贴一些色彩鲜艳的图画,如活泼可爱的卡通画、动物画等,这样能给新生儿一个良好的视觉刺激。可以在房间内放置一台录音机,经常播放一些柔和、委婉的音乐,促进新生儿的听觉发育。另外,在新生儿床的上方15～20厘米的高度,可以悬挂一些色彩鲜艳并且能发出声响的玩具,新生儿清醒状态时,父母可轻轻摇动玩具,这样既训练了视觉,又训练了听觉,有利于新生儿大脑的生长发育。

5. 新生儿的房间不必静悄悄

在日常生活中,人们总是把坐月子的母亲和新生儿的房间搞得静静的,生怕有点声音吓着新生儿。其实这是没有必要的。

新生儿由于中耳鼓室尚未充气,并有一部分羊水潴留,所以听觉传导较差,听觉不是很灵敏,但是他们还是能听见声音的。新生儿听到声音后会突然惊哭,这是正常的听觉反射。因为他们刚出生乍一听到声音,不知道声音从何而来,不能很快地适应,通常就会出现"惊吓反射"。所以,父母完全不必紧张,这并不是什么异常行为。

研究证实,新生儿在听到柔和、缓慢、淳厚的声音时,会表现为安静和微笑;听到尖锐的声音时会表现为烦躁和不安。并且,新生儿对有节奏的声音更为敏感,可能与胎儿期天天听到母亲有节律的心跳有关,它给予新生儿一种安全感。

尽早地训练新生儿的听力有利于将来的智力发育,那么如何训练新生儿的听力呢?最重要的就是给新生儿一个有声音的环境。我们在日常生活中会产生各种声音,如走路声、说话声、笑声、开门声等,让新生儿听到这些声音,可以促使他们逐渐区分不同的声音。另外,让新生儿听有节奏的音乐,但时间不宜过长,要有节制,选择的音乐也要是舒缓的,不要选过于吵闹的音乐。

6. 房间温度要适宜

新生儿从恒温的子宫一下子来到外界环境,由于自身体温调节中枢的功能发育不完善,不能随环境温度的变化而进行调节,因此出生后体温会明显下降。

如果新生儿出生时,所在的环境温度适中,体温可逐渐回升,达到36℃～37℃,这种最适宜的环境温度,称为"适中温度"或"中性温度"。在这种环境温

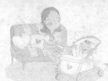
度下,新生儿可以保持正常体温,消耗的氧气最少,新陈代谢率最低,热能消耗也少,使营养素和热能均最大限度地用于身体的生长发育。

那么,怎样的室内温度才算适宜呢？一般地讲,正常新生儿房间的温度要保持在18℃~22℃,早产儿则要求高一些。若室温过高,新生儿皮肤蒸发大量汗液,呼吸增快,带走水分,使体内水分不足,血液浓缩,引起发热,即"脱水热"。如果室温过低,新生儿体温不升,皮肤及皮下脂肪变硬,发生硬肿症。因此,适宜的室内温度对新生儿的保暖十分重要。

保持室内温度的方法各种各样。在夏季,可用空调、电风扇等方法,但要避免风直吹新生儿;在冬季,可用暖气、火炉、取暖器来保持室内一定的温度。无论在什么季节,都要避免空气干燥,使室内保持一定的湿度。同时,还要每天定时开窗换气,保证室内空气新鲜,有利于新生儿呼吸系统的功能发育,保证身体健康。

7. 小宝宝需要一张安全的小床

新生儿的主要活动场所就是一张床,所以给他们选择一张舒适的床是非常重要的。

(1)长度要适合,高度要与成年人的床相同或稍低一点,这样方便母亲看到自己的宝宝,也便于随时随地进行目光交流。

(2)床的周围要有围栏,栏杆最好是圆柱形的,不要选择突出的栏杆或交叉栏杆。栏杆的高度至少60厘米,两根栏杆之间的宽窄要适当,以防新生儿的头、手、脚卡在栏杆中间发生意外。床的各个角也应是圆钝形的,以免碰伤新生儿。

(3)在夏季,可在床上用固定的架子挂上蚊帐,以避免蚊虫的叮咬。注意不可直接将蚊帐搭在床上,避免蚊帐坠落后搭在新生儿的面部,发生意外窒息。

(4)床的两边或两头有专门挂玩具的装置,并且在悬挂玩具时,高度要适宜。

(5)床要放在朝阳处,但不能靠近火炉或暖气片,以免烫伤。

(6)要经常更换位置,避免新生儿眼睛固定向一个方向看,发生斜视。

8. 新生儿与母亲同睡的优缺点

按照我国的传统,新生儿从一出生就和母亲睡在一起,当然这样做是有很多优点的。首先母亲可以及时了解新生儿的情况,给予及时的处理;还有就是母亲可以及时地进行哺乳,满足新生儿的需要,又可以刺激正常的排乳;另外,

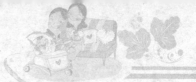

给新生儿换尿布、换衣服也方便；这样做还利于母子之间的感情交流，让新生儿对周围环境产生安全感。

但是母婴同睡也有其不足之处，如新生儿与母亲在一起，有时会妨碍睡眠；有时会因母亲的疏忽而引起婴儿窒息；并且母亲感冒或患其他疾病很容易传给婴儿。

所以，专家提倡，新生儿出生头6个月和母亲同睡，之后最好分开。当母婴分睡时，母亲应陪婴儿入睡后才能离开，以保证他安心睡眠。

（二）新生儿穿衣

1. 为什么要注意给新生儿保暖

新生儿的体温调节中枢发育不完善，体温容易受外界环境的影响。无论温度过高还是过低，都不利于新生儿的生长发育，尤其是在寒冷的环境下，新生儿体表面积相对大，皮下脂肪薄，易于散热，导致体温下降，同时还能引起以下不利影响。

（1）降低自身抵抗力：新生儿的自身免疫力本来就差，寒冷又会降低抵抗力，所以更容易引起伤风、感冒，甚或引起呕吐、肺炎、硬肿症等。

（2）增加氧耗量：如果体温在36℃以下，每降低0.6℃，就会增加10％的耗氧量，这样容易使机体氧气供给不足，无氧酵解代谢增加，其代谢产物乳酸蓄积，从而造成代谢性酸中毒。

（3）引起低血糖：新生儿体内糖的储备不多，寒冷时为了保持体温，往往使糖消耗增加，容易引起低血糖，而低血糖又将影响脑的功能。

（4）引起核黄疸：新生儿若有黄疸，体温过低容易引起核黄疸。

可见，寒冷的环境会影响新生儿的正常发育，体重增加缓慢。所以，新生儿要特别注意保暖。

2. 怎样给新生儿保暖

新生儿刚出生时，由于外界环境的温度和子宫内的温度有一定差异，加之自身的体温调节中枢发育不完善，所以体温极其不稳定，随着外界环境温度的变化而变化。若温度过高，新生儿体温也升高，易发生脱水热；若温度过低，新生儿体温也会降低，易引起感冒或其他疾病。所以，给予新生儿恰当的保暖是十分重要的。那我们怎样给新生儿保暖呢？

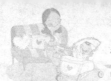
首先,调节好室内温度,一般以18℃～22℃为宜,相对湿度50％为宜,并保持恒定,这样可以维持新生儿体温在36℃～37℃。当然,室内要保持空气新鲜、清洁,经常要开窗换气。如果在炎热的夏季,要特别注意室内通风,可以在地上洒些冷水或放置冷水盆帮助降温;在寒冷的冬季,可以用暖气、火炉等提高室温。

另外,在使用热水袋时,不能直接接触新生儿的皮肤,要放置于包被外,防止烫伤。热水袋的温度不得超过60℃,也就是将热水滴在大人手背上不感到太烫就行了。冬季的空气干燥,不能让新生儿靠近煤炉或暖气,最好在火炉上烧水蒸发水汽,或在暖气上放湿毛巾,使室内空气湿润,以防新生儿呼吸道黏膜干燥而引起呼吸道疾病。

最后,要适当调节衣服和被褥的穿盖。吃奶或哭闹时都容易出汗,这种情况下应适当减少被褥。

3. 如何包裹新生儿

新生儿一出生,家人就把他们包裹得严严实实,甚至是密不透风。这样做并不合理,其实包裹新生儿也是有学问的。

首先,最好还是给新生儿穿上纯棉的、小和尚领的内衣;然后垫上尿布,注意不要遮盖脐部,以免弄湿污染;再就是外面裹上棉毯,上边再盖一层被。

这一系列的动作中关键是裹棉毯。这时要将新生儿放在毯子对角线上,先将一侧毯子角提起向对侧包住,折转放在新生儿身下,再将另一侧按相反方向折转后放于身下,足部多余的毯子角折回放于臀下。包裹时要松一些,以不散开为原则,尤其是夏天,更不能包得太紧,以免影响新生儿的活动,也避免生痱子。

在包裹时还要注意,不要把新生儿的双手绑在两肋旁,这样会使呼吸受压抑,甚至影响肺部的发育。包好后要使新生儿的双腿能在包裹内自由活动,似蛙腿。有的父母担心双腿没有被绑直会不会长成八字脚或罗圈腿,其实这种担心是不必要的。因为腿的变形是佝偻病的后遗症,与新生儿时期的捆绑是没有关系的。恰恰相反,如果绑得太紧,新生儿活动受限,容易疲劳,而且绑的时间长了会影响血液循环,阻碍他们的生长发育。

总之,育儿专家指出,在包裹新生儿时要注意维持其自然体位,即新生儿的上肢是"W"字形,腹部如鼓形,下肢是"M"字形,其活动度为120°～140°。这种自然体位适合新生儿的活动和正常发育。

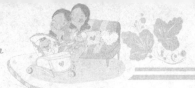

4. 不要把新生儿包得"密不透风"

父母和老人总是习惯性地把刚出生的新生儿用毯子或小棉被包裹起来,除了脑袋以外,手、脚、躯干都被严严实实地包了起来,并且还要用带子或绳子捆绑起来,把新生儿裹成一个长长的小包裹,就像"蜡烛包"。育儿专家指出,"蜡烛包"将新生儿上肢的"W"字形和下肢的"M"字形通通拉直,呈强迫状态的"1"字形,这种做法是不科学的。

第一,因为胎儿在子宫内四肢呈屈曲状态,出生后这种姿势还需要维持一段时间,如果突然用捆绑的方法去改变这种姿势,会给新生儿带来很大的不适,影响他们的自由活动,从而妨碍四肢骨骼、肌肉的生长发育。

第二,紧紧地包裹限制了胸廓的运动,影响肺的功能发育。

第三,紧紧地包裹还会妨碍大脑的发育。因为感知觉是刺激大脑神经细胞发育必不可少的条件,包裹过严使新生儿减少了获得刺激的可能性。

第四,如果不经常打开包裹,新生儿容易形成尿布疹、脐炎、皮肤感染、褶皱处糜烂等。这与通气不良,清洗少,皮肤表面不干净,细菌容易孳生有关。另外,包裹太紧容易出汗,严重的可能导致脱水热。

5. 宝宝应该穿什么样的衣服比较合适

宝宝穿什么样的衣服最舒服呀?许多父母都有这个疑问,其实很简单,他们和大人一样喜欢纯棉衣服。

纯棉衣服容易吸水、保暖性强、质地柔软、通透性好,并且容易洗涤。新生儿的皮肤柔软、娇嫩,汗腺分泌旺盛,穿纯棉的衣服最适合不过了。父母不要给新生儿穿合成纤维或尼龙布料的衣服,因为这些衣服容易产生静电,使宝宝不舒服。有奶癣的新生儿就更不能穿纤维或羊毛类的衣服,而应选择纯棉衣服。

另外,新生儿衣服的样式以结带斜襟式为最好。这种衣服前襟要做得长些,后背可稍短些,以避免或减少大便的污染。衣服最好宽大一些,既方便脱穿,又不妨碍新生儿四肢的活动。为避免划伤新生儿娇嫩的皮肤,衣服上不要钉纽扣,更不能使用别针,可以用带子系在身侧。冬天的衣服可采用上述样式做成双层,中间垫以薄棉胎。夏季可以给新生儿穿长单衣,背后系带,便于换尿布。

最后,新生儿衣服的颜色以浅淡为宜。深色颜料染成的布料对娇嫩的皮肤有一定刺激,容易引起皮炎。

6. 怎样为新生儿穿衣服

在给新生儿穿衣服时要先穿上衣。首先，看看尿布是否需要更换，若不干净就换条新的。然后，把上衣沿着领口折叠成圆圈状，两拇指伸进去把领口撑开，从新生儿的头部套过，同时要把新生儿的头稍微抬起；接着把右衣袖沿着袖口折叠成圆圈形，母亲的手从中间穿过去后抓住新生儿的手腕从袖圈中轻轻拉过，这样衣袖就套在新生儿的手臂上了，再以同样的方式穿上另一条衣袖；最后，轻轻抬起新生儿的上身，把上衣拉平。

上衣穿好后，再穿裤子。穿裤子时也要先把裤腿折叠成圆圈形，母亲的手从中穿过去抓住新生儿的足腕，将脚轻轻地拉过来，并把裤子拉直；另一条裤腿也要这样穿。最后把裤腰提上去包住上衣，并把衣服整理平整。

当然，这些动作一定要轻柔，要顺着新生儿肢体弯曲和活动的方向进行，不能生拉硬拽。母亲在给新生儿穿衣服时要注意观察新生儿的表现，这样可以及时发现他们身体是否有异常症状。

7. 怎样为新生儿脱衣服

给新生儿脱衣服的动作是和穿衣服相反的，即要先脱裤子再脱上衣。

首先，把新生儿放在床上，一只手轻轻抬起新生儿的臀部，另一只手将裤腰脱至膝盖处；然后用一只手抓住裤口，另一只手轻握新生儿的膝盖，将腿顺势拉出来，另一条腿采用相同的做法。

在脱上衣时，把衣服从腰部上卷到胸前，然后握着新生儿的肘部，把袖口卷成圆圈形，轻轻地把手臂从中拉出来。最后，把领口张开，小心地从头上取下。

如果新生儿穿的是连衣裤，要先解开扣子，把袖子卷成圈形，然后轻轻地把手臂从中拉出，然后按脱裤子的方法将其脱下。

8. 新生儿穿裤子好

许多父母只给新生儿穿上衣，而不穿裤子。因为新生儿大小便比较多，尿布更换频繁，父母就用尿布代替了裤子，同时又用小棉被把他们包裹得严严实实，也就是"蜡烛包"。这种包裹方式是有许多弊端的，如限制新生儿四肢的正常发育，影响肺和大脑的发育，还容易导致尿布疹、脐炎等，所以新生儿穿裤子是有必要的。

父母在给新生儿选择裤子时，最好不要选择松紧带裤子。因为新生儿正处在快速生长发育阶段，而松紧带会影响胸腹部的发育。父母可以给新生儿选择

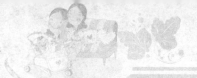

连体裤，最好是宽松一点的，这样既利于身体发育，又方便更换尿布。

9. 手套限制宝宝的触觉发育

许多父母总是给新生儿戴上小手套，一是不敢为新生儿修剪指甲，再就是怕新生儿在抓摸时指甲划伤小脸蛋。这样做表面上看是保护了新生儿娇嫩的皮肤，但从新生儿发育的角度看，则直接束缚了他们的双手，使手指关节的活动受到一定的限制，同时也不能直接触摸周围的物体，不利于新生儿触觉的发育。

另外，用毛巾或其他棉织品做的手套比较粗糙，新生儿手部活动时容易摩擦皮肤。并且里面的线头若是脱落了，很容易缠绕住新生儿的手指，影响手指局部血液循环。因此，我们不提倡给新生儿戴手套。

如果新生儿的指甲长了，父母可以在他们熟睡时小心地修剪。给新生儿剪指甲时一定要抓住他们的小手，避免因晃动手指而被剪刀碰伤，但指甲不要剪得过短，以免损伤甲床。最好修剪得适中，光滑，这样既清洁卫生，又不用担心会抓伤皮肤，同时也保证了新生儿小手的正常发育。

10. 新生儿要不要穿袜子

新生儿是需要穿袜子的，因为新生儿的体温调节中枢发育还不够成熟，尤其在寒冷的冬季，更应该给新生儿保暖。

另外，给新生儿穿上袜子不仅有保暖作用，而且还有保护作用。若是让新生儿光着脚，接触外界环境就比较多，一些脏东西容易通过娇嫩的皮肤侵袭新生儿，从而增加了感染的机会。穿上袜子就会减少这种接触，起到保护作用。同时，随着新生儿的发育，他们的活动能力越来越强，活动范围也增大，穿上袜子可以减少或避免损伤足部的皮肤和脚趾。

那么，新生儿穿什么样的袜子呢？父母在为新生儿准备袜子时，一定要选择宽松柔软的袜子，以免影响新生儿足部的正常发育。

11. 新生儿的衣服不要放樟脑

新生儿的衣服在存放时千万不要搁樟脑丸，因为樟脑丸是防止蛀虫的，其主要成分是萘酚，有强烈的挥发性。如果新生儿穿上放置过樟脑丸的衣服，萘酚会通过皮肤进入血液，使红细胞膜的完整性发生改变，而红细胞的破坏会导致新生儿急性溶血，临床表现为进行性贫血，严重的黄疸，尿呈浓茶样。严重者可发展为心力衰竭，有生命危险。

如果父母已经在新生儿的衣服里放了樟脑丸，那就要及时取出樟脑丸，并

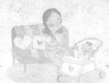

要把衣服放在煮沸的水中消毒,再通风晾干。因为萘酚受热后很快就会变成气体挥发掉。专家建议,新生儿的衣服要放在干燥的衣柜中,并且在给新生儿穿之前最好在阳光下晒一晒。

(三)新生儿睡眠

1. 新生儿每天睡眠需多少时间

一般来说,新生儿除了吃奶外,几乎都在睡觉。这一方面是因为他们的神经系统尚未发育健全,大脑皮质兴奋性低,外界的刺激过强,使之非常容易疲劳,而进入睡眠状态;另一方面也是他们生长发育的需要。所以,新生儿睡眠多是一种生理现象。

那么,新生儿每天需要睡多少小时呢?据统计,正常新生儿每天可睡17~20小时,是成年人的2倍多;清醒安静的时间为2~3小时,清醒伴有活动的时间为1~2小时,还有1小时左右是哭的时间。

所以,父母要给新生儿创造一个良好的睡眠环境。新生儿的房间要空气新鲜、湿度适宜,床上的被褥柔软,厚薄适当。同时要培养新生儿自然睡眠和定时睡眠的习惯。白天准时喂奶,夜间不要因喂奶将他们弄醒;睡觉时不含假乳头,也不要拍打、摇动或抱着。总之,父母要尽可能地保证新生儿高质量的睡眠,从而利于他们的生长发育。

2. 新生儿睡眠的最佳姿势

新生儿大部分时间都在睡觉,但是他们自己不能控制和调整睡眠的姿势,这就需要母亲为他们调整成最佳的睡眠姿势。

什么样的姿势才是最佳的呢?一般睡眠姿势分为仰卧、俯卧和侧卧3种。大部分母亲都让新生儿仰卧睡觉,因为这种睡觉姿势能使全身肌肉放松,对新生儿的内脏,如心脏、胃肠道和膀胱的压迫最少。但是仰卧睡觉也是有缺点的,一是呕吐时容易被呕吐物塞噎喉咙而引起窒息;二是仰卧时总是一个方向,就会引起头颅变形,形成扁头,影响头型美观。

新生儿期最好不要俯卧位睡觉,因为新生儿还不能抬头、转头和翻身,俯卧时容易发生意外窒息。另外,俯卧也会压迫内脏,不利于新生儿的生长发育。新生儿刚出生时最好让其保持着他们在子宫内的姿势,四肢屈曲,右侧卧位,在颈下垫块小毛巾,使经过产道时咽进的羊水和黏液流出,并定时改换另一侧卧

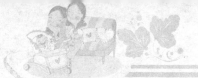

位,因为新生儿的头颅骨骨缝没有完全闭合,长期睡向一边,头颅可能变形。

如果新生儿刚喂完奶,最好使其右侧卧位,以减少溢奶,大约在1个小时后即可平卧。一般4个小时左右给新生儿调换一次姿势,同时注意不要把耳轮压向前方。

3. 睡电褥子对宝宝的身体不利

适宜的保暖对新生儿是很重要的,尤其是早产儿。但是有的父母给新生儿铺上电褥子来保暖,这种做法是十分危险的。

电褥子的温度一般难以自动控制,父母一旦忘记关掉电源,新生儿又无法及时反映自己的感受,导致温度过高、保暖过度,这对新生儿的健康和生命安全都会带来不利影响。因为新生儿体温调节能力差,高温情况下身体内的水分丢失增多,若不及时补充液体,会造成新生儿脱水热、高钠血症、血液浓缩,出现高胆红素血症,甚至还会引起呼吸暂停,严重时可致死。

在家里,父母给新生儿保暖的正确方法是调节室温,也可以在床上多铺些被褥,或用热水袋放在包被外面保温,整个空间提高温度要比局部高温安全得多,而且新生儿也会很舒服。

4. 不要让小宝宝睡偏头

由于新生儿的头颅骨尚未完全骨化,各个骨片之间仍有成长空隙,有相当的可塑性,再加上新生儿的颈部肌肉不发达而无力转动头部,所以当某一侧的骨片长期承受整个头部重量的压力时,其形状就会受影响。也就是说新生儿不注意睡眠姿势,头部长期偏向一侧,时间长了就会左右不对称,俗称"睡偏头"。

那么,怎样才能使新生儿的头部长得左右对称而不会睡偏头呢?

首先,新生儿要有良好的睡眠姿势。一般不要给新生儿用枕头,头部不宜长期处于一种姿势,每天隔4个小时左右调换一下。父母也可以在一侧放上较软的枕头,使头部不能随意偏向该侧,如此交替进行,久后即能起到防治作用。

其次,新生儿吃奶时头转向母亲一侧,并且睡觉时也习惯于面向母亲。所以,母亲要经常和新生儿调换位置睡觉,这样新生儿就不会把头转向固定的一侧了。

另外,新生儿的头骨左右两侧生长不均匀,除了不良的睡眠姿势所致,还可能因为身体缺钙,即患有佝偻病,这时更容易发生偏头。

如果父母已经发现新生儿睡偏了头,应该及时进行纠正。若超过了1岁

181

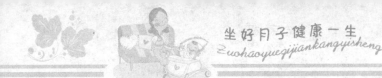
半,宝宝骨骼发育的自我调整能力就会下降,偏头不易纠正,虽然不会影响大脑发育,但影响宝宝的外观美。

5. 新生儿"夜啼"怎么办

有些新生儿白天熟睡不醒,而晚上精神饱满,甚至哭闹不休,这种日夜颠倒的新生儿我们称为"夜啼郎"。遇上这种情况时,许多父母是大伤脑筋,为什么会有这种现象呢? 怎样才能使宝宝停止"夜啼"呢?

因为胎儿在母体内是不分昼夜的,新生儿出生后不能立即适应外界环境,黑夜白天分不清,睡眠规律尚未形成。除了生物钟尚未转向成年人化之外,还有其他一些因素,如环境的温度与湿度,或太冷,或太热,都会使新生儿不舒服而哭闹;有的新生儿半夜一定要喂奶,如果不喂就哭闹不止;患有某些疾病(佝偻病、尿布疹等)也可引起新生儿夜间啼哭。

要使新生儿"夜啼"现象消失,首先要针对原因找办法。若只是单纯的生物钟日夜颠倒,父母可以设法让新生儿白天睡眠次数少些。例如,白天少喂一些.让他们吃个半饱,睡不踏实,一会儿一醒;或给他们些刺激(轻轻弹脚心,捏耳垂等),或利用声、光、语言等逗引他们,延长清醒时间,不让他们多睡,使他们疲劳,夜晚自然能睡熟了。若是由于外界环境不舒适,父母要及时改善,给新生儿一个良好的睡眠环境。如果新生儿患有疾病就应及时治疗。

对新生儿来说,他们的生长激素在晚上熟睡时分泌量较多,从而促使身长增加。若是夜啼长时间得不到纠正,新生儿身长增加的速度就会显得缓慢。所以新生儿一旦"夜啼",父母应积极寻找原因并及时解决,以免影响新生儿正常的生长发育。

育儿专家指出,宝宝从出生到1周岁,白天清醒、晚上睡眠的规律是逐渐形成的;到6~7个月,宝宝的生物钟基本上与成年人接近,但个别的到了12个月时生物钟还是日夜不分。

6. 新生儿睡觉不用枕头好

育儿专家指出,新生儿睡觉是不需要枕头的。因为新生儿的脊柱是直的,平躺时,背和后脑勺在同一平面上,不会造成肌肉紧绷状态。并且新生儿的头大,几乎与肩同宽,平躺、侧卧都很自然,因此新生儿不需要枕头。

如果头部用枕头垫高了,反而容易造成新生儿头颈弯曲,有的还会引起吞咽和呼吸困难,影响新生儿正常的生长发育。但是父母为了防止新生儿吐奶,可以把新生儿上半身适当垫高。

专家还说,婴儿长到三四个月时,其颈椎开始向前弯曲,这时可以用1厘米高的枕头;七八个月学坐时,胸椎开始向后弯曲,肩部也会发育增宽,这时可以用3厘米高的枕头。枕头过高或过低都不利于宝宝的睡眠和身体发育。

(四)新生儿洗脸、洗澡

1. 如何给新生儿洗脸

首先,父母要做一些洗脸前的准备,如自己的手要洗干净;准备好新生儿专用的小脸盆和毛巾;准备好温水,或等沸水降到适宜温度后再用;然后,把毛巾浸湿再拧成半干,摊开卷在2~3个手指上,轻轻给新生儿擦洗。先从眼睛开始,要从眼角内侧向外侧轻轻擦洗,如眼屎较多时要擦干净;接着擦洗鼻子,同时清理鼻子里的分泌物,可以用消毒棉签轻轻卷出分泌物;再就是擦洗口周、面颊、前额和耳朵,注意擦洗耳朵时不能将水弄进耳道中。最后,清洗毛巾后再擦洗颈部,尤其是颌下的颈部。

2. 母乳洗脸有弊端

有些母亲在给新生儿喂完奶后,喜欢用自己的乳汁给新生儿洗脸,认为经常用乳汁洗脸可使新生儿的皮肤变得又白又嫩,其实这种做法对新生儿是有害无益的。

母乳中含有丰富的蛋白质、脂肪和糖,这些营养物质是细菌生长繁殖的良好培养基,为细菌生长提供了条件。而且新生儿的皮肤娇嫩、血管丰富、皮肤角质层薄、通透性强,又为细菌通过毛孔进入体内创造了有利条件,因此用奶洗脸易引起宝宝毛囊炎,甚至引起毛囊周围皮肤化脓感染。不及时治疗可发生败血症等全身感染,是很危险的。

另外,用乳汁洗脸后,在皮肤上可形成一层紧张的膜,使面部肌肉活动受限,而且极不舒服。再说用母乳洗脸也不能使皮肤变得白嫩,记住千万不可用母乳洗脸。

3. 新生儿也要勤洗手

因为新生儿的小手在一般情况下呈握拳状态,手指夹缝和手掌常常藏有污垢,所以母亲要经常给新生儿洗手。在清洗时,母亲要握着新生儿的小手,把手放进水盆,一面拨动水,一面轻轻扒开手指,可以抹上婴儿香皂搓洗,然后用清

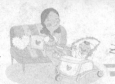
水洗干净,再用毛巾擦干。然后用同样的方法洗另一只手。

注意:母亲的动作一定要轻柔,使新生儿产生舒适感,不要在他们哭闹时强迫清洗,以免新生儿对洗手产生恐惧和厌烦心理。

4. 准备充分再洗澡

为宝宝洗澡要准备哪些东西呢?

(1)洗澡时所需的清洁用品要准备好,如浴盆、小毛巾、无泪洗发精、沐浴液或婴儿皂、棉花球、橄榄油等。

(2)洗澡后所需的用品和衣物,如润肤露或爽身粉;大浴巾、包被、干净的尿布和衣裤等。

(3)洗澡前要把门窗关好,不要有穿堂风。若是在冬季,室内温度以23℃～26℃比较适宜。另外,中午1～2时气温较高,适宜洗澡。

(4)洗澡时最好把浴盆放在合适高度的台上,不仅方便给宝宝换衣服、换尿片,还能让父母身体轻松。

(5)洗澡水要先放凉水再放热水,约放1/3的水。水温在38℃～40℃,在放新生儿进浴盆前,父母可以用肘部放入水中试试水温,温热即可。

(6)洗澡要在新生儿吃奶前1～2个小时,以免吐奶。

5. 给新生儿洗澡有哪些要领

洗澡可以促进全身血液循环,利于新生儿健康成长,但是给新生儿洗澡时一定要小心,应该做到以下几点:

(1)脐带脱落前不要把新生儿放在水中洗,要上下身分开洗,或进行擦洗,以免脐部感染。新生儿脐带脱落后就可以在浴盆里洗澡了。

(2)根据季节及气温变化做安排。冬天可以隔几天洗1次,一般在中午温度较高时洗澡;夏季出汗多,可以每天洗1次。另外,在洗澡时室温以23℃～26℃为宜,水温以38℃～40℃为宜。

(3)洗澡的清洁用品最好选用新生儿专用的,如无泪洗发精、沐浴液、香皂等。

(4)洗澡的顺序一般是脸、头、身体、背、屁股、脐部。在洗澡的时候要防止水和泡沫进入耳朵、鼻子和眼睛。

(5)洗澡时父母的动作既要快,又要轻柔。每次洗澡不能超过10分钟。

(6)洗完后用柔软的毛巾擦干,尔后用干棉球擦净脐部。注意新生儿的皮肤皱褶处,如耳后、颈部、腋下、大腿根等部位要擦干,防止发生褶烂面、湿疹等。

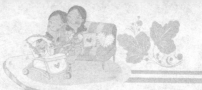

(7)新生儿吃完奶 1～1.5 小时后或是吃奶前 1～2 个小时洗澡可以防止宝宝吐奶。

6.新生儿洗澡不宜太勤

新生儿洗澡不宜太勤,因为在洗澡过程中,给新生儿擦抹香皂会除掉他们皮肤表面的油脂,而这层油脂具有保暖、防止感染和外部刺激的重要作用,是任何其他精制油脂所不能替代的。另外,新生儿天天洗澡容易疲劳,影响正常的生长发育。

育儿专家建议:新生儿洗澡,冬天隔 3 天洗 1 次,夏天 1 天 1 次。每次洗澡时,不要让新生儿在水中时间太长,最好不超过 10 分钟。

7.使用浴罩洗澡影响宝宝健康

一些父母给新生儿洗澡时,在小浴盆的外面罩上浴罩,怕把新生儿冻着。这样做虽然保证了一定的温度,但是却增加了另一种危险。因为浴罩一般都是由塑料薄膜制成的,通过隔绝外界空气而达到保暖的目的。但是在浴罩内时间越长,二氧化碳的浓度越高,氧气的浓度越低。在成年人还能忍受的情况下,新生儿会出现暂时的缺氧。时间长了,便会影响新生儿的健康,尤其是体弱多病的新生儿更不宜使用浴罩洗澡。

8.宝宝患病时不宜洗澡

新生儿患以下疾病时不宜洗澡。

(1)发热、咳嗽、流涕、腹泻等疾病时最好不要洗澡。

(2)皮肤烫伤、水疱破溃、皮肤脓疱疮及全身湿疹等有皮肤损害时,应避免洗澡。

(3)肺炎、缺氧、呼吸衰竭、心力衰竭等严重疾病时更不能洗澡,以防洗澡过程中发生缺氧,导致生命危险。

父母为了让新生儿身体干净舒适,可以用柔软的温湿毛巾或海绵擦身。由于新生儿生病期间需要更多的休息,所以擦身时动作一定要轻,从上到下,从前到后逐渐地擦干净。若某处皮肤较脏不易擦干净,可以用婴儿专用的肥皂水或婴儿油擦净皮肤,然后再用湿毛巾擦干净,以防皮肤受到刺激而发红、糜烂。

185

9. 为新生儿清洁五官

新生儿的五官经常会出现一些问题,如眼角发红;睡醒后眼内有很多眼屎;分泌物塞住鼻孔而影响呼吸等。那么,父母该如何给新生儿清洗呢?

(1)面部清洁:每天早晨用温水洗脸,然后用柔软的毛巾擦干。

(2)眼睛护理:新生儿刚出生时,眼睛可能会被产道里的细菌污染,引起眼炎。所以要注意新生儿眼睛周围皮肤的清洁,每天可用药棉蘸生理盐水擦拭眼角,由内向外,切不可用手擦抹。若新生儿眼屎多或眼睛发红,擦拭干净后用0.25%氯霉素眼药水点眼,每次1滴。

(3)鼻腔护理:一般不宜洗涤,因为弄不好反而引起炎症。当新生儿鼻腔内分泌物较多时,千万不能用发夹、火柴抠挖,以免触伤鼻黏膜,应用棉签轻轻卷出。如果鼻腔内的黏性分泌物结成硬痂,致使呼吸不畅,影响吃奶、睡眠时,可用药棉浸一些清洁的植物油滴入鼻腔,待硬痂软化后再用棉签轻轻卷出。

(4)耳朵护理:一般耳朵内的分泌物是不需要清理的。同时要注意防止耳朵内进水,若有泪水或洗脸水流入耳朵时,要及时擦干,以免引起外耳道炎症。

(5)口腔护理:新生儿口腔黏膜十分娇嫩,父母不要随便擦洗,否则引起破损,造成感染。正确的做法是在两次喂奶之间喂宝宝几口温开水。

(五)新生儿大小便料理

1. 怎样料理新生儿大小便

新生儿在出生时膀胱中已经有少量尿液,所以在出生后6小时内排尿,开始尿少,以后逐渐增多。一般出生后的前4天,一天只排尿3~4次,大约1周以后,随着进水量的增多,每日排尿可达20次左右,尿量也会增加。新生儿的尿呈淡黄色且透明,但有时排出的尿会呈红褐色,略微混浊,这是由于尿中的尿酸盐结晶所致,2~3日后会消失。尿液的颜色因母乳喂养还是牛奶喂养的不同而有差异。

新生儿在出生后12小时内开始排出黏稠、黑色或墨绿色、无臭味的胎粪,这是胎儿肠黏液腺的分泌物、脱落的上皮细胞、胆汁、吞入的羊水或产道的血液等的混合物。一般每天2~3次,2~4日后胎粪排尽,转为黄色糊状便,每天3~5次,通常是在喂奶时排便。在喂奶时排便是胃肠反射引起的,属正常生理现象。

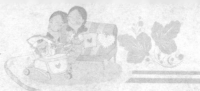

一般母乳喂养的新生儿大便呈金黄色,偶尔会微带绿色且比较稀;或呈糊状,均匀一致,带有酸味但没有泡沫,没有奶瓣。人工喂养的新生儿吃的是配方奶,大便呈淡黄色或土黄色,比较干燥、粗糙,有便秘倾向,带有难闻的粪臭味,有时还混有灰白色的"奶瓣"。

新生儿大便时很用力,有时因屏气用力而脸面涨得发红,伸臂、仰头、皱眉,甚至发出特殊的声响,有些母亲误认为新生儿便秘,其实不是的。这是因为新生儿的神经系统发育还不健全,对各种肌肉群的调节和控制还不准确,往往是一处用力而引起全身用力。随着新生儿的生长发育,这种状况会消失的。

2. 如何护理女婴外阴

新生儿期女婴的处女膜肿胀、呈紫红色,微突出于外阴裂隙;阴唇软、形圆、丰满,外阴可有白色凝乳状或黏液状分泌物覆盖,有时还有少量的分泌物,这种颜色透明、没有难闻气味的白带,对阴部的皮肤黏膜无刺激性。

此时女婴的生殖器官发育尚未成熟,阴道黏膜薄,阴道内酸度低,如果有病原体或异物侵入,容易感染发病。女婴的尿道短而宽,尿道口与阴道、肛门比较接近,细菌容易侵入,发生尿路感染的机会也比较多。

在日常生活中,母亲要做好女婴的外阴护理。首先,尿布最好用棉织品,尽量避免纤维类,防止局部潮湿或湿疹。其次,每天晚上睡觉前和每次便后要清洗外阴。清洗时,毛巾从阴道口向肛门的方向(大便后用手纸擦时也是这个方向),如果方向相反,肛门周围的细菌就会传到阴道或尿道。另外,父母应该给她们准备专门洗外阴的小盆和毛巾。

3. 给孩子擦屁股有讲究

父母千万不要小看给孩子擦屁股这件事,这里面还有一定的学问呢!近年来,患肛瘘的孩子越来越多,其原因就与没有正确给孩子擦屁股有关。

父母为新生儿准备的尿布一般都是用旧床单、旧衣裳做的,虽然这些旧布柔软且吸水,但是由于它们经过多次的反复搓洗,布上的绒毛早已变成了一层毛刺,这些毛刺在旧布干燥状态时很坚硬,对皮肤娇嫩的新生儿来说是十分有害的。

新生儿在大小便后,父母常常在换尿布时顺手用干尿布给他们擦屁股,再加上新生儿的大便比较黏,需要反复擦几次才能干净,从而增加了损伤新生儿皮肤的机会。还有的父母用废纸给新生儿擦屁股,这更容易使新生儿的肛门黏膜受到损伤,并且一旦感染后易致肛门炎,引起肛门脓肿,破溃后形成肛瘘。

男婴肛门发炎时红肿疼痛,形成脓肿后肛周皮肤肿胀光亮,中心软化,破溃后流出脓液而形成肛瘘,大便则从瘘管口流出。女婴一般是外阴红肿,破溃后大便从阴道口处女膜外部位的瘘口排出,开始3日大便几乎全从阴道口排出来,肛门不排便。大约过10日,肛门才逐渐恢复排便,随着阴道排便的减少,肛瘘周围炎症也会消退。但是女婴的肛瘘不会自行愈合,如果腹泻时仍会从瘘口漏出粪便。要想彻底治愈肛瘘,父母应及时带孩子到医院治疗。

可见,父母掌握科学育儿知识是多么重要。为了孩子将来的健康,父母可以选择质地柔软、吸水性强的新棉布做尿布,或选用一次性的"尿不湿",并且给孩子擦屁股时不要太用力。新生儿在大小便后,父母可以先用温水给他们清洗外阴肛门,然后用消毒的软卫生纸轻轻地擦干,这样能有效地预防肛瘘。

4. 怎样预防新生儿红臀

新生儿红臀又称尿布疹,是指新生儿臀部、会阴部等处的皮肤发红,有散在的斑丘疹或疱疹,然后渐渐糜烂、破损,是新生儿常见的皮肤病。因为新生儿消化功能差,大小便次数多,若尿布更换不及时,臀部皮肤经常处在潮闷的环境中,又由于粪便中含脂肪酸,尿中含尿酸,这些化学物质经常刺激臀部皮肤就会发生红臀。

由此看来,预防红臀的最好办法就是勤换尿布。新生儿大小便次数比较多,只有及时更换尿布,才能保持臀部皮肤的清洁干燥。同时父母最好选用柔软、吸水性强、透气好的纯棉布做尿布,用过的尿布应先浸在水中半小时后再洗,肥皂水一定要漂清,然后在太阳下晒干。阴干的尿布常留有一定水分,最好用热水袋或熨斗烘一下,使尿布干燥。还要避免使用橡胶或塑料的防水布,免得积尿、积汗。另外,新生儿大便后要用温水洗屁股,然后用毛巾吸干,不能在潮湿的情况下扑粉。

如果新生儿已经有了红臀,父母应根据不同的创面采用不同的方法,切忌乱涂爽身粉或油膏。如果臀部只有红斑,父母在给新生儿清洗时可以少用些肥皂,然后用柔软且吸水的棉布或卫生纸吸干,再涂上5%～10%鞣酸软膏;如果宝宝有皮肤破损,父母可以给宝宝涂紫药水;如果情况很严重,就要及时去医院诊治。

育儿专家指出,女婴小便更容易浸湿臀下的尿布,发生红臀的几率较男婴高。所以父母在照料女婴时,可以将其臀部的尿布稍厚些,而且更要勤换、勤洗,保持臀部干燥。

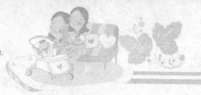

5. 新生儿尿布的选择和使用

父母在给新生儿选择和使用尿布时要注意：

(1)新生儿的皮肤娇嫩,并且大小便次数比较多,选用尿布时要柔软、吸水性强、透气性好和方便洗晒的尿布。父母可以用棉布制作尿布,以浅颜色为宜。另外,纸尿布的透气性不如棉布好,只能做临时性使用。

(2)尿布可以做成正方形,也可以做成长方形,大小要适宜。正方形尿布可对角折叠两次成三角形,或折叠三层成长方形使用;长方形的尿布一般折叠四五层,注意折叠后不宜过宽,以免新生儿不舒服。系尿布的带子最好用布条,不要使用松紧带。尿布的数量要充足,一般一昼夜需要准备20~30块。

(3)可以先用长方形尿布兜住肛门及外生殖器。男婴尿流方向向上,腹部宜叠厚一些,但不要包过肚脐,防止尿液浸渍脐部;女婴尿往下流,尿布可在腰部垫厚一些。

(4)在给新生儿垫尿布时,不仅要保证大小便不泄露出来,不弄脏衣裤和被褥,还要使他们的膝、髋关节处于自然的状态,切忌拉直新生儿的双腿而造成髋关节脱位。

(5)换尿布时,首先要轻轻提起新生儿的腿及臀部,把污染的尿布处折叠覆盖,然后用温水棉球轻轻擦净臀部及周围的部分,再用纸巾擦干,最后拿走脏尿布换上干净尿布。

(6)在清洗尿布时不宜用洗衣粉、药皂和碱性太大的肥皂液,可以先用热水烫一下,除去尿碱,使尿布柔软;尿布上的粪便应先用清水洗净,然后用肥皂搓洗。日晒是利用阳光中紫外线的照射来消毒,它比晾干、烘干等方法要好得多。

6. 如何给小宝宝换尿布

母亲在给新生儿换尿布时要掌握以下4个细节:

(1)时机:给宝宝喂奶前、后都应检查尿布湿了没有,母亲可以用手指从宝宝大腿根部伸入摸摸就知道了。

(2)预防:在给宝宝换尿布前,先要在宝宝下身铺一块大的换尿布垫,防止在换尿布期间宝宝突然撒尿或拉屎,把床单弄脏,并一手将宝宝屁股轻轻托起,一手撤出尿湿的尿布。

(3)差异:男婴可以把尿布多叠几层放在会阴前面,女婴可以在屁股下面多叠几层尿布,这样能增加特殊部位的吸湿性。同时,清洁男、女宝宝臀部的方法也是不一样的。男婴小阴茎的后面、阴囊的皱褶和大腿根部不好擦;女婴要从

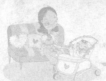
前向后擦,即会阴向肛门处,以防粪便细菌侵入尿道引起感染。女婴要注意擦净大腿根部,并且在擦外阴时轻轻把大阴唇分开,手指包上湿毛巾轻轻擦里边的污物。

(4)适合:把尿布前片折到新生儿肚子上,长度不要超过肚脐,再折上尿布兜用布条绑好,或用粘扣粘住。

最后,检查和调整腰部的固定是否合适,松紧以母亲的两个手指能放进去为宜;检查大腿根部尿布是否露出,松紧是否合适,太松会造成尿液侧漏。

7. 新生儿的尿布要好好清洗

当妈妈就不要怕麻烦。新生儿尿布的清洗要注意几点。

首先要选用中性洗涤剂清洗,不要用柔软剂、漂白剂或碱性太大的肥皂液。要冲洗干净,不要残留洗涤剂,否则会降低尿布的吸水性,还会使新生儿容易患尿布疹。在清洗的时候,若尿布上仅有尿液,可用热水浸泡后再用清水漂洗干净;若有大便,可将尿布上的粪便清除后放入清水中,用中性洗涤剂揉搓,洗净后一定要用清水多冲洗几遍。所有尿布洗净后,最后均要用开水烫一烫,拧干后晾在阳光下晒一晒,以达到杀菌消毒的目的。

尿布上不管尿多尿少,都不能不洗就放在煤炉、暖气上烤烤或在太阳下晒晒再用。这是因为沾有大小便的尿布对新生儿臀部皮肤有一定的刺激作用。如母乳喂养的新生儿,大便中乳酸杆菌较多,呈酸性;喂牛奶的新生儿大便多呈碱性,无论酸性还是碱性,对新生儿柔嫩的皮肤都有一定的伤害。因此,一定要将尿布上的尿液、粪便,以及肥皂或洗衣粉中的酸碱成分彻底清洗掉,才能达到真正清洗尿布的目的。

可见,父母千万不能忽视新生儿尿布的清洗,如果不按照正确的方法去做,不仅尿布脏,有气味,同时也会损害新生儿的皮肤并引起感染,从而影响新生儿的健康。

8. 卫生纸不可给新生儿当尿布

一些母亲用卫生纸代替尿布给新生儿垫屁股,认为这样既可免除反复洗刷尿布的麻烦,又能防止病菌的感染,其实这是很不妥当的。

到目前为止,人们所用的以各种保健、治疗为目的的卫生纸,不管制作工艺多么精细,都不能完全清除纸中残存的烧碱等碱性物质,也不能完全除去纸中的漂白剂等氧化程度不同的化学物质。这些物质虽然浓度不高,对成年人一般不会产生明显的毒副作用,但对皮薄肉嫩的新生儿来说,腐蚀或刺激作用就不

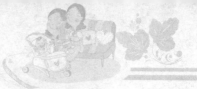

可忽视了。

9. 如何使用一次性尿片

在给新生儿使用一次性尿片时,先将尿片打开,黏性搭扣在上,将新生儿的双腿抬起,移动尿片,使其上部与新生儿的腰部平齐;将尿片的前部经新生儿的双腿间折起,抚平新生儿肚子上的尿片边缘,把它整齐地折好,然后揭开黏性搭扣,将其紧紧地按在前面以粘牢尿片。

如果尿片脏了,用洗液或油脂及棉花擦洗,从双腿和臀部向里擦,每次都要用新的棉花。然后用一块湿布或棉花擦拭尿液,清洗生殖器和周围部位。

10. 如何为宝宝选购纸尿裤

为宝宝选纸尿裤时,首先注意尺寸的大小,其次还要注意男婴、女婴的区别。除了尺寸及款式上的挑选,还必须注意以下细节。

(1)吸尿多,吸尿快:吸尿多,可以减少更换频率;吸尿快,可以减少尿液与皮肤接触的时间。另外,尿裤表层的材质也要挑选干爽而不回渗的,这样可让睡眠中的宝宝不被湿湿的尿布弄得无法睡安稳。

(2)透气、不闷热:如果不透气,尤其一到夏天会让人万分不适、坐立难安。

(3)触感是否舒服:触觉,对宝宝来说是他们认识世界的首要环节;宝宝的肌肤非常敏感,只要有一点点刺激,就会让他们感到非常不舒服。

(4)干爽不外漏:一般的纸尿裤都达到了不外漏的标准,但在宝宝腿部及腰部的缩口设计是否因防漏而太紧、材质的使用是否令宝宝舒服,是我们必须注意的。

(六)新生儿生活护理细节

1. 健康宝宝的多种哭声

新生儿来到人世间的第一声啼哭有利于肺的发育,这时候新生儿的哭声流畅、洪亮,则代表平安。但若在出生后1分钟无哭声,说明新生儿有窒息存在,需要进行抢救,如清理口腔和咽部的废物,拍打足心或臀部,使新生儿哭出声来。

新生儿不具备语言表达能力,啼哭是他们表达感情、对外界刺激反应的重要方式,是一种本能反应。父母要注意观察新生儿的哭声,因为不同的哭声表

示他们不同的需求和反应。

（1）运动的哭声：一般在新生儿睡醒时常伴有节奏性的哭声，声音响亮，音调柔和，不嘶不哑，脸色红润，呼吸正常。这对肺的舒张和呼吸肌的锻炼均有益。

（2）觅食的哭声：当新生儿饿了，他们啼哭的声调与运动时的接近，但比较急，节奏紧密。这时候如果母亲用奶头或手指触及新生儿的口角，他们就会立即转向奶头或手指侧，口唇做吮吸动作，哭声停止。

（3）反抗性的哭声：新生儿感到不舒服时，如尿布浸湿、衣着过紧、感觉冷热、锐物刺痛及昆虫叮咬，也会发出哭声。开始时是间歇性的"咿咿呀呀"，一般不剧烈，哭哭停停来表示"抗议"。如果没有人注意帮助解决"问题"，那么哭声会逐渐变大，变为连续性。

以上新生儿的几种哭声都不是病态的，一般哭声响亮而柔和，有节奏，时哭时停，只要父母及时满足他们的"需要"，哭声即可停止，并安静入睡。

2. 从哭声看宝宝是否生病

新生儿会因为身体某处疼痛或不舒服而啼哭，这种哭声突然开始，哭声大、节奏快，难以用吃奶、换尿布等方式使他们停止哭闹。这时候，父母就要注意观察新生儿是否生病了，现介绍几种新生儿的疾病性哭声。

（1）肠套叠性哭声：新生儿突然大哭，节奏紧迫，音调亢进，同时脸色苍白、大汗淋漓，表情痛苦，烦躁不安，手足舞动。一会儿，哭闹停止，趋于平静，如此反复发生。临床上患儿常伴有呕吐、腹部肿块和便血等。

（2）腹泻前的哭声：腹泻患儿在排便前因肠蠕动增加，感觉不适，常会哭闹，排便后哭声停止。

（3）肠痉挛性哭声：新生儿突然的阵发性啼哭，音调高亢，两腿蜷曲，一阵哭闹后转而安静，反复发生。

（4）中耳炎性哭声：新生儿哭闹时用手抓耳，摇头。若牵拉他们的耳廓，哭闹加剧。

（5）吃奶时的哭声：新生儿感冒鼻塞，或口腔有炎症、溃疡，咽后壁有胀肿时，多在哺乳或进食时哭闹，甚至拒绝饮食。

（6）其他疾病的哭声：新生儿的哭声嘶哑，要想到喉炎、喉头水肿；出现尖叫样哭声要警惕是否为颅内出血；哭闹时伴有点头样抽搐，可能是婴儿痉挛症；啼哭却无泪时，则是脱水的表现；而持续性哭闹、呻吟、烦躁不安，可能是心力衰竭所致。

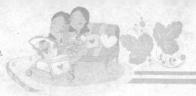

3. 抱宝宝也要讲方法

新生儿的四肢较软，头也抬不起来，颈部、腰部也无力，可以使躺在床上的新生儿面向你，先将你的左手轻轻插到新生儿的下背部和臀部，再用右手轻轻地插入新生儿的头部下方，慢慢将新生儿抱起来，这样新生儿的腰部和颈部就在一个平面上，由于有手支撑着头部，头就不会向后耷拉下来，再慢慢地将新生儿的头转向你的左臂弯中，使头固定依靠在你的左臂弯中。

你也可以将新生儿竖抱，用上述方法将新生儿抱起离床后，右手将新生儿的头慢慢靠向你的左肩部，左手仍托住他的臀部和腰部，以支持其体重，右手则托住新生儿的头颈部，这样新生儿就可伏在你的肩膀上了。将新生儿放下时更应小心，先用一只手托住头部，另一只手托住臀部，轻轻地、慢慢地放下，这时应当注意的是你的手要一直扶住他的身体，直到将新生儿的身体完全放到床上，才可拿开双手。并且要先轻轻抽出新生儿臀部下面的手，并去抬高新生儿的头部，以便将放在新生儿头颈部的那只手抽出来，再轻轻地将新生儿的头放下。

不管用何种姿势抱新生儿，均应保护好其头颈部和腰部，以免造成意外伤害。父母还要注意，将新生儿抱起来的时间不宜过长，以免宝宝疲劳；也不可将新生儿抱在手上来回摇晃，以免损伤宝宝脑部。

4. 哪种抱姿使新生儿安全温暖

从母亲子宫内既宁静又暖和安全的环境突然来到充满空气光亮的世界，新生儿十分不习惯，尤其被人抱起时会受惊吓。因此，作为妈妈爸爸应该知道什么样的抱姿使新生儿感到安全温暖，同时这也是建立亲子感情的第一步，对新生儿身心发育十分重要。

父母在抱起新生儿前可先用眼神或说话声音逗引，使他们注意，一边逗引一边伸手将他们慢慢抱起。抱新生儿可采用下列不同姿势和位置：

（1）横抱：让宝宝横躺在你前臂上，用手掌托宝宝背部，手指捏住其外侧臀部及大腿根，头和颈搁在臂弯处，胸腹近侧靠近胸及上腹部，母亲另一手还可用玩具逗引他们。

（2）坐式抱：逐渐抬高宝宝的头颈、上身，使其慢慢习惯上身直立，待头部能够竖直时，可采用坐姿怀抱，即宝宝背靠母胸，脸向前，母亲一手从宝宝腋下经前胸环抱他们，另一手从同侧宝宝大腿下伸向另一侧抱住另侧臀部和大腿。

（3）竖抱：宝宝伏于母亲肩膀，将宝宝抱直，胸腹紧贴母亲前胸。由于宝宝的头不能竖稳，母亲可用手掌托住头和颈，另一手托住臀部和双腿，撑住全身重

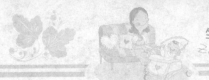

量。这样宝宝不仅可以看见四周的事物,还锻炼了头颈部肌肉,训练竖头、抬头动作。

5. 一哭就抱对宝宝成长不利

新生儿一哭,父母就急忙把他们抱起来,一般情况下新生儿就会停止啼哭。许多父母就会问这是不是具有反射性?是的,但是父母要适可而止,不要一哭就抱,否则会使新生儿产生依赖性从而更容易啼哭。

新生儿的哭有两种,一种是反应性的,一种是生理性的。若无异常现象,新生儿的啼哭是对身体有益的。另外,父母应注意观察新生儿的啼哭规律,正确判断他们啼哭的原因,予以对症处理。如果新生儿因身体不适而啼哭,父母就应抱抱他们,还要了解他们的不适;如果他们想要父母的关爱,父母可以拍拍他,当然也不排斥抱他。但是,如果完全用抱来应对啼哭则容易构成新生儿反射性的哭闹。

为了让孩子养成正常的生活规律,父母应从新生儿阶段就开始培养他们良好的生活习惯。例如,让新生儿顺其自然地入睡、啼哭、运动、醒来,不要一听到哭声就抱起来,或让新生儿在怀里入睡,或用摇篮,或是哼着曲子催他们入睡,以免形成不良的习惯。

6. 新生儿不宜剃"满月头"

我国的一些地方流传着"满月剃胎发"的风俗,认为宝宝满月时剃光胎发后,将来头发会长得又黑又密,其实这不仅没有科学依据,甚至还有可能危及宝宝的安全。

胎发和胎毛是在胎儿时期形成的,出生以后,这些体表的毛发对新生儿有保护作用。新生儿的头皮非常娇嫩,而且抵抗力差,剃头时难免刮破造成感染,而且新生儿头上有一层起保护作用的"胎皮",剃头时也会把这层剃掉,很容易使细菌有机可乘。如果是在冬天,天气寒冷,新生儿的头骨还没长硬,头发有保暖作用。

新生儿出生时头发少,将来未必头发就少,这主要受母亲孕期的营养及遗传的影响。如果希望宝宝的头发长得更好,可以在宝宝稍大时多给他们吃些核桃、黑芝麻等,以改善毛发质量。宝宝一般在1岁左右头发就会逐渐长出,到2岁时已长得相当多,父母们不必为此而担忧。

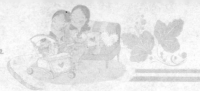

7. 不要随意拔新生儿的毳毛

胎儿在母亲的子宫里发育到五六个月时,全身就有了浓密的胎毛,以后会逐渐脱落。早产儿及一些足月新生儿有时全身覆有纤细的胎毛,胎毛柔软,缺少色素,无髓质,生长潜力有限。而足月新生儿胎毛通常脱落,代之以毳毛,在头皮则由粗的、色素较深的终毛取而代之。头发的生长在出生前通常是同步的,但受性别、胎龄和胎儿营养状况等的调节。大部分毛发处于生长期,数月以后许多毛发变成有髓质,且毛皮的生长变成不同步。

父母千万不要拔新生儿身上的毳毛,因为新生儿皮肤很娇嫩,拔除胎毛会伤害毛囊,轻则造成皮肤发炎,重则会造成感染。其实一般来说,新生儿身上的胎毛会自行退掉,父母不用担心。

8. 宝宝为什么头发稀少

新生儿头发的多少、色泽、曲直与父母遗传有一定关系。如果父母头发好,则宝宝的头发也较好;如果父母头发差,宝宝的头发也差。一般来说,新生儿出生时头发的多少和今后头发的多少无关,大部分宝宝随着身体发育的过程,头发会渐渐由稀到密,由黄到黑。

当然,一些疾病会影响宝宝头发的生长,如佝偻病、某些稀有元素的缺乏和过剩、有遗传代谢疾病等的患儿都会表现为头发稀疏。如果到了1岁左右宝宝头发仍无明显改善,可去医院做微量元素和其他相关检查,并注意调节饮食结构和加强对身体的锻炼。

专家提醒:父母要适当给宝宝洗头,长期不洗,油脂及汗液的刺激会引起继发感染,反而影响新头发的生长;父母千万不要在宝宝的头皮上擦生姜,更不要用剃刀刮宝宝的头发,因为这样会伤害到宝宝头皮上的毛孔,细菌会乘虚而入,容易导致局部小脓疱或皮肤化脓感染。

9. 如何护理新生儿的头发

多数新生儿出生时,都长着一头浓密的胎毛,需要好好护养。要保护好他们的头发,就要从以下三方面做起。

(1)洗发:新生儿头皮上有一种淡黄的薄膜,这叫"乳痂",是皮肤油脂分泌过多的结果,为了去掉这种"痂",可涂上一层薄薄的凡士林,使之变软,再用棉球或软毛刷将"痂"慢慢擦掉。另外,平时父母也可以用少量婴儿洗发剂给新生儿洗头发,不必揉搓他们的头发,只要使洗发剂形成泡沫,然后将其冲掉,再用

干毛巾擦净。

(2)梳发:给新生儿梳头时最好用橡胶梳,既有弹性又柔软,不要用硬齿梳,否则会损伤头皮。让新生儿的头发顺其自然地梳到一个方向。父母不要给新生儿用发夹或扎辫子。

(3)理发:在给新生儿理发时,要避免在理发过程中宝宝乱动或突然转身时碰伤头皮。不要用剃刀或推子剃去后脑勺和耳边的胎毛,因为这会刺激胎毛的生长。

专家指出,父母在给新生儿护理头发时,要注意新生儿的囟门,虽然囟门上面是一层结实的膜,但也要轻轻地,绝不能碰伤它。

10. 如何保护新生儿的皮肤

新生宝宝皮肤要加倍呵护。

(1)新生儿的皮肤非常娇嫩,并且代谢快,易受汗水、大小便和空气中灰尘的刺激而发生糜烂,尤其是皮肤的皱褶处,如颈部、腋窝、腹股沟等处更容易发生,甚至发生感染,成为病菌进入体内的门户。因此,要经常给新生儿洗澡,保持皮肤干净,减少感染的机会。

(2)新生儿皮肤角化层较薄,缺乏弹性,防御外力的能力较差,当受到轻微的外力就会发生损伤,损伤后又容易感染。因此,新生儿的衣着、鞋袜等要得当,避免一切有可能损伤皮肤的因素。浴后涂上宝宝润肤露,减少表面摩擦。

(3)新生儿的皮肤薄、血管丰富、有较强的吸收和通透能力,因此不可随意给新生儿使用药膏,尤其是含有激素的药膏。给新生儿洗澡时,要使用刺激性小的婴儿皂、中性皂,不可使用成年人用的香皂或药皂等。

(4)新生儿的皮肤汗腺、皮脂腺的分泌功能较强,皮脂易溢出,如不经常清洗,就会与空气中的灰尘、皮肤上的碎屑形成厚厚的一层痂皮。因此,清洗时应当先用植物油涂擦在痂皮上面,浸泡变软后,再用水清洗干净,决不可用手将痂皮撕下来,否则会损伤宝宝的皮肤。

11. 要不要给新生儿剪指甲

新生儿的小手经常呈握拳状,一旦指甲过长可能会抓破皮肤。所以,父母给新生儿修剪指甲是必要的,但是切勿剪得过短而伤及甲床软组织。

育儿专家建议,父母在给新生儿修剪指甲时可以按照以下几方面进行。

(1)选用合适的指甲剪:给新生儿修剪指甲时最好是用钝头的、前部呈弧形

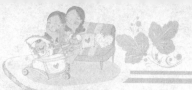

的小剪刀或指甲刀。

(2)修剪指甲的方法:母亲要用一手的拇指和食指牢牢地握住新生儿的手指,另一只手拿着小剪刀从指甲边缘的一端沿着指甲的自然弯曲轻轻地转动剪刀,将指甲剪下,切不可使剪刀紧贴到指尖处,以防损伤新生儿指甲下的嫩肉。

剪好后要检查一下指甲边缘处有无方角或尖刺,若有应及时修整。如果指甲下方有污垢,不可用锉刀尖或其他锐利的东西清理,应在剪完指甲后用水清洗干净,以防引起感染。

(3)修剪指甲的时间:母亲最好选择在喂奶过程中或熟睡时给他们修剪指甲。

(4)误伤后处理:如果不小心误伤了新生儿的手指,要尽快用消毒纱布或棉球压迫伤口,直到流血停止,然后再涂一些抗生素软膏。

12. 新生儿鼻子不通气时怎么办

新生儿的鼻腔发育尚未成熟,鼻腔短而小,鼻道窄,鼻黏膜内血管丰富,所以当受到外界环境的刺激或病原体侵犯时,很容易发生炎症。

新生儿鼻腔一旦发生炎症,就会引起鼻子不通气。因为此时鼻腔内分泌物会增多,鼻黏膜充血肿胀,致使原来狭窄的鼻腔更为狭窄而出现鼻子不通气。

新生儿鼻子不通气时常常表现为不能很好地吃奶,哭闹,情绪烦躁不安,呼吸不畅,甚至有时张口呼吸。父母看到新生儿这种难受的样子往往非常着急,不知怎么办才好。

儿科专家针对这种情况提出了一些方法:如母亲可以在新生儿的鼻腔内滴一滴母乳,使鼻内的分泌物软化,然后用棉丝等物刺激鼻腔使新生儿打喷嚏,分泌物可随之喷出;或用干净的消毒棉签蘸少量的水,轻轻插入鼻腔,先使分泌物软化,然后再将分泌物沾出。注意动作一定要轻柔,切勿用力过猛损伤新生儿柔嫩的鼻黏膜,造成鼻出血,带来不必要的伤害。如果新生儿鼻腔内没有分泌物,但鼻子仍不通气,这可能是由于炎症使鼻黏膜充血肿胀造成的。遇到这种情况,母亲可以在新生儿的鼻根部敷上温热毛巾,也能起到一定的通气作用。

13. 新生儿鼻子不通气时不宜点药

新生儿鼻子不通气时可以点药吗? 对于新生儿来说,靠药物来帮助鼻子通气是不可取的。因为能使鼻子通气的药物通常含有麻黄碱,点药时由于鼻咽相通,药物常会经鼻至咽喉而咽下。如果一日数次点药,过量的麻黄碱会被吸收,

对新生儿有一定的毒性作用。若是长时间用药,新生儿会产生依赖,造成药物性鼻炎。因此,父母最好不要给新生儿使用滴鼻药。如果情况非常的特殊只能使用药物,父母要注意严格掌握滴量,一天最多只能滴1～2次。

14. 新生儿的眼睛怕阳光

眼睛是最重要的器官之一,父母要细心保护新生儿的眼睛。一般情况下,新生儿总是喜欢闭着眼睛,一些父母担心新生儿眼睛有病,经常用手指强行扒开他们的眼皮。其实这样做是不对的,因为新生儿刚从黑暗的子宫内出来还不适应外界的光线,非常惧怕强烈光线的刺激。如果在光线稍暗一些的屋内,同时父母背着光线把新生儿抱起来,并轻轻拍打背部,约十余秒钟或更长的时间,新生儿就会逐渐睁开双眼。

新生儿有时候一只眼睛睁着,一只眼睛闭着,如果眼睛没有红肿,或没有较多的脓性分泌物,父母对此也不要有所顾虑。因为可能是在喂奶或侧睡时,一侧的眼睛被挤压而暂时性闭起来。这时候父母只要给新生儿松松眼皮,将屋中光线弄得稍暗一些,然后再把新生儿背着光线抱起来轻轻拍打背部,闭着的那只眼睛就会逐渐睁开。

另外,为了防止新生儿的眼睛被产道细菌污染而发生眼部炎症,父母可以给新生儿滴用0.25％氯霉素眼药水,同时还要做好新生儿眼睛的保健和卫生。例如,新生儿的毛巾要专用,脸盆也要与成年人分开,并经常洗晒,防止与成年人交叉感染而患沙眼及结膜炎;保持新生儿眼部的清洁,可用清水冲洗眼部,不要用刺激性强的香皂洗脸,新生儿的手要常洗。

如果新生儿的眼睛有分泌物增多的现象,甚至还出现红肿、发热,这时不仅需要外用药物治疗,还要根据感染程度使用抗生素,父母要及时带新生儿去医院诊治。

15. 脐带脱落前后如何护理

脐带是连接胎儿与胎盘的纽带,是胎儿从母亲那里获取营养和排泄废物的必经之道。胎儿从子宫内娩出后,脐带就完成了它的使命,医生会结扎后剪断。新生儿肚脐上的脐带残端一般在出生后3～7日自行脱落,但体内的脐血管要经过3～4周才能完全闭合。所以,对新生儿脐带的护理是很重要的。

首先要密切观察宝宝脐带颜色的变化。新生儿出生后24小时脐带残端会有点潮湿,呈蓝白色,随着血管内血液的凝固和空气的风干,会变成黑色的条索。

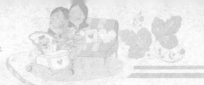

　　接下来,父母就应注意脐带脱落前的一些护理。新生儿出生后 24 小时即可打开敷在脐部的消毒纱布,检查脐带断端是否正常,看看有没有红肿和感染,如果一切正常,可以用 75％的酒精棉球在脐部周围皮肤进行消毒;如果脐窝部发红,可以用 2％碘酒消毒,然后用 75％的酒精脱碘,保持脐部的干燥。在脐带脱落之前不要沾湿和污染脐部。洗澡后,用 75％酒精擦洗消毒。与脐带接触的衣物、尿布等都必须保持洁净、干燥,发现潮湿要及时更换。要注意尿布不要盖在脐部,以防止粪尿污染,发生脐炎。

　　在脐带脱落后,父母也要注意观察新生儿脐部是否有异常。新生儿脐带脱落后,创面稍有湿红属正常现象,可涂 1％甲紫(即紫药水)帮助伤口愈合。脐窝结痂后,务必等它自行脱落。痂皮脱落后,如果脐窝处有少量浆液状分泌物,可以每天用 75％酒精擦洗,然后涂 1％甲紫,再用消毒纱布覆盖;如果发现脐根部长出肉芽组织,可以先用 75％酒精擦洗,再拿 10％硝酸银灼一下,最后用消毒生理盐水洗掉硝酸银,有助于促进愈合。

　　另外,有些新生儿脐带脱落后会出现一些特殊情况,这需要父母的细心观察。如脐带脱落后脐部鼓出一个大包,里面充满了气体,每当新生儿哭闹时,这个包就会鼓起来,胀得很大,这种现象医学上叫"脐疝",这是因为新生儿腹部脐周肌肉发育不完善,比较薄弱,当腹压增高时就会有肠管暂时从脐部膨出,压力减小时就能自己回去。新生儿出现这种情况时父母不要着急,只要好好护理,一段时间内会自愈的。最重要的就是保持脐部的清洁和干燥;其次要使新生儿情绪稳定,尽量不让他们哭闹;还有就是使新生儿的贴身衣物柔软,可以避免衣服与肚脐的摩擦。

16. 新生儿的室外空气浴

　　室外空气浴指的是让新生儿接触室外的新鲜空气。这样做不仅能促进新生儿的新陈代谢,增进食欲,晚上睡眠好;还能增强他们皮肤黏膜的功能,使身体结实,不易感冒,因此室外空气浴对新生儿的健康是有好处的。另外,父母如果将一直哭闹的宝宝抱到外面走走、散散步,他们马上就会安静下来。

　　当然,刚出生 2 周左右的新生儿应该先从习惯室内空气开始。父母可以打开窗户,让新生儿尽量呼吸 5 分钟左右的新鲜空气,尤其是在冬天,只要阳光明媚,就可以打开窗户换换空气。这样持续 1 周左右,父母就可以带他们到外边去呼吸 5 分钟左右的空气。随着新生儿逐渐的习惯,除天气寒冷外,只要没有风雨,都可以将新生儿抱到室外,并且时间可以逐渐延长,但最好不要超过 20 分钟。

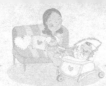

室外空气浴最重要的就是时间选择。夏天最好在上午 10 时左右或下午 3 时以后；冬天最好在正午前后；春秋最好在上午 10 时到下午 2 时之间。注意在炎热的夏天，要选择凉爽的树阴下，避免强烈的阳光直射新生儿的头部；寒冷的冬天要选择无风的时间，日光好的地方；同时父母也不要选择到人多的地方，避免传染上疾病。

17. 新生儿要不要晒太阳

新生儿要不要晒太阳呢？回答是肯定的！一是因为太阳光中的红外线温度较高，对人体主要起温热作用，可使身体发热，促进血液循环和新陈代谢，增强人体活动功能。二是因为太阳光中的紫外线能使皮肤中的麦角胆固醇转变成维生素 D，维生素 D 进入血液后能帮助吸收食物中的钙和磷，可以预防和治疗佝偻病；紫外线还可以刺激骨髓制造红细胞，防止贫血，并且可以杀除皮肤上的细菌，增强皮肤的抵抗力。所以，为了新生儿的身体健康成长，父母有必要让他们晒晒太阳。

18. 新生儿怎样晒太阳

给宝宝晒太阳可以直接晒吗？新生儿太小时不能直接到室外暴晒。一般出生 2～3 周后才能到户外晒太阳，而且刚开始的时间要短，晒的部位要少，然后再慢慢地增加时间和扩大范围。

一般来说，新生儿晒太阳可按下面的顺序进行：最初的 2～3 日，可以从脚尖晒到膝盖，5～10 分钟即可；然后可将范围从膝盖扩至大腿根部；接着可以除去尿布，可连续 2～3 日晒到肚脐，时间 15～20 分钟；最后可以晒晒背部，约 30 分钟。新生儿如果有汗，要用干净、柔软的毛巾擦拭，然后喂点白开水，以补充水分。

晒太阳的时间要随季节的变化而变化，夏天最好在上午 10 时以前或下午 4 时以后，其他季节可以在中午前后。如果你的宝宝不方便抱到室外，可以在室内将新生儿的小床放在太阳能照到的地方，打开窗户，让阳光照到新生儿身上，同时室内的空气流通了、新鲜了，这样做也非常有益于新生儿的健康。

19. 新生儿晒太阳时要注意什么

新生儿晒太阳时，要注意以下几点：

(1)在室外选择风小的地方晒太阳，否则容易感冒；新生儿的头和脸部不要直接照射，尤其是在夏季时，可以选择阴凉处或戴帽子。

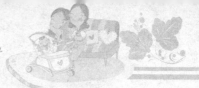

（2）新生儿空腹或早上吃奶后 1 小时内不宜晒太阳。日光浴要持之以恒才能收到良好的效果。

（3）患有佝偻病或平时没有服用鱼肝油和钙片的新生儿，特别是营养不良或人工喂养的新生儿，应该先服一段时间的维生素 D 制剂，避免在晒太阳时突然发生抽搐。

（4）如果在室内晒太阳，最好是把窗户打开晒。因为隔着玻璃晒太阳是没有效果的，隔着一层玻璃接受紫外线照射时，效果就会减少 30％，隔着两层玻璃就会减少 80％。

（5）在晒太阳时，父母要密切观察新生儿的变化，若发现皮肤变红、出汗多、脉搏加快，或晒太阳后出现虚弱、暴躁、不眠、渐瘦等症状，则应停止晒太阳。

20. 新生儿怎样过夏天

新生儿平安度过夏天的几大策略：

（1）夏天气温高，湿度大，如果新生儿盖得过厚、包裹过严，加之新生儿体温调节能力差，体温易升高，容易导致脱水热，所以防止室温过高是十分重要的。在保持适当室温时，可以使用空调、电扇等方法，但是不要让空调、电扇直接对着新生儿。开窗通气时不要形成对流风，即开窗不开门或开门不开窗。

（2）新生儿新陈代谢快，一般比大人还要怕热，所以完全可以和大人一样使用凉席。父母在给新生儿铺凉席前，最好先用开水烫烫，或用湿布擦洗凉席，也可用杀虫药物喷洒，这样可以防止由螨虫等引起的凉席性皮炎；还可以在凉席上面铺一层薄被、毛巾被，使皮肤不接触凉席。

（3）洗澡可清洁皮肤，促进血液循环，也可降低体温。夏天，父母可每天给新生儿洗 1～2 次澡，水温以 37℃～38℃为宜。脐带未脱落的新生儿不用盆浴，以免脐部感染；脐带脱落后可在澡盆中洗澡，同时父母可以在洗澡水中适当加入一点花露水，既清凉干爽，又可以祛痱止痒。洗完后，用干浴巾包裹，轻拍吸干皮肤，可用少许爽身粉涂搽皱褶处，然后换上柔软宽松的衣服。

（4）新生儿娇嫩的皮肤很容易被蚊虫叮咬，一旦蚊虫有毒，皮肤还会出现严重的红肿，甚至发热。因此可以适当用驱蚊液，但最好用婴儿专用品，对皮肤刺激较小。

（5）新生儿房间最好不要使用杀虫剂或蚊香，虽然这些东西能驱走蚊虫，但是会对新生儿造成伤害。因为新生儿的机体解毒功能较差，对一些化学物质很敏感，可能出现过敏或中毒。如果必须使用，也最好先将新生儿放在另一个屋里，等药味散尽再回来。父母尽量给新生儿使用蚊帐防蚊，同时注意通风。

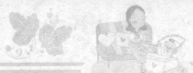
(6)夏季是肠道传染病多发季节,如果母亲吃了不洁食物,患了肠道传染病,传给新生儿的可能性非常大,所以母亲应特别注意自己的饮食卫生。另外,母亲要勤洗澡,勤换内衣,保持乳房清洁;在喂奶前,要洗净双手,用干净的湿毛巾擦净乳头和乳晕。如果采用人工喂养更要注意卫生,奶瓶要消毒,要现吃现配,不吃剩奶。注意:在夏天要保证充足的水分,母亲要多饮水,新生儿也要适当饮水,人工喂养的新生儿更要补充水分。

21. 新生儿怎样度严冬

新生儿平安度过严冬的几大策略:

第一、新生儿的体温调节功能尚未发育完全,加之体表面积相对较大,皮肤薄且血管分布较多,易于散热,尤其是皮下脂肪组织中饱和脂肪酸容易因低温发生凝固,易导致新生儿硬肿症,所以父母要有正确的保暖观念。

第二、内衣对新生儿而言是十分重要的,它起着最基础、最重要的保暖作用,所以内衣一定要柔软、舒适。

第三、不要把新生儿裹得紧紧的,既影响活动,也不暖和。可以给他们准备厚度合适、轻软、暖和的小棉衣和棉裤,既轻便又保温。

第四、新生儿头上血管比较丰富,位置比较浅,因此散发的热能也较多,所以最好戴上一顶温暖、舒适的帽子,这样可以减少热能的散发。

第五、父母在给新生儿采取保暖措施时一定要适度,如果保暖过度,新生儿会高热、大汗淋漓,严重者还会出现惊厥症状,即捂热综合征。

第六、父母要定时给新生儿洗澡、洗头、换衣服,使他的皮肤保持干净和健康。

第七、在冬季,父母不要整日将门窗紧闭,最好每天定时开窗,使空气流通,这样利于新生儿呼吸道抵抗力的提高。

22. 新生儿要减少同外人接触

新生儿从医院回家后,许多亲朋好友会来探望祝贺,这是难免的。但是,来来往往的人群对新生儿来说是不利的。

新生儿身体的各部分都还很娇嫩,对外界环境的适应能力较差,抵抗力弱,特别是呼吸道的发育还不成熟,气管短而狭长,容易感染。由于来探望的人群中难免带有各种病菌,虽然这些病菌在成年人身上不致病,但对新生儿来说却是祸害。如果有伤风感冒的人亲近新生儿,很容易把感冒传给新生儿。因此,为了新生儿的健康要尽量减少与外人的接触。

如果亲朋好友来了,要缩短探望时间。同时室内要经常开窗,禁止吸烟,保持空气新鲜。

23. 忌用闪光灯给新生儿拍照

许多父母都想给刚出生的新生儿拍些照片作为纪念,这种想法虽然不错,但是利用电子闪光灯来拍照就不对了。

新生儿在出生前一直处于子宫这个"暗室"里,出生后不能很快地适应光的刺激,对其非常敏感。出生以后,小儿以睡眠的方式来逐渐适应外界的突然变化。一般来说,新生儿白天睡眠比夜间多,也就是说他们是通过睡眠的方式来逐渐适应亮光环境的。

有关学者做过调查表明,被灯光直接照射的新生儿眼部损伤的发生率比放在保暖箱中的新生儿高36%;早产儿暴露于一般的照明灯光之下有86%患眼病,并有两名患儿失明。同时还有研究表明,新生儿室内的光线越强,越容易导致失明或其他视觉障碍。

新生儿的视网膜发育还不完善,眼睛受到较强光线照射时,会使视网膜神经细胞发生化学变化,瞬目及瞳孔对光反射均不灵敏,泪腺尚未发育,角膜干燥,缺乏一系列阻挡强光和保护视网膜的功能。所以,当新生儿遇到电子闪光灯光等强光直射时,可能会引起眼底视网膜和角膜的灼伤,甚至有导致失明的危险。因此,为新生儿拍照时最好利用自然光源,或采用侧光、逆光,切莫用电子闪光灯及其他强光直接照射新生儿的面部。

24. 过分逗笑不利于新生儿健康

新生儿适当地笑可增进健康,但过分大笑则不利于新生儿的健康,可以产生以下伤害:

(1)大笑时会使胸腹腔内压增高,妨碍胸腹腔内器官活动。

(2)长时间的笑容易造成暂时性缺氧。

(3)如果在进食、吸吮、洗浴时逗笑,容易将食物、水吸入气管。

(4)逗笑过度,会引起痴笑、口吃等不良习惯。

(5)大笑会引起大脑长时间兴奋,有碍大脑正常发育。

(6)过分大笑还会引起下颌关节脱臼。

所以,父母在逗他们笑时,一定要把握分寸。

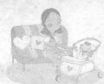

25. 新生儿为什么会打嗝

打嗝是由于受到某种刺激而使气逆上冲,喉间呃呃作声为特征的一种症状。新生儿的脏腑娇嫩,形气未充,胸部的膈肌发育尚不完善,一旦受到刺激,容易导致难以自控的打嗝现象。

(1)打嗝的原因:一是由于护理不当,外感风寒,寒热之气逆而不顺,也就是我们俗话说的"进了凉气",从而诱发打嗝;二是由于喂养不当,若吃奶不节制,停积不化,或过食生冷奶水,则气滞不行,脾胃功能减弱,气机升降失常而使胃气上逆动膈,从而诱发打嗝;三是由于进食过急或惊哭之后进食,一时哽噎也可以诱发打嗝。

(2)打嗝时的处理方法:若是由于受凉所致,一般嗝声高亢有力而连续,这时可给新生儿喝点热水,同时胸腹部盖上点衣被,即可不治而愈。若发作时间较长,或发作频繁,可以在开水中泡少量橘皮,因为橘皮有疏畅气机、化胃浊理脾气的作用,待水温适宜时喂新生儿,几次过后则嗝自止。若是由于乳食停滞不化,打嗝时可闻到酸腐异味,这时候可以用消食导滞的方法,如父母可以在新生儿的胸腹部轻柔按摩以引气下行,或饮服山楂水通气通便,食消气顺则嗝自止。

一般新生儿打嗝多为良性自限性。所以,父母对新生儿打嗝应该以预防为主。例如,新生儿在啼哭后不宜立即进食;吃奶时要有正确的体位;吃奶时避免急、快、凉、烫;吸吮时要少吞慢咽。另外,新生儿在打嗝时,父母可以用玩具引逗或放些轻柔的音乐来转移其注意力,以减少打嗝的频率。

26. 怎么给新生儿选择玩具

玩具是孩子生活中不可缺少的东西,对孩子的身心发展起着非常重要的作用,它能促进孩子感知觉、语言、动作技能和技巧的发展,培养观察力、注意力、想象力和思维能力,开阔视野,激发欢乐情绪,培养良好品德。

选择玩具并不是越高档越精致越好,而要根据孩子的年龄特点选择玩具。孩子各个年龄段有其不同的生理心理特点,对玩具需要也不同,给新生儿准备的玩具主要是为了促进视听觉的发育,因此可选择一些外形美观、色彩鲜艳的玩具,以便能引起他们的兴趣和注意。

新生儿喜欢看红颜色,喜欢看人的脸,容易注视图形复杂的区域、曲线和同心圆式的图案。新生儿不仅能听到声音,而且对声音频率很敏感,喜欢听和谐的音乐,并表示愉快。可给新生儿准备一个直径为15厘米的红色绒线球,印有

黑白脸谱、黑白的条纹及同心圆图形的硬纸卡片,彩色气球,小摇铃,能发出悦耳声音的音乐盒,彩色旋转玩具等。

27. 警惕宝宝餐具带来的铅中毒

印有各式鲜艳图案的奶瓶能使宝宝染病,这可能是许多父母始料未及的。铅溶出量主要是来自陶瓷颜料贴花等,如装饰材料面积过大、烤花温度不够或工艺处理不当,都会引起铅溶出量超标。国外引进的彩瓷用品,也不能盲目地掉以轻心。不久前中国消费者协会宣布,通过调查发现几个品牌奶瓶表面的彩色图案重金属释出量状况令人吃惊,其铅释放量超出欧洲安全标准 2～20 倍,铬量超出 1～5 倍。

铅污染对宝宝的危害往往是潜在的,在损害中枢神经系统之前,往往缺乏明显和典型的临床表现而容易被忽视。更为严重的是,铅对中枢神经系统的毒性作用是不可逆的。当宝宝体内血铅水平超过 1 毫克/升时,即会对智能发育产生不可逆转的损害。

因此,日常生活中除了对餐具注意卫生消毒外,宝宝的餐具、奶瓶应避免使用彩釉陶瓷和水晶制品,以免"铅毒"损伤身体。

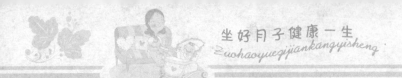
四、新生儿常见疾病

(一)新生儿常见健康问题

1. 新生儿疾病筛查是怎么回事

新生儿疾病筛查是指医疗保健机构在新生儿群体中,用快速、简便、敏感的检测方法,对一些危及儿童生命、危害儿童生长发育、导致儿童智能障碍的先天性疾病、遗传性疾病进行群体筛查,从而使患儿在临床尚未出现疾病征象时就做出早期诊断,进行有效治疗,避免患儿重要脏器出现不可逆性的损害,保障儿童正常的体格发育和智能发育的系统服务。

新生儿疾病筛查可以检查出多种遗传疾病,我国目前法定的筛查病种有苯丙酮尿症、先天性甲状腺功能低下及听力障碍。新生儿疾病筛查的目的是早期发现、早期确诊、早期治疗,使患儿的生长发育、智力发育达到同龄儿童的水平,成为健康的社会人,这对出生人口素质的提高有着重要意义。

2. 新生儿回家前须做好检查

新生儿要回家了,父母应从头到脚为他做一个全身检查:如头部有没有肿包,全身是否有畸形,四肢是否均能活动。

新生儿的皮肤娇嫩,容易出现感染,最常见的就是脓疱病,即小米粒至绿豆大小的疱疹,中间有透明液体或脓液。

新生儿的皮肤柔软,如果面颊、四肢或躯干皮肤发硬,伴有全身发凉、体温不升,须及时就医。

新生儿出生后2～3日出现黄疸,1周左右退净,这是正常情况。如果出生后24小时出现黄疸,或者黄疸持续2周还未消退均属不正常情况,应当找医生诊治。观察黄疸时应用手将皮肤轻轻按压,看皮肤是否发黄。另外,还应观察尿和眼泪是否发黄或染尿布、毛巾,注意大便是否发白(呈白陶土色),有上述情况均提示新生儿已出现黄疸。

新生儿呼吸较表浅,快而微且不规则,每分钟40～44次,如果呼吸明显不

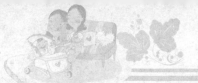

规则,次数明显加快或伴有口周、鼻根部发青,鼻翼翕动等均提示有重要疾病。

新生儿出生后10～12小时开始排黑绿色胎便,3～4日后慢慢排正常粪便,如果出生后24小时内不排便或者3～4日后突然排泄膏药样黑粪、鲜血便或稀水样便提示可能有消化道畸形、出血或肠道感染,应及时就医。

新生儿出生后约6小时排尿,也有迟到第二天排尿的,但若24小时未排尿应引起注意。如果排尿次数增多,每次尿量较多,伴有吃奶不好或有水肿也应及时就医。

新生儿虽然睡眠时间多于清醒时间,但喂奶前一般清醒哭闹,吃奶较好。如果整日昏睡不醒,吃奶减少或拒食均为不正常表现。

3. 宝宝特乖不一定是好事

一般地说,特别安静、特别"乖"的新生儿可能存在以下几种疾病:

(1)先天性甲状腺功能低下,又称呆小病,这是由于人体甲状腺功能先天缺陷所引起的。患儿出生后很少啼哭,经常处于反应低下状态,甚至饥饿、排尿前后都不哭闹。患儿的生长发育比正常新生儿要迟缓,尤其是身长比正常新生儿要短得多,动作发育如抬头、坐等都很慢,识人、讲话等也较落后。如果能够在新生儿期及时确诊,及时治疗,一般不会影响孩子以后体格及智能的发育。

(2)21-三体综合征,这是由于染色体异常引起的。患儿平时不哭不闹,饥饿、大小便时也不吵闹,各种能力发育迟缓,智能低下。多数患儿在出生时会有特殊面容:眼距宽、眼裂小、两眼外侧上斜、舌头常伸出口外、鼻梁塌、耳朵小、头围也较正常婴儿小。

另外,一些中度、重度智能迟缓的孩子,在新生儿期也会表现得异常安静。

如果父母发现自己的宝宝特别乖、特别安静,应去医院进行新生儿疾病筛查,以便早期诊断、早期治疗。

4. 新生儿健康指标面面观

由于新生儿发育尚未成熟,生理功能也不健全,所以应该特别注意观察以下问题。

(1)体温:由于新生儿的中枢神经发育尚未成熟,体温调节能力差,所以要随时注意体温的变化,并随气温的变化来增减衣服。

(2)皮肤:出生3～4日后,新生儿的全身皮肤开始变黄,这是生理性黄疸,一般持续1周左右。如果持续时间过长,应及时处理。另外,如果面部及其他部位的皮肤出现苍白、青紫也属异常现象,也应给予处理。

（3）脐带：新生儿脐带一般5～7日脱落。脐带脱落后伤口要保持干净，包扎不宜太紧，并注意不让大小便污染。如果脐带脱落后，局部出现红肿、渗出，或渗出物有味，都应及时治疗。

（4）精神：新生儿除吃奶外，一天几乎都在睡眠。如果新生儿出现烦躁、抽搐、瘫痪、呻吟、哭闹不休、双目紧闭等现象，属于一种病理表现，应及时治疗。

（5）啼哭：新生儿哭声洪亮，有节奏感，这是正常的。如果哭声短促无力，或啼哭不停，或根本不啼哭，都是不正常的。

（6）大小便：新生儿出生后开始排出黑色或墨绿色的胎粪，喂奶之后，约3日大便颜色逐渐变成黄色。如果出生后1日内无大小便排出或3日后仍有黑粪，说明不正常，需请医生治疗。有时在黄色大便中混有白色的小块，属正常现象。如果大便有性状、颜色、次数等方面的变化，可能是喂养不当造成的，也可能是消化系统或有其他疾病所致，需及时处理。

新生儿出生后约6小时排尿，也有迟到第二天排尿的，但若24小时内未排尿应引起注意。

5. 细辨新生儿的"异常信号"

新生儿身体的变化很多，许多看似异常的现象其实是十分正常的，所以父母要细心分辨新生儿的"异常信号"。

（1）体重下降：出生后新生儿体重可逐渐下降6%～9%。这是由于新生儿进食和喝水少，肺和皮肤不显性失水及大小便排出引起的，10日之后即可恢复到出生时的体重。

（2）头形异常：自然分娩的新生儿头部一般呈椭圆形，像肿起一个包似的，这是由于分娩过程中胎头在产道内受挤压引起的。有的新生儿出生后头部出现柔软的肿块，而且逐渐肿大，这是分娩时受挤压而引起的头皮血肿，只要局部不感染，出生后6～10周可消失。

（3）尿发红：新生儿一般在出生后24小时内排尿。如果看到尿布被染成砖红色时，父母不必担心，这是尿中的尿酸盐引起的，过几天会自行消失。

（4）大便发黑：新生儿的第一次大便叫胎便，出生后24小时内可排出黏稠的黑绿色的无臭大便。这是由消化道分泌物、咽下的羊水和脱落的上皮细胞组成的，3日之后即可转为正常。

（5）皮肤：有的新生儿皮肤会出现粉红色的斑块，这是由于皮肤柔嫩，受外界刺激而充血引起的，1～2日后可消退；出生2～3日时，新生儿的面部、胸部、背部等处皮肤可出现轻度黄色现象，叫生理性黄疸，一般1～2周消失。

6. 新生儿体温低怎么办

新生儿体温调节功能差,自身体表面积相对较大,皮下脂肪较薄,容易散失热量,如果外界环境温度过低,且持续时间太长,新生儿很容易出现体温不升的情况,从而影响代谢及血液循环,甚至导致新生儿硬肿、出血等一系列病症,可危及生命。所以,当新生儿体温不升时,父母要及时给予适当的保暖。

注意环境温度。尤其是在寒冷的冬季,新生儿居室温度应维持在18℃~22℃。

(1)新生儿的衣服、包被最好选用新棉花和柔软舒适的棉布制作,以保证良好的保暖性。父母在为新生儿穿着或包裹前可以先在暖气或炉火上预暖一会儿,可以增强保暖性。注意,包裹得不要太紧,以免影响新生儿的四肢活动,不但不利于产热,反而会加快散热。

(2)父母要经常摸一摸新生儿的四肢,如果发现手脚冰凉,表明保暖不够,可以增加棉被或使用热水袋保暖。但应特别注意热水袋内水温最好在40℃~60℃,热水袋的塞子一定要拧紧。同时,最好将热水袋放置在包被之外,不要直接贴于皮肤,防止烫伤。

(3)保暖最简单易行的方法就是将新生儿抱在怀里,以自己的体温为新生儿保暖。

(4)如果在采取了一定措施后,新生儿的体温仍很低,父母应立即送医院诊治,因为新生儿低体温一般提示病情严重。

7. 给新生儿测量体温需注意些什么

(1)尽量让新生儿保持安静,不要在哭闹的时候测量。

(2)新生儿在刚吃完奶后体温较高,所以给新生儿测量体温时应避开这个时段。

(3)不要给刚洗完澡的新生儿测量体温,因为刚洗完澡体温较低。

(4)如果新生儿的体温高于37.5℃时,父母应先观察是否给他们穿得过多,一般给新生儿穿衣的原则是:比大人多穿一件衣服就可以了,不必穿得太多。如果新生儿穿得不多,但体温高于38℃则可能是发热了。

8. 新生儿发热不一定是生病

如果新生儿的体温偏高一些,在37.5℃~38℃,但是吃奶有力,大小便正常,这时父母不要担心着急。专家指出,新生儿发热不一定就是生病了。因为新生儿体温调节中枢发育还不成熟,调节体温的功能比较差,汗腺发育不

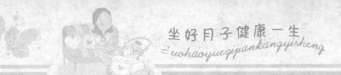

完善,产热和散热易失去平衡,所以体温不恒定,容易随环境温度的变化而改变,也就是我们所说的生理性发热。如环境温度过高,超过体温调节温度,就会出现体温升高;在哭闹、吸吮时体温可略升高;包裹过多时容易体温升高。这时候可以降低环境温度,松解衣被,同时注意补充水分,一般情况下体温即可下降。

9. 如何确定新生儿是否发热

研究表明,正常人的体温昼夜变化幅度最高可达 1.3℃,每天 6:00 与 16:00 的体温上限分别为 37.3℃～37.5℃。由此可见,并不是体温一超过 37℃就是发热,也不能随意诊断高热或发热待查,从而去做一些不必要的检查和治疗。那么,怎样确定新生儿发热了呢?

我们以腋下测温法为例,新生儿的腋下温度超过 37℃,且昼夜波动超过 1℃时即为发热。体温 38℃以下为低度发热,38℃～39℃为中度发热,39℃～41℃为高度发热,超过 41℃者为超高热。如果发热症状持续 2 周以上,并且体温在 38.5℃以上,经过比较全面体检和常规实验室检查未能确诊时,称为"原因待查热"或"不明原因热"。

10. 温水擦浴是新生儿最佳降温法

新生儿发热时,医生一般不主张用药物退热,因为退热药有抑制血小板聚集,增加毛细血管脆性,延长出血时间等毒副作用,对新生儿血液、消化、泌尿系统都有一定损害。所以,新生儿发热的最好处理方法是物理降温,但是忌用酒精或冷水擦浴,以防体温骤降,发生抽搐。温水擦浴是一种最佳的降温方法。

首先,解开包被使新生儿的头颈、四肢暴露,只用小毛巾被包裹躯干就可以了。然后用温水擦浴。因为新生儿头部皮肤占全身皮肤的 20.8%,消耗热能为全身总热能的 50%,头部散热为全身总散热能的 40%。所以,温水擦浴部位应以头颈部为主,以腋下、腹股沟及四肢辅助退热最为理想。水温一般为 33℃～35℃,与体温大致相当,将两条棉毛巾放在水盆里浸湿,然后拧干,擦时不可用力过大,动作要轻柔,以皮肤微红为度。降温时还要注意保暖,因新生儿体温调节中枢发育不完善,切忌过度降温造成体温不升。

11. 什么是新生儿冻伤

新生儿冻伤,又称新生儿寒冷损伤综合征,是指新生儿受冷后导致一系列

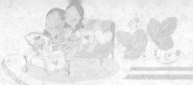

症状。

（1）原因：新生儿体温调节功能差，且皮下脂肪薄，体表面积大，容易散热。外界环境温度低，保暖不当，更使新生儿的热能流失增加。新生儿严重感染、早产、颅内出血和红细胞增多症等，也易发生体温调节和能量代谢紊乱，出现低体温。

（2）临床表现：早期表现为嗜睡、皮肤温度较低，一般低于35℃，吮乳差或拒乳、哭声弱；然后开始在足背、大腿、阴阜、上肢、眼睑等处出现水肿，活动受限；脸颊、手足、皮肤潮红，而其他部位皮肤苍白。病区指压凹陷，消退较慢，以四肢较为明显。病情加重时可发生硬肿和多器官损害体征。

（3）治疗：加强保暖，防止受寒。在医院，可将新生儿置于适度的暖箱中，一般经6～12小时即可恢复正常体温；如果在家中可用热水袋或抱在大人怀中来保暖。另外，还可用肾上腺皮质激素治疗，同时要防止继发感染。

（4）预防：新生儿冻伤易发生于早产儿或体弱儿，且多发生在冬、早春寒冷季节，所以在预防上要注意以下几方面：①加强新生儿的保暖护理，尤其是寒冷季节出生的早产儿和体弱儿。保持产房环境温度不低于24℃，新生儿出生后应立即擦干羊水，用温热包被包裹。②早产儿或体弱儿可以直接放于保暖箱保暖。③新生儿的居室保持适宜的温度，并加强母乳喂养，及时补充热能。

12. 什么是新生儿捂热综合征

新生儿捂热综合征又称闷热综合征、捂被综合征、蒙被综合征，一般发生在寒冷季节，由于过度保暖或捂闷过久而引起一系列症状，是儿科的一种急症，必须紧急救治。

捂热综合征的主要表现：捂热较长时间后，患儿体温迅速升高，可达41℃～43℃，全身大汗淋漓，甚至湿透衣被，头部散发大量热蒸气，面色先红后白，哭声低弱，拒绝吃奶等。高热大汗使水分大量丢失会出现脱水状态，患儿烦躁不安、口干、尿少、前囟及眼窝凹陷、皮肤弹性降低。如果中枢神经系统受累，可出现频繁呕吐、尖叫、反应迟钝、眼睛凝视、反复抽搐或昏迷。如果呼吸系统受累，可出现呼吸困难、呼吸节律不规则或呼吸暂停，并可见口周围和四肢发绀。如果心肌受累，有效回心血量减少，引起心肌损害会出现心律失常和心功能不全。

该病起病急、病情重，容易导致多器官、多系统功能衰竭，病死率高，后遗症也较多，其中以继发性癫痫最常见，其次还有脑性瘫痪、失明、失语、智能低下等。

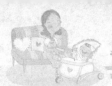
13. 如何防止新生儿捂热综合征

新生儿捂热综合征一般发生在寒冷季节。由于天气寒冷,父母怕新生儿睡觉被冻着,衣服、被褥一层又一层地紧裹;或同盖一条被时,母亲熟睡后新生儿的头面部全被置于被子底下,口鼻亦被捂盖;外出时把新生儿包裹起来,且包裹得过紧、过严、过厚。以上各种情况如果持续时间久了,就会导致新生儿捂热综合征。

因为新生儿的体表面积相对比成年人大,散热比成年人快,长时间的闷捂会影响新生儿机体散热,使体温急剧上升,出现高热现象。高热时末梢血管会代偿性扩张,通过皮肤蒸发(即出汗)和呼吸增快来加速散热,所以会出汗增多,甚至脱水。同时,高热还会使机体代谢亢进,耗氧量增加,加之新生儿被捂在被子里,缺乏新鲜空气,容易导致缺氧,从而引起体内一系列代谢紊乱和功能衰竭。

新生儿捂热综合征是完全可以预防的。

(1)不要给新生儿盖太多太厚的被子,更不能蒙被睡觉。

(2)外出时,包裹不要过紧过严,要露出点缝隙,使新生儿有呼吸新鲜空气的机会。

(3)母亲不要紧拥新生儿,也不要边喂奶边睡觉。

(4)新生儿与母亲同睡一床时,应避免与母亲同被。

(5)新生儿伤风感冒千万不要捂汗,尤其不可蒙头捂汗。

总之,该病的关键就是缺氧,所以父母在任何时候都要保证新生儿能呼吸到新鲜空气。

14. 什么是新生儿皮下坏疽

新生儿皮下坏疽是由金黄色葡萄球菌或铜绿假单胞菌等细菌感染所致的一种严重的皮下组织急性感染性疾病。该病冬季多见,起病急、发展快,如不及时治疗,预后恶劣。

(1)原因:由于新生儿的皮肤防御能力及对炎症的反应较差,淋巴结的屏障功能也不完善,容易受细菌感染。新生儿长期仰卧位,衣被的摩擦、大小便的浸渍等都可诱发局部皮肤损伤,使细菌得以侵入。常见的细菌为金黄色葡萄球菌,亦可见铜绿假单胞菌、草绿色链球菌等。

(2)临床表现:一般出生后 6~10 日发病,以身体受压部位常见,如背部、臀部、肩部、腰部及会阴部等。初起有发热、哭闹不安、食欲减退等症状,局部皮肤发白、硬肿,表面热,皮损边界不清,继之迅速向四周扩散。当病变中央区域硬肿处变软,呈暗红色,触之有漂浮感,则表示皮下组织液化积脓,可破溃,流出稀薄脓液。晚期皮肤呈紫黑色坏死而脱落。此时患儿伴有全身感染的中毒症状,甚至可并发败血症。

(3)治疗和护理:首先要加强护理,合理喂养,供给足够的热能及营养。另外,要及时做一些对症治疗,如早期皮肤仅有轻微红肿,可应用抗生素控制感染;若皮肤出现漂浮感,应及早切开引流,于暗红处中央做多处、多方向对口切开,并边切开边填塞凡士林油纱条,以免出血过多。手术后每日换药,换药时可用无菌生理盐水、1‰呋喃西林溶液冲洗伤口。患儿体位要避免切口受压,纱布不要被大小便污染,以防混合感染。

15. 如何治疗新生儿血管瘤

血管瘤是新生儿最常见的良性肿瘤,多见于皮肤、皮下,一般为血管的汇集和增多,腔内充满血液,与循环系统相通。女婴较男婴多见,一般分为5种,不是每一种均需治疗,有的会自行消退,有的则会生长。父母要密切观察,可以参照下面的介绍,确认自己的宝宝属于哪一种,然后再对症处理。

(1)橙色斑:出生时就有,斑块大小不等,为橙红色或淡红色,不高出皮肤表面,轻压退色,哭闹时颜色加深。多见于前额、上眼睑及枕部,一般都在出生后数月内自行消退,不必处理。

(2)红斑痣:又称为葡萄酒色斑,出生时就有,斑块为淡红色或暗红色,压之不退色,不高出皮肤表面。出生后红斑痣随身体的发育按比例增长,但范围不扩大,一般不能自行消退。红斑痣除影响美观外,一般无其他危害,必要时可采用冷冻治疗。

(3)毛细血管瘤:多见于枕部、头面、四肢和背部,还有的长在口唇和舌部。毛细血管瘤大小不一,大的能占据面部或肢体的大部分,小的只有几毫米,突出于皮肤表面,色鲜红或紫红,界限明显,形如杨梅,故又称杨梅状血管瘤。一般出生时就存在了,6个月内生长迅速,1~2岁后逐渐停止生长。它影响美观,破损后有大出血的危险,父母应密切留意。如果血管瘤较小,生长速度较慢,不在暴露部位,可待其停止生长后自行消退。如果血管瘤生长速度较快,严重影响了美观,就应立即进行治疗,临床上常用放射性核素贴敷法。

(4)海绵状血管瘤:多见于皮肤、皮下组织、肌肉,甚至肝、肾等处,呈紫红色,形状多不规则,周围有迂曲、怒张的小静脉,扪之柔软,有弹性,挤压时缩小,撤压后即复原。这种血管瘤随年龄的增长而增大,有时长得很大、很深,严重时

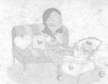
破坏正常组织,损害容貌。一旦确诊要立即进行治疗,可采用冷冻疗法、注射硬化剂使其血管栓塞而治愈,或手术切除。

(5)蔓状血管瘤:多见于四肢,表面及周围有许多树枝状扩张的血管,迂回曲折呈蔓状,局部皮肤呈暗红色或蓝紫色,有时可摸到血管搏动或听到血管杂音。这种血管瘤应该尽早手术。

16. 如何预防新生儿长痱子

炎炎的夏日,人体自身会通过汗液的蒸发来散发热能,从而降低身体的温度。但是当外界湿度过大而环境又不通风时,汗腺分泌过多,汗液却不能及时蒸发,滞留在皮肤表面,导致汗孔、角质层的浸渍变软,汗孔被堵塞,汗液排泄不出来,留滞于真皮内而引起局部的发炎,这就是痱子。

新生儿长痱子常见于头面部、颈部、背部、胸部及皮肤皱褶等处,其表现就是成批出现红色丘疹、疱疹,并有痒感。如果合并了感染,则在痱子的顶端形成针尖大小的黄色小脓疱,即“脓痱子”。

父母可以从以下几个方面来预防新生儿长痱子:

(1)注意室内通风,保持环境凉爽,可以使用电风扇或空调,不仅能减少出汗,还利于汗液的蒸发。

(2)夏天可以把头发理短,必要时剃光。衣服要清洁、柔软、宽松,最好用吸水性强的棉料,要勤换。

(3)勤洗温水澡,不但能清洁皮肤,还有利于汗液的排出。洗完澡立即擦干,然后再扑爽身粉,保持皮肤干燥。注意,千万不要用冷水洗澡,因为突然的冷刺激会使汗腺孔收缩,汗液不能排出,反而更容易长痱子。

(4)新生儿要勤翻身,不要长时间一个姿势躺着,也不要总抱在怀里,避免皮肤受压过久而影响汗腺分泌,汗液不易蒸发从而长痱子。尤其是肥胖的新生儿在夏天要特别注意。

17. 如何预防新生儿皮肤褶烂

新生儿皮肤柔软娇嫩,局部皮肤褶缝处长时间相互摩擦,加之积汗与分泌物过多,热能不能散发,引起充血、糜烂、表皮脱落,甚至渗液或化脓感染,这就是新生儿皮肤褶烂。常常发生于出生后第二周,多见身体皱褶处,如颈部、腋窝、会阴部、腹股沟、臀缝、四肢关节屈面等。当褶缝中的积液发生化学变化,会有臭味,触碰褶烂处有痛感,患儿常因疼痛而哭闹不安。外界环境炎热、潮湿,或不注意卫生,或新生儿比较胖等,这些情况下比较容易发病。

其实,该病预防起来很简单。父母只要平时多注意新生儿个人卫生、勤换尿布,保持清洁,洗澡后褶缝处的水可以用细软纱布吸干,然后扑上无刺激的爽身粉,防止褶烂发生。

18. 什么是新生儿尿布皮炎

新生儿的皮肤娇嫩,如果尿布更换不及时,局部皮肤长时间处在潮湿中,大小便内含的尿素经细胞分解产生氨,从而刺激皮肤,发生皮炎。本病多见于尿布更换不勤或腹泻的新生儿,尤其是加垫塑料布或橡皮布时更易发生。

新生儿发生尿布皮炎时有什么表现?新生儿发生尿布皮炎时,局部皮肤首先发红、粗糙,有细小鳞屑;继而会出现斑丘疹或疱疹,偶尔可见针尖样小脓疱,严重时有糜烂、渗液,甚至溃疡,此时更利于细菌或念珠菌的感染。病变位于尿布覆盖部位,有时可向外蔓延至腹壁、大腿等处。

在治疗上,首先要做到勤换尿布,清洗臀部时禁用肥皂;另外,在医生指导下可以使用一些外用药。在用药时,要先用小毛巾浸温水后清洗局部皮肤,再轻轻吸干水分,然后用棉签蘸上药物,贴着皮肤轻轻滚动,均匀涂药,最后换上清洁尿布。

19. 如何预防新生儿尿布皮炎

新生儿尿布皮炎是可以预防的,父母可以按照以下几方面做:

(1)勤换尿布,尿布最好选用柔软、无色、吸水性强的棉布。清洗尿布时一定要把肥皂或洗衣粉洗净,最好用开水烫一下,然后在太阳下自然晒干。

(2)最好不要使用橡胶或塑料垫,因为这既不吸水,也不透气,更容易发生皮炎。如果要使用尿布垫,也应选择棉料的。

(3)每次大便后用温水清洗臀部,并擦干,避免皮肤潮湿。

(4)如果天气温暖,可将新生儿的臀部适当暴露在空气中,每天1～2小时,这样既保持了臀部的干燥,又能防止皮炎的发生。

20. 什么是新生儿硬肿症

新生儿硬肿症是以皮肤与皮下脂肪硬变及水肿为主的一组临床症候群,具体表现为:

(1)体温过低:全身冰冷,体温常在35℃以下,甚至严重时在30℃以下。

(2)皮肤硬肿:先出现在小腿、大腿外侧,渐渐波及整个下肢、臀部、面颊、上肢,严重者可发展为全身。受累部位的皮肤紧贴皮下组织,不易捏起或移动,按

215

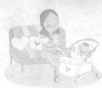

之似硬橡皮样,伴水肿者按压可有凹陷。

(3)皮肤颜色:一般发红,伴缺氧时呈紫红色,伴黄疸时呈蜡黄色。

(4)精神状态:哭声低弱或不哭,吮奶困难,肢体动作少,胸腹硬肿者可发生呼吸困难。

(5)其他情况:尿少或无尿,伴有心肌损害、酸中毒、败血症、肺炎、低血糖等。重症还会出现弥散性血管内凝血和肺出血。

21. 怎样预防新生儿硬肿症

父母可以从以下几个方面做好新生儿硬肿症的预防工作:

首先,做好围生期的保健工作,加强产前检查,防治妊娠高血压综合征,预防出生低体重儿,避免早产和产伤的发生。

其次,如果在寒冷季节临产,一定要采取有效的保暖措施,事先提高产房室温,可以预热棉包被,待新生儿一出生即包裹御寒。当在居室时,除了保持室内温度外,还可以在包被外面加用暖水袋,也可将新生儿抱入母亲怀里来保暖。

另外,提倡母乳喂养,注意早开奶,保证足够的营养和热能,有助于提高新生儿的免疫力,防止疾病的发生。父母平时在给新生儿换衣服、换尿布时,动作要快,以免新生儿受凉。

(二)消化系统疾病

1. 新生儿为什么会呕吐

在护理新生儿时,呕吐是最常见的一种情况,其原因有以下几种。

(1)咽下羊水:分娩时新生儿吞入较多羊水、产道分泌物、血液等,尚未进食就开始呕吐,吐出物为泡沫黏液,有时为棕红血样黏液,将咽下的东西吐净之后,呕吐随之而止。

(2)生理性呕吐:新生儿食管短,食管较松弛,胃容量小,呈水平位,幽门括约肌发育较好,而贲门括约肌发育差,肠道蠕动的神经调节功能较差,腹腔压力较高,一旦喂养过快、过慢或奶瓶呈水平均可造成吞气过多而引起呕吐。

(3)喂养不当:新生儿具有一定的吸吮、吞咽能力,但是早产儿比较差一些,喂奶后常发生吐奶,尤其当喂奶的量太多时,或喂养之后立即平卧,或过多翻动新生儿更易发生呕吐。所以,无论采取何种喂养方式,一定以多次、少量为原则。

(4)感染因素:新生儿发生感染,尤其是肠道感染时,呕吐是首先出现的症

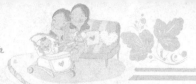

状。一些肠道外的感染,如肺炎、脐炎、皮肤感染、脑膜炎、肾盂肾炎、败血症等也可引起反射性消化功能紊乱而发生呕吐。

(5)中枢性呕吐:分娩时头颅产伤、颅内出血、先天性大脑发育不全都可出现呕吐,此类患儿同时可伴有和神经系统有关的症状。

(6)药物反应:新生儿若服用了金霉素、红霉素,以及苦味强烈的药物等,容易刺激胃肠道而引起呕吐。一般在停药之后呕吐即停止。

2. 新生儿呕吐危害大

新生儿呕吐常常由于喂养不当引起,但是如果反复呕吐或呕吐不止,则应考虑如下疾病。

(1)先天性食管闭锁:多见于早产儿,表现为喂乳后呛咳,面色青紫,可有气喘、呼吸困难、口唇发绀等类似肺炎的症状。患儿一般吃多少吐多少,伴有流口水。

(2)先天性肠闭锁:患儿出生后第一天可正常吃奶,1～2日后反复发生呕吐者多为十二指肠闭锁,出生2～3日后反复呕吐的多是小肠闭锁。表现为上腹膨隆,下腹软扁,在腹部可见到胃肠的形状及蠕动波;不排便,或排少许灰白色黏液,或排饭粒样便;呕吐物中有胆汁,有时还有胎粪。

(3)先天性肛门直肠闭锁:患儿肛门完全闭锁,有的合并直肠前庭瘘、直肠会阴瘘或直肠阴道瘘,男婴还有直肠膀胱瘘等畸形。如新生儿进奶3～4日后不排便,出现腹胀和呕吐,呕吐物先为奶汁、胆汁,后为粪便。

(4)幽门痉挛:其呕吐特点是呕吐时间不定,呈间歇性,每次呕吐量不多。随着小儿的发育,呕吐可逐渐减轻,孩子发育不受影响。呕吐严重时可酌情口服阿托品溶液。

(5)先天性肥厚性幽门狭窄:患儿出生后头2周吃奶,2～3周后,吃奶不久便呈喷射性呕吐,呕吐物中可有隔夜的奶,但无胆汁。呕吐症状可随月龄增长而加重,同时患儿体重逐渐减轻。

(6)先天性巨结肠:患儿先是腹胀,通常不排便,然后发生呕吐,初期呕吐物是奶汁、胆汁,之后可有粪便。

新生儿呕吐,尤其是反复频繁的呕吐,千万不能大意,以免耽误病情。

3. 新生儿食欲低下的原因有哪些

正常新生儿都有良好的食欲,因为他们有觅食反射、吸吮反射及吞咽反射,而且他们的消化道面积相对较大,肠蠕动较快,肠内消化蛋白质、糖类及脂肪的

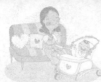
能力已较完善。所以,一旦新生儿食欲明显低下时,常常为疾病发生的信号,应引起父母高度的重视。

引起新生儿食欲低下的原因很多,有以下几种情况:

(1)感染:新生儿期各种感染如败血症、肺炎、脑膜炎、泌尿系感染等,临床常以食欲低下为前驱症状,除此而外,常伴有体温不升和黄疸等现象。

(2)消化系统疾病:如新生儿肝炎、肠道感染等,食欲低下也是最常见的表现,同时常伴有呕吐、腹泻。

(3)心肺功能异常:如肺炎、心力衰竭等,除了青紫、气急外,食欲低下也是常见的表现。

(4)全身代谢障碍:如缺氧、酸中毒、高胆红素血症等,多表现为吃奶不好。

(5)药物影响:许多药物,如各种抗生素等,对新生儿的胃肠道有刺激作用,可直接导致食欲低下。

(6)神经系统疾病:如脑缺氧、脑出血、破伤风等,由于神经系统病变使吸吮反射消失,影响吞咽而造成食欲低下。

综上所述,新生儿的食欲低下常常是疾病的表现,因此积极寻找新生儿食欲低下的原因是非常重要的。只有明确了病因,才能正确的加以处理。

4. 新生儿大便异常是怎么回事

新生儿出生 24 小时内会排大便,一般呈棕褐色或墨绿色,黏稠,没有臭味。这种粪便是由胎儿期的肠道分泌物、胆汁及咽下的羊水内所含的胎儿皮脂等组成,所以称为胎粪。新生儿所有的胎粪在 3 日左右排清。有少数新生儿出生后两天两夜尚无胎粪排出,属于异常情况,应去医院检查看有无消化道畸形或其他原因。

随着母乳喂养的开始,新生儿的大便呈金黄色,黏度均匀如膏状,有时略带绿色,呈酸性反应,无明显臭味,每天排便 2～4 次。如果是人工喂养的新生儿,他们的大便色淡黄或土灰色,质较干不匀,常带奶瓣,呈中性或碱性反应,有臭味,每天排便 1～2 次。混合喂养的新生儿大便量多,质柔软,有明显臭味,暗褐色。新生儿大便的次数可达每日 4～5 次,这主要是因为新生儿神经系统发育不完善,对消化道的调节不够准确,还有他们的肛门括约肌发育不够完善,当大便积聚在直肠时即可刺激新生儿产生便意感,随时引起排便。

新生儿的肠胃功能比较差,如果稍有喂养不当就会出现大便异常,父母要时刻注意观察,并给予及时处理。

新生儿消化不良时的粪便为黄绿色,稀水状,或含有白色小凝块呈蛋花汤

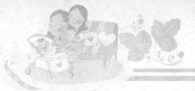

样,质不匀,次数多;肠炎时的粪便稀薄呈绿色,黏液较多,有臭味;腹泻严重时,粪块消失,大便呈水样或蛋花汤样;痢疾杆菌性肠炎可为脓血便;阻塞性黄疸时的粪便呈灰白色;便秘时的大便干结;饥饿时的大便呈暗褐色或暗绿色,次数较多,量少,有黏液。如果大便为绿色,表明糖摄入过多,可适当地减少糖类。如果出现血水样大便,并且伴有发热,腹胀,呕吐,则可能是出血性坏死性小肠结肠炎,需及时到医院。

5. 新生儿腹胀是怎么回事

新生儿为什么会腹胀呢?正常新生儿,尤其是早产儿,在喂奶后可见到轻度或较明显的腹部隆起,有时还有溢乳,但精神状态好,不哭闹,触摸腹部时柔软,无肿块,排便正常,生长发育良好,这是通常所说的"生理性腹胀"。主要是由于新生儿腹壁肌肉薄,张力低下,且消化道产气较多所致。

但是,如果新生儿腹胀明显,伴有频繁呕吐,精神差,不吃奶,腹壁较硬、发亮、发红,有时还可见到小血管显露,触摸到肿块;有时还伴有黄疸,白色大便或柏油样大便,发热等,这些都是疾病的表现。父母应尽快带宝宝到医院诊治。

6. 新生儿腹胀怎么办

新生儿腹胀了,首先要排除"生理性腹胀",这是不需要特殊治疗的,只要注意护理,如不要给新生儿吮空奶头;每次哺乳后,抱起他们并轻轻拍打其背部;乳母在哺乳期间少食产气较多的食物。

如果腹胀伴有呕吐,呕吐物为食物,甚至胆汁或粪样物,且大便秘结,小便量少,宝宝日渐消瘦,这可能是先天性巨结肠,要尽快到医院进一步检查治疗。

如果新生儿几天不大便出现腹胀、哭闹,可能是由于胎粪内积引起,可适当给予润肠通便的药物,一般排出胎粪后腹胀便可消失。因腹胀哭闹不止者,可用手轻轻按摩婴儿腹部,或用少量祛风油涂擦新生儿肚脐周围,均有助于症状的缓解。

7. 新生儿便秘的常见原因

正常新生儿在出生后 24 小时内排墨绿色、黏稠的胎粪。开奶后,母乳喂养的新生儿大便呈金黄色,较干燥,一天大便 1~2 次。如果新生儿出现了便秘,首先要想到以下原因。

(1)新生儿巨结肠:新生儿出生后仅有少量胎粪排出,此后出现便秘并伴呕吐、腹胀。这时需经灌肠,或手指伸入直肠后才有粪便排出,排便后腹胀减轻。

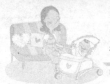

（2）先天性甲状腺功能低下：新生儿除了便秘外，还会有严重的腹胀、喂养困难、反应迟钝、少哭，经常处于深睡状态，四肢冷、体温低，黄疸消退延迟。

（3）胎粪性肠梗阻：新生儿出生后就出现呕吐、腹胀及便秘。这时要及时拍X线片明确诊断，积极治疗。

（4）其他因素

①新生儿在没有特殊刺激的情况下，肠道蠕动缓慢。

②由于新生儿膳食种类局限，蛋白质较多，也很容易发生便秘。

③新生儿的胃肠道神经调节不健全，胃肠功能发育不完善。

④与遗传因素有一定关系，如个体解剖特征和功能特点。

8. 新生儿便秘的处理

超过48小时未排大便即可视为便秘。便秘有以下处理方法。

（1）多喝水，尤其是人工喂养的新生儿，可以在两次喂奶间适当加温开水。

（2）做腹部顺时针方向按摩，每天2次，每次5～10分钟。注意：力气要适当，尽量让新生儿感到舒服。

（3）如果多天未排大便，可用小儿开塞露或是肥皂条。但不要长期使用。

专家提醒：蜂蜜最好在宝宝满1岁以后食用，因为其内含肉毒杆菌，易损伤肠胃，所以1岁内宝宝不建议用。

（4）疑似新生儿巨结肠、先天性甲状腺功能低下、胎粪性肠梗阻者，应及时去医院就诊。

9. 新生儿腹泻的原因是什么

一些新生儿刚吃几次母乳就拉稀了，甚至还伴有发热；或是母乳不够添加少量牛乳，就受不了，大便次数增加而且水分多，有臭味。这就是新生儿腹泻，是新生儿时期最常见的肠胃疾病，又称为新生儿消化不良、新生儿肠炎。主要原因是新生儿免疫功能差，尤其是肠道的免疫能力更低，并且消化功能和各系统功能的调节功能也比较差。

导致新生儿腹泻的原因可以分为以下3种：肠道内感染、肠道外感染、非感染性因素。

（1）肠道内感染：肠道内感染主要发生在人工喂养或混合喂养的新生儿，由于奶具不洁导致许多病原菌如细菌、病毒等进入新生儿口内而引起胃肠道感染。轻症的患儿表现为单纯的胃肠道症状，腹泻一天5～8次，同时还出现低热、食奶差、呕吐、精神弱、轻度腹胀、哭闹、唇干、前囟门凹陷。最严重的是新生

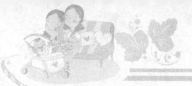

儿流行性腹泻,此病潜伏期短,症状重,开始时厌食、吐奶、腹胀,继之腹泻,大便呈黄绿色水样,腥气奇臭,一天大便次数可达 10 次左右,很快出现脱水症状。

(2)肠道外感染:肠道外感染主要是由于病原体毒素的影响或神经系统发育不健全,致使消化系统功能紊乱、肠蠕动增加而引起腹泻。这种腹泻次数较少,一般无黏冻、脓血和奇臭。在新生儿患肺炎和败血症时,细菌有时也可从肠道外或血液中透过肠壁进入肠道内,引起肠炎发生腹泻。

(3)非感染性因素:非感染性因素主要由于喂养不当或天气变化而引起的腹泻。喂养不当时大便次数增加,有不消化奶块或呈蛋花汤样粪便,一般无黏液和奇臭。如果受凉,可使肠道功能紊乱;如果气候炎热可使胃酸和消化酶分泌减少,消化不良引起腹泻。

10. 新生儿腹泻有哪些症状

因不同原因引起的新生儿腹泻症状也是不一样的。

(1)喂养不当导致的腹泻,大便次数增加,有不消化奶块或呈蛋花汤样粪便,一般无黏液和奇臭。

(2)大肠埃希菌导致的腹泻,大便次数多,黄绿色水样带黏液,伴呕吐及发热,脱水症状明显,面色发灰,哭声低弱,精神委靡,体重锐减,尿少等,很快会出现水与电解质紊乱和酸中毒等严重症状。

(3)秋冬季节,新生儿容易患"秋季腹泻",是由一种轮状病毒引起的,表现发热、呕吐、咳嗽、流涕等感冒症状,大便为水样、稀薄、米汤样、黏液少,每次量多、无腥臭味,哭闹、烦躁不安。

(4)鼠伤寒沙门菌导致的腹泻,多见于早产儿、体重低的新生儿。这种腹泻传染性强,大便表现多样化,如大便呈黑绿色,黏稠,也有白色便、胶胨样便、稀水样便伴有明显腥臭味,一般有高热。

总之,新生儿腹泻会直接影响对营养的吸收,不利于生长发育。由于腹泻损失大量水分及电解质,还会引起新生儿脱水、酸中毒、低血钾、低血钙、代谢紊乱,甚至威胁生命。

11. 新生儿腹泻如何防治

一旦新生儿出现了腹泻,父母往往不知所措,在喂奶时给多了怕加重症状,少了又怕饿着宝宝。该怎么办呢?所以,新生儿腹泻期间科学的防治是很重要的。

首先,注意卫生。母乳喂养新生儿,应注意母亲乳头的清洁,吃奶前用干净

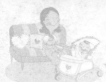
毛巾仔细擦洗乳头；人工喂养新生儿，应注意奶具消毒，配奶前先将双手洗净，剩奶丢弃，以免变质。

其次，若母乳喂养的新生儿发生腹泻时，可以缩短每次喂奶的时间。因为母乳的前半部分蛋白质含量较多，容易消化，富于营养；而后半部分脂肪含量较多，不易消化。必要时母亲可以在喂奶前半个小时先饮一大杯淡盐开水，以稀释乳汁，然后再哺乳。

还有，采取一些饮食和补充营养的原则，如为了减轻胃肠道的负担，帮助恢复消化功能，可以给新生儿适当口服淡盐水、维生素 C 等。

最后，注意根据季节气候的变化随时增减衣物，避免腹部着凉。

一般来说，只要饮食卫生，有规律，腹泻是可以避免的。另外，对腹泻的患儿还要加强臀部护理，防止臀部皮肤糜烂感染。

（三）呼吸系统疾病

1. 先天性喉喘鸣是怎么回事

由于新生儿的喉部组织软弱松弛，吸气时组织塌陷，喉头软骨盖住声门，喉腔变小，发出小鸡一样的叫声，称为先天性喉喘鸣，也称喉软骨软化。

患儿的临床症状往往在出生后即出现，也可在出生数周后发生。喉鸣发作可表现为持续性的，也可以是间歇性的。小儿在睡眠或安静时常无症状，但啼哭时或受到惊吓时症状则比较明显，多数患儿哭闹和咳嗽时并无嘶哑。有时喉鸣不明显，稍受刺激后立即发生；有时候与体位有关，仰卧时加重，俯卧或侧卧时轻。对症状较轻的患儿来说，先天性喉喘鸣对其生长发育及营养状况并无明显的影响，但临床表现严重的患儿，可因为呼吸困难及长期缺氧而导致漏斗胸或鸡胸，因为肺功能受到影响，有些患儿可出现心脏扩大。

这是由于妊娠期营养不良，胎儿缺钙，致使喉软骨软弱，吸气时负压增大，使会厌软骨两侧边缘向内卷曲接触，或会厌软骨过大而柔软，两侧杓会厌襞互相接近，喉腔变窄成活瓣状震颤而发生喉鸣。

一般症状轻的患儿随着年龄的增长，其喉头间隙会逐渐增大，喉软骨也会发育好，绝大多数孩子在 2 岁左右，这种声音就会消失。父母在平时应该注意让患儿多晒太阳，多做户外活动，及时补充钙片和维生素 D，同时还要避免患儿受凉或受惊，以免发生呼吸道感染和喉痉挛，加剧喉阻塞。如果症状较重，吸气困难，可调整患儿体位，侧卧位可减轻症状。严重喉阻塞者需行气管切开术。

2. 如何护理喉喘鸣的患儿

如果喉喘鸣的患儿症状不重,父母平时可以让他们多晒晒太阳,多做些户外活动,同时还要避免患儿受凉或受惊,以免发生呼吸道感染和喉痉挛,加剧喉阻塞。一般随着年龄的增长,患儿的喉头间隙会逐渐增大,喉软骨也会发育好,绝大多数孩子在2岁左右,这种声音就会消失。

如果喉喘鸣发作较重,吸气困难,可调整患儿体位,取侧卧位能减轻症状;偶有严重喉阻塞者,需行气管切开术;伴急性喉炎易引起呼吸困难,要特别注意,不能掉以轻心,要及时到耳鼻喉科就诊。

专家指出,鱼肝油可以消除喉喘鸣。因为母亲怀孕期间晒太阳不足,或没有服鱼肝油、钙片,导致新生儿的喉软骨软化而发生先天性喉喘鸣,所以说这是一种先天性佝偻病。可以给患儿服维生素D制剂(浓鱼肝油滴剂或胆维丁)和钙剂,有利于喉喘鸣症状的减轻或消失。

3. 如何预防新生儿感冒

新生儿的抵抗力差,一旦感冒了,若不及时处理,轻则可以引起呼吸和哺乳困难,重则并发肺炎,所以对新生儿感冒一定要积极预防。父母可以按照下面几点做,达到防止新生儿感冒的目的。

(1)新生儿的卧室要空气流通,禁止患感冒的人接触新生儿;母亲如果感冒了,也应少接触新生儿,并在喂奶时戴上口罩。

(2)要注意气候变化,冷热得当,特别是夜晚,要注意为新生儿盖被。

(3)合理饮食是预防新生儿感冒的好办法。专家提倡母乳喂养,因为母乳不仅是孩子体格和智力发育的最佳食品,而且具有防止感冒的功效。研究表明,母乳含有对呼吸道黏膜有保护作用的几种免疫球蛋白。另外,可以适当给新生儿喂富含维生素A、维生素C及锌、铁等食物,也有助于机体抵抗感冒病毒。

4. 呼吸窘迫综合征是什么

新生儿呼吸窘迫综合征又称新生儿肺透明膜病,多发生于早产儿,是指出生后不久即出现进行性呼吸困难、青紫、呼气性呻吟、吸气性三凹征和呼吸衰竭一系列症状。

患此病的新生儿肺表面活性物质缺乏,要及时采取综合急救措施使患儿度过危险期,治疗重点就是要纠正缺氧,维持酸碱平衡,补充表面活性物质。在护理上除了正确供氧外,还要注意保暖,环境温度最好维持在22℃~24℃,湿度最

好在 55％～65％,以减少水分消耗。另外要保证患儿的营养供给,如果患儿不能吸乳吞咽,可用鼻饲法或补充静脉高营养液等方法。

5. 如何预防新生儿窒息

新生儿窒息的后果很严重,父母要做好预防工作。

(1)最好养成新生儿独自睡觉的习惯,不要含着奶头睡觉。如果母亲在一个被窝里给新生儿喂奶,当母亲熟睡后,充盈的乳房会堵住新生儿的口鼻,枕头和棉被也会阻塞新生儿的呼吸,易造成窒息事故。

(2)母亲喂奶的姿势要正确,最好抱起喂,使婴儿头部略抬高,这样就不会使奶液反溢入气管。用奶瓶喂奶时,橡皮奶头孔不宜过大,奶瓶的倾斜度以吸不进空气为宜。每次喂完奶应把新生儿竖着抱起,轻拍其背部,待打嗝后再放回床上,并要向右侧卧,以免溢奶时奶液吸入气管。

6. 怎样抢救新生儿窒息

新生儿窒息是新生儿出生时仅有心跳而无呼吸,或未建立规律呼吸的缺氧状态,是出生后的一种紧急情况,必须积极抢救和正确处理,以降低新生儿死亡率及预防远期后遗症。

抢救新生儿窒息最关键步骤是清理呼吸道。胎头经阴道娩出后应立即清拭口腔内的羊水和黏液,将新生儿仰卧,肩下垫起,使头后仰,用吸管或吸痰器迅速轻巧地在 1 分钟内将口、鼻、咽喉部黏液吸出。千万不可强烈刺激咽部,以防引起呼吸暂停。抢救的同时应擦干新生儿头面及全身羊水,注意保温。

轻度窒息的新生儿在呼吸道通畅后,可用手指轻弹其足跟,针刺人中、十宣穴,常可诱发自主呼吸。禁用酒精、冷水浇,或倒提新生儿双腿拍击臀部、背部等方法,否则会增加颅内出血。重度窒息的新生儿多有酸中毒,要及时纠正酸中毒。另外,新生儿窒息复苏后应继续保温,密切观察患儿病情变化,间断吸氧气至青紫消失,呼吸平稳为止。母亲要延期哺乳,以免发生误吸。

7. 呼吸次数可早期识别肺炎

新生儿肺炎在临床表现上缺乏特异性,但呼吸次数增快是肺炎早期的体征,所以父母要学会数新生儿的呼吸次数。正常新生儿呼吸次数为 40～45 次/分,如每分钟呼吸次数≥60 次,即为呼吸增快。

由世界卫生组织推荐的数呼吸次数来判断是否有肺炎是一种简单的适宜技术。新生儿在患肺炎时,即使在早期呼吸次数就会出现明显增快,这对早期

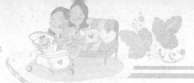

识别肺炎有很大帮助,而且这种方法父母易学易会。

8. 父母如何给新生儿数呼吸次数

正常新生儿的呼吸不规则,常常有一阵快速的呼吸阶段,继而有一阵缓慢的呼吸,有时有短暂的呼吸暂停。因此数呼吸次数时不能数 15 秒乘以 4,即为 1 分钟呼吸次数,这样会使呼吸增快的新生儿没被发现,而呼吸正常的被数出呼吸增快。正确的做法是要数满 1 分钟。数呼吸时要注意一吸一呼为一次呼吸,有的父母将一吸一呼数为两次呼吸就数错了。由于新生儿胸廓上下运动幅度小,以腹式呼吸为主,因此观察呼吸运动时观察腹部运动更明显,数出来的呼吸次数更准确。数呼吸时,要在新生儿安静时数,不要在哭闹、吃奶或刚吃奶后数呼吸,这时数出来的呼吸次数不能反映真实情况。

除呼吸增快外,新生儿患肺炎时还会出现一个重要体征——胸凹陷。当吸气时胸壁下部明显内陷即为胸凹陷,是肺炎较重时的一种表现,观察新生儿有无胸凹陷时也要在安静状态下判断才能确定。

父母学会数呼吸次数,就不会在新生儿生病时手足无措。这是早期发现肺炎的一个简单、方便、可靠的方法。

9. 新生儿肺炎的一些早期症状

新生儿肺炎是新生儿时期一种常见且多发的呼吸道感染性疾病,一般起病较急、病情较重、易被忽略或误诊。

新生儿肺炎常见的早期症状有:精神委靡、呛奶、不吃奶;有时烦躁不安、呕吐、面色青灰或苍白、鼻翼翕动,闭口吹气,点头呼吸或呼吸不规则,甚至暂停;一般不发热,或微热或体温过低;也很少咳嗽。可见,新生儿肺炎的早期症状不很典型,不容易被发现,所以父母要细心观察新生儿的异常情况,及时处理,避免延误病情。

10. 新生儿肺炎常无呼吸道症状

新生儿肺炎的临床表现与年长儿的肺炎不尽相同,一般无明显的呼吸道症状,仅仅表现为精神较差、反应低下,哭声无力、拒奶,呛奶及口吐白沫等;有的发热,有的无发热;有的患儿出现鼻根及鼻尖部发白、鼻翼翕动、呼吸浅快、不规则,病情变化快,易发生呼吸衰竭、心力衰竭而危及生命。

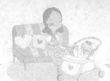

11. 如何预防新生儿肺炎

新生儿肺炎一年四季均可发生,平时要做好以下几点。

(1)防止感染:如果孕妇患有感染性疾病,要及时治疗,并在临产时严格消毒,避免接生时污染,还可以在出生后考虑选用抗生素预防。

(2)提倡母乳喂养:母乳,尤其是初乳中含有大量的免疫球蛋白A,这种物质可以起到保护呼吸道黏膜免遭病原体的侵袭,达到预防的目的。

(3)注意环境卫生:新生儿的房间要经常开窗通风换气,尽量减少亲戚朋友的探视,尤其是患感冒等感染性疾病的人员不宜接触新生儿,产妇患有呼吸道感染时必须戴上口罩接近新生儿。

(4)观察异常情况:如果发现新生儿有脐炎或皮肤感染等异常情况,父母要立即送去医院治疗,防止病菌扩散。

(四)五官疾病

1. 怎样发现新生儿视力异常

新生儿时期的视力发育比较缓慢,主要特点是有光感,可注视眼前20厘米左右较明显的目标,直到新生儿末期时才能够追随一些移动目标。所以,除了眼部明显畸形可以早期发现外,视觉异常一般较难发现,一直要等到半年以后,随着症状明显父母才会察觉,此时对于某些先天性眼病的治疗已显得过晚。专家指出,父母可以根据新生儿视力的特点,参照下面的方法对新生儿的视力做定性检查,及早发现异常情况。

(1)在新生儿睡着时,父母可以用手电筒照他们的眼睛,正常新生儿则会闭眼、皱眉、身体扭动,甚至觉醒;若轻轻拉开眼皮照瞳孔,瞳孔会缩小。

(2)新生儿低头前倾、眼球向上转;头后仰,眼球向下看,此谓“洋娃娃眼”。

(3)新生儿满月时,可以把一个直径约10厘米的红色绒球放在距离新生儿眼睛20厘米处,然后左右移动,控制在60°的范围,正常新生儿会注视红球,并且头和眼还会追随红球左右移动,此谓头眼协调。

(4)父母可以在距离新生儿眼前20厘米处,放一个画有黑色垂直条纹的纸圆筒或鼓(长约10厘米,直径5~6厘米),由一侧向另一侧旋转,新生儿注视时会出现眼球震颤,即眼球会追随圆筒或鼓的旋转做水平运动,此谓视觉运动性眼震。

如果以上几个方面均表现正常,说明新生儿视觉发育良好。否则应立即请医生做进一步检查,尤其是对早产儿。

2. 如何防治新生儿斜视

斜视就是两眼视物不协调,新生儿早期因眼肌调节功能不良,常有一时性斜视过程,即生理性斜视,如果纠正不及时,有可能发展成为斜视症。最近,英国科学家的一项研究证明,低体重儿发生斜视的危险性比较高。

父母可以参照下面的方法来防治新生儿斜视。

(1)注意新生儿头的位置,适时地更换位置,不要使其长期偏向一侧。

(2)新生儿对红色反应比较敏感,所以父母可在床的正上方挂上一个红色且有响声的玩具,定期摇动,使听、视觉结合起来,有利于新生儿双侧眼肌动作的协调训练,从而起到防治斜视的作用。

专家提示:如果3个月后,新生儿仍有斜视现象,应立即去医院诊治,以免影响新生儿的正常发育。

3. 怎样早期发现新生儿耳聋

目前,我国的新生儿听力筛查还没有普及,又因为发现耳聋的时间关系到耳聋的防治及康复效果,所以如果有下面情况,父母要特别注意。

(1)有先天性耳聋的家族史。

(2)母亲在怀孕时有宫内感染的病史,如风疹、疱疹、梅毒、巨细胞病毒尿症及毒浆体原虫病等。

(3)新生儿的体重小于1 500克。

(4)新生儿的头颅、面部畸形,如耳廓和外耳道的外形异常;上口唇垂直沟消失或发际低下等。

(5)父母如果在新生儿室内制造一些声音,新生儿不会被吵醒或被惊吓。

(6)听声回头寻找是很重要的听觉反应。父母可以在新生儿清醒时,做一些试验来检验新生儿的听觉能力。有时候新生儿虽然听力差,但又会用视觉、触觉来弥补,如他们会观察场景,看父母眼睛注视的方向来判断声源在哪一边;甚至根据呼出的气息来判断声源的依据。因此,在观察新生儿听力时,要十分细心,避免造成错误判断。

另外,父母可以直接送去医院对新生儿进行听力检查,这是早期发现耳聋的重要手段。如果因父母一时的粗心没有及时发现,就会贻误治疗的良好时机,给孩子带来终身的遗憾。

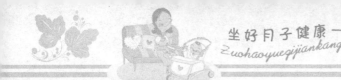

4. 新生儿眼屎多不可忽视

有些父母发现刚生下来几天的新生儿眼屎特别多,轻轻擦拭后,没过多久眼睛上又会堆积许多。一旦出现这种情况,父母千万不能忽视,因为眼屎多了容易导致细菌入侵到泪囊,并且繁殖、化脓,脓性物填满整个泪囊,无法往下排泄,只有沿着泪囊、泪小管向上排到眼睛里。若不及早治疗,有可能并发角膜炎,角膜可能由黑变白形成白斑,影响新生儿的视力发育。

一般新生儿眼屎多有以下几种原因。

(1)新生儿时期,眼睫毛容易向内生长,眼球受到摩擦刺激就会产生眼屎。随着年龄的增长,睫毛自然会向外生长,眼屎渐渐减少。父母可以用温湿毛巾把眼屎擦干净,也可以用棉签蘸2%硼酸溶液,从内眼角向外眼角轻轻擦拭干净。

(2)新生儿刚出生时,眼睛上有一层灰白色东西,不是眼屎,而是"胎脂"。胎脂有保护皮肤和防止散热的作用,可以自行吸收,所以不能随便擦除。

(3)如果新生儿内有积热,即通常所说的"上火",这时除了眼屎多外,还常伴有怕热、易出汗、大便干燥、舌苔厚等症状。

(4)如果新生儿鼻泪管较短,发育不全,开口部的瓣膜发育不全,位于眼的内眦,从而使眼泪无法顺利排出,导致眼屎增多。这种情况下,母亲可以每天用手在新生儿鼻梁处轻轻按摩,有助于鼻泪管畅通。

专家提醒:夏季高温酷暑,是泪囊炎多发的季节,父母应引起重视。

(五)泌尿生殖系统疾病

1. 新生儿隐睾是怎么回事

胎儿在子宫时,睾丸在两侧腰部腹膜后间隙,随胎龄增长而渐渐下降,在孕期16～24周时,接近腹股沟管内环处,在28～36周时降入阴囊。但是,也有部分新生儿在出生后睾丸才降入阴囊,也就是出生时一侧或两侧睾丸停留于腹膜后、腹股沟管或阴囊入口处,这就是隐睾。早产儿隐睾的发生率很高,尤其是出生体重在1000克以下的几乎都为隐睾。

新生儿发生隐睾的原因大致有以下几种。

(1)先天性睾丸发育不全,导致对促性腺激素促使睾丸下降的动力作用不敏感。

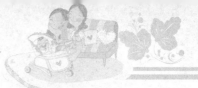

（2）孕妇妊娠期缺乏足量的促性腺激素。

（3）睾丸异位、精索过短、提睾肌发育不良、腹股沟环过紧、纤维带阻止睾丸下降等。

隐睾发生于右侧者约占 50％，双侧者占 10％～20％。一侧无睾丸的阴囊较小，用手摸不到睾丸，许多患儿可在腹股沟摸到未降的睾丸，常常发育不良，但并不影响日后的生育功能。双侧隐睾可影响发育，5 岁以后可发生曲细精管萎缩、生精细胞消失，影响日后精子的生长和生殖功能，也可有男性内分泌不足的现象。另外，睾丸留在腹腔内发生恶性肿瘤的机会较多，而且当长大成人后，会因自己生理上的缺陷而造成心理上的不良影响。

新生儿期隐睾不必治疗，可暂时观察，绝大多数于 1 岁内自行下降。如果 2 岁以后仍不下降，最好行睾丸松解术。

2. 什么是先天性尿道下裂

正常胚胎的外生殖器和尿道在受孕后第八周开始发育，第 15 周完成，尿道沟沿着阴茎腹侧表面由近端向远端逐渐融合，形成尿道，直至阴茎龟头部。一旦胎儿睾酮缺乏或其作用不足，尿道沟未完全闭合到阴茎头的尖部，停顿于不同阶段而发生不同类型的尿道下裂。

尿道下裂是男性婴幼儿中尿道和外生殖器最常见的先天畸形，有遗传性。患儿阴茎短小，向腹侧弯曲，尿道开口不在正常位置，如开口在会阴部，外阴形状如女性，不能站立排尿；龟头背侧包皮如围裙状；阴茎腹侧无包皮系带。尿道下裂常并发睾丸下降不全，应仔细检查阴囊内是否有睾丸。另外，先天性尿道下裂一般认为是女性化的征象，所以一定要仔细检查，并且要与肾上腺性征异常症、真两性畸形相鉴别。

尿道下裂的新生儿一般需要手术整形治疗，否则会影响排尿和以后的性功能。手术最好在学龄前完成，用尿道松解成形术治疗尿道外口畸形和阴茎畸形，同时要细心护理和合理运用抗生素，防止手术后的并发症。

3. 新生儿小阴唇粘连如何处理

有的父母发现刚出生的新生儿"没有阴道"，即大阴唇正常，两侧小阴唇在中线粘连成膜状皮肤，遮住了正常的阴道前庭，在粘连的上端近阴蒂处见一小孔，尿即由此孔排出，临床上称为小阴唇粘连。如果小阴唇全部粘在一起，就是完全粘连；若是粘着一部分上边或是下边，还有一点裂隙，就叫部分粘连。

229

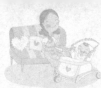
遇到这种情况后,父母可以带新生儿去医院进行处理,过程非常简单,用消毒的圆头探针或小弯钳,从上端小孔插入,逐渐沿小阴唇粘连处向下分离,可将粘连完全分开,不会引起出血,新生儿也不会痛苦。然后在分离后的两侧小阴唇的黏合面,涂上少量石蜡或油膏。

为了防止粘连的再次发生,父母必须坚持每天用高锰酸钾或清水给新生儿洗外阴,在洗的时候要分开外阴,擦干后再涂上含有雌激素的软膏,1～2周就能完全恢复。

专家提示:父母要细心观察新生儿,及时发现,及时处理,否则会导致青春期生殖道粘连闭锁,影响正常的生育功能。

(六)新生儿感染性疾病

1. 新生儿破伤风有何表现

新生儿破伤风又称"四六风""脐风""七日风"等,由于接生时用未经严格消毒的剪刀剪断脐带,或接生者双手不洁,或出生后不注意脐部的清洁消毒,致使破伤风杆菌自脐部侵入导致的一种感染性疾病。

破伤风杆菌侵入体内不立即发病,当杆菌繁殖到一定数量,产生一定的毒素才开始发病,潜伏期一般为3～14日,以出生4～6日时发病最多。潜伏期越短,病死率越高。

破伤风杆菌产生的毒素以侵害神经组织为主。首发症状常表现为不能吸乳,烦躁不安,啼哭不止;继而可出现牙关紧闭、抽搐、眼裂变小、面肌痉挛,以及出现皱眉、举额、口角向外牵引、口唇皱缩撅起,呈苦笑笑容;颈部和躯干、四肢肌肉痉挛,双手握拳、两臂强硬、头向后仰,呈角弓反张状;严重者呼吸肌痉挛,出现口唇青紫,甚至窒息;而且任何轻微刺激,如声音、光亮、震动都能引起痉挛发作;发病初时不发热,以后体温在38℃～40℃。一般痉挛发作越频繁,抽搐时间就越长,病情就越重,需要及时送医院抢救。

2. 新生儿破伤风如何预防

破伤风对新生儿的生命危害非常大,无论是医务人员还是父母都要做好预防。最积极有效的预防措施有:

(1)孕妇可以在妊娠期进行破伤风免疫注射。

(2)分娩时应采用新法科学接生。在接生时严格无菌操作,注意脐带端的

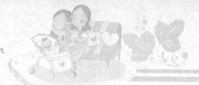

清洁处理,是预防本病的根本措施。若遇急产而来不及使用消毒接生包,可将剪刀在火上烧红后,或用2.5%碘酒涂抹剪刃,干后断脐,并把脐带残端多留4～5厘米,并在24小时之内按严格消毒操作将脐带远端再剪去一段,重新消毒结扎,结扎脐带的线也用2.5%碘酒消毒。同时脐带近端用1∶4 000高锰酸钾溶液或3%过氧化氢溶液清洗,再涂以2.5%碘酒。

(3)如果脐部已有污染,可立即给新生儿注射破伤风抗毒素1 500～3 000单位,再注射几天青霉素,一般可以起到预防的作用。

3. 为什么新生宝宝好发感染

新生儿容易发生感染是其解剖及生理特点和免疫特点所决定的,大致可以分为以下几个方面:

(1)新生儿皮肤黏膜屏障功能较差,皮肤含水量高、pH值高有利于细菌的繁殖,完整性易遭破坏,有利于细菌入侵;汗腺发育差,而汗液存在的乳酸不利于细菌生长;呼吸道、消化道黏膜的防御功能不全,黏膜易破损、通透性高,有利于细菌侵入血液循环。

(2)新生儿脐部尚未完全愈合,细菌容易从此处侵入宝宝体内。

(3)新生儿血脑屏障功能差,一旦细菌进入血液循环,容易透过血脑屏障导致化脓性脑膜炎。

(4)新生儿淋巴结发育不全,不能将病原菌局限于局部淋巴结。

(5)新生儿胃酸低,杀菌能力弱,细菌可在肠道中繁殖并侵入其他部位。

(6)新生儿的免疫功能低下,一些免疫球蛋白不能通过母亲的胎盘传给新生儿,新生儿自身的免疫球蛋白还没有产生,所以新生儿对多种病原微生物高度易感,尤其是细菌,如某些细菌对成年人无致病性,但在新生儿体内可引起感染,而且胎龄越小、日龄越小,免疫及局限感染的能力越差,常可引起肺炎、败血症、脑膜炎。

由于新生儿易患感染,故在日常生活中应加强对新生儿的护理,如新生儿的用具应清洁,接触护理新生儿前后要用肥皂洗手;尽可能母乳喂养,因为母乳中含有分泌型的IgA、溶菌酶、巨噬细胞及乳糖等,这些均利于新生儿提高免疫力;同时患有感染性疾病的人群要避免与新生儿接触。

4. 如何让宝宝远离鹅口疮

新生儿鹅口疮又名雪口,是一种传染性口腔疾病,由白色念珠菌引起,这种真菌可以在口腔中找到,当新生儿营养不良或身体衰弱时可以发病。新生儿多

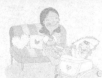

由产道感染，或因哺乳奶头不洁或喂养者手指的污染传播。

本病主要表现为在口腔颊部、舌背、牙龈及上腭等黏膜处呈现白色乳凝块样物，很像残留的奶块，可有一处或多处同时发病。本病初起时呈小片状，逐渐融成大片，不易拭去。如果用力剥掉，斑膜下的溃疡面上有渗血。一般全身症状，重者可出现食欲低下、拒奶、哭闹不安等。

父母平时应注意新生儿乳具的清洗消毒，新生儿生病时要合理使用抗生素。对已经患有鹅口疮的患儿，应给予 5％碳酸氢钠液清洗口腔，每日 2～3 次，然后外涂 1％甲紫，或制霉菌素，或冰硼散，每日 2～3 次，一般 3～4 日即可治愈。

5. 新生儿也会得肝炎

专家指出，新生儿确实会得肝炎。其中以乙型肝炎病毒最常见，其次还有巨细胞病毒、单纯疱疹病毒、柯萨奇病毒和风疹病毒，还有弓形虫，这些病原体均可通过胎盘感染胎儿，亦可在产程中或产后感染。

专家还指出，新生儿一般不会患甲型肝炎，因为甲型肝炎病毒不能通过胎盘。所以，即使母亲患了甲型肝炎也不能通过胎盘传给胎儿。此外，甲型肝炎潜伏期为 40 日，故在新生儿期尚不能发病。其他类型的病毒如风疹病毒、单纯疱疹病毒、巨细胞病毒，以及其他病毒侵入体内时亦可产生肝炎，但是均无传染性。如果验血结果为澳抗阳性，则说明这种肝炎是有传染性的，食具、衣物均要隔离、消毒。

新生儿肝炎主要表现为黄疸，一般在出生后 2～4 周皮肤巩膜发黄，持续时间较长，尿为橘黄色，有时染尿布，大便浅白色，吃奶差，呕吐，肝脏大，少数脾脏亦大，甚至体重不增加，精神弱，乏力，爱睡觉。另外，中毒性肝炎常有感染病灶和全身中毒症状。风疹病毒、巨细胞病毒引起的肝炎，常伴有先天畸形或宫内生长障碍。

在治疗上，以保肝为主，供给充分的热能及维生素。禁用对肝脏有毒性的药物。黄疸严重者可试用泼尼松抗炎，以减轻胆管梗阻，通常用药 4～8 周，需注意预防其他感染。一般患儿可用中药清热、利湿、退黄，如茵陈蒿汤等。

在护理上，注意平时多喂一些葡萄糖水、维生素 C。尽量用母乳喂养，注意维持体温，以免着凉或患上呼吸道感染。

6. 乙肝母亲如何避免传染宝宝

乙型肝炎是一种全身性病毒感染疾病，怀孕妇女发现被乙型肝炎病毒感染

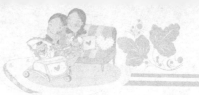

或携带乙型肝炎病毒后,应及早终止妊娠。如果继续妊娠,不仅会加重自身病情,而且还会传染给胎儿,影响胎儿的正常生长发育,造成畸形、死胎。但是,如果妊娠已到晚期,孕妇难以引产或特别想要这个宝宝时,那应该怎样做才能使新生儿不被携带乙肝病毒的母亲传染呢?

(1)宫内胎儿的预防:对孕妇必须进行有效的阻断措施。大、小"三阳"的孕妇在妊娠晚期,即妊娠后 3 个月时,每隔 3～4 周注射乙肝高效的免疫球蛋白,这属于被动免疫,是直接给孕妇注入乙肝抗体,保护作用迅速,持续时间为 2～4 周,这样胎儿在宫内受染机会大大地减少。

(2)住院分娩:由于乙肝母亲的羊水、阴道分泌物、血液、汗液,以及乳汁、唾液等都带有病毒,这种情况下应该让有经验的医生助产,可以在分娩过程中尽量避免新生儿吸入羊水、血液和其他分泌物,以减少感染。

(3)产后对新生儿的预防:计划免疫普及中,最有效的措施是给新生儿进行乙肝疫苗免疫预防接种,也就是在新生儿在出生后 24 小时、1 个月、6 个月时注射乙肝疫苗,剂量分别是 10 微克、5 微克、5 微克。

(4)产后哺乳问题:单纯 HBsAg 阳性的母亲可以母乳喂养,因为新生儿一生下来 24 小时就接种了乙肝疫苗,已阻断了母婴传播。但是正患急性乙肝的母亲,或是大"三阳"的母亲,产后不宜母乳喂养。

(5)避免接触传染:携带乙肝病毒的母亲最好不要亲吻新生儿,平时要分开用食具、毛巾等物品。接触新生儿前、饭前、便后应严格洗手,喂奶前清洁奶头,切不可口对口喂食。有条件者最好母婴分开,由身体健康的人喂养,这样可避免新生儿传染发病。

7. 为何新生儿易患败血症

新生儿败血症是新生儿时期常见的、严重的细菌感染性疾病,是由于细菌侵入血液循环,并在血液中生长、繁殖,产生毒素而引起的,临床表现为发热、严重的毒血症状、皮疹瘀点、肝脾大和白细胞数增高等。其发生率占活产新生儿的 1‰～10‰,早产儿发病率更高。

新生儿易患败血症主要有以下原因:

首先,这与新生儿的一些生理特点有关,如新生儿的皮肤、黏膜薄嫩,容易破损;未愈合的脐部是细菌入侵的门户;更主要的是新生儿免疫功能低下,感染不受局限,当细菌从皮肤、黏膜进入血液循环后,极易向全身扩散而致败血症。

第二,妈妈怀孕期间患感染性疾病时,某些细菌及其毒素可以通过胎盘传

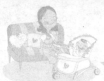

染给胎儿,这种情况下的新生儿多于出生后 48 小时内发病。

第三,由于母体胎膜早破、羊水被污染、产程延长、助产过程消毒不严等,胎儿娩出时均可增加感染机会,而致新生儿败血症。

第四,新生儿反应能力低下,当有某些局部感染时,未被及时发现,如脐炎、口腔炎、皮肤小脓疱、脓头痱子、眼睑炎等,均可成为病灶,如不及时治疗,则可发展为败血症。

8. 如何预防新生儿败血症

新生儿败血症的后果是很严重的,所以我们要从以下方面做好预防工作。

(1)注意围生期保健,积极防治孕妇感染,以防胎儿在宫内感染;最好在医院进行科学分娩;医护人员在分娩过程中严格执行无菌操作,特别注意脐带的消毒和保护。

(2)对早期破水、产程太长、宫内窒息的新生儿,出生后应进行预防性治疗。

(3)平时护理新生儿时,应该特别注意保护好新生儿的皮肤、黏膜、脐部免受感染或损伤,并要严格执行消毒隔离制度。

(4)新生儿脐窝有分泌物,或皮肤有小脓点时,要用紫药水涂抹,脐窝脓多时可涂点酒精或撒些消炎粉。

(5)父母千万不要使用未经消毒的针给新生儿挑刺"马牙""螳螂嘴",也不要随便挤压新生儿的乳房。

(6)母亲有脓疮、肺炎等细菌感染时,要暂时停止喂奶,可将奶液挤出煮沸后再喂,或直接用牛奶代替。

(7)如无特殊情况,提倡用母乳喂养新生儿,因为母乳中含有生长因子和抗体,有利于增强新生儿的抗病能力。

(七)新生儿用药

1. 新生儿用药注意事项

新生儿的各个器官发育还不成熟,抵抗力低,容易生病,并且对药物反应非常敏感,解毒功能也较差,用药稍有不当就会产生严重不良反应。给新生儿用药时要特别小心。

第一,不能随意用药,尤其是解热镇痛药和抗生素,千万不能随便使用,一旦需要也必须在医生严格指导下使用。退热药不可过量,用药时间不可过长。

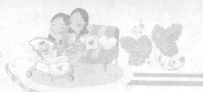

因为此类药物在治疗疾病的同时也会引起其他一些症状,如四环素容易引起黄斑牙;氯霉素可抑制骨髓造血功能;卡那霉素、庆大霉素等可引起小儿耳聋,或肾脏损害。

第二,用药时要做到种类少而精,即能用一种药尽量不加另一种药。如果需要同时服用几种药物,要严格遵医嘱将服药时间错开,以免药物在体内相互作用而产生毒副作用或降低药物的效果。

第三,用药剂量要严格听从医生安排,因为小儿用药剂量和大人不同。许多药如抗生素、退热药等都是根据小儿体重计算出来的,父母不能随意加减药物剂量,或者随意停药,这都是不对的。

第四,用药之前要认真阅读药物说明书,了解其毒副作用。在用药过程中,父母要注意观察,若发现异常情况,应引起警惕,立即停药,并尽快请医生诊治。

第五,家庭用药千万谨慎。随着非处方药的增多,许多父母为了方便、省钱,选择了自己给宝宝用药。这时,父母千万要谨慎,既不能选择成年人药物,又不能按照成年人药量用药,最好还是在医生指导下使用药物。

第六,在给宝宝用药时,药片、药丸可研细后溶于水制成"汤剂",可使用试管型喂药器或滴管,最好不用普通汤匙喂,因为它不容易控制药量,影响疗效。

第七,打针、输液不一定比吃药效果好。注射用药的确作用快、用量准确、利用度高,但一般多用于重症、急症或呕吐症状,以及不能口服或口服后药效降低的药物。同时,注射用药对药品的质量、护士的注射技术和医院消毒设施要求较高,否则容易发生局部损伤,静脉注射和静脉输液还有可能出现输液反应。所以,口服给药是最安全、方便和经济的,特别是对一些消化系统疾病,如肠炎和痢疾,治疗效果好。

2. 新生儿不宜用哪些药物

由于新生儿肝脏解毒功能极差,肾排泄功能低,药物半衰期长,用药、用量等必须要注意,而且还有一些药不宜使用,如下列药物。

(1)四环素族药物比较易于沉积于骨组织,阻碍骨骼发育,服用数月可使牙齿变黄。

(2)维生素 K_4、维生素 K_3、磺胺类药物、新生霉素、三乙酰竹桃霉素、伯氨喹等易引起新生儿黄疸。

(3)氯霉素可抑制骨髓,导致灰婴综合征。

(4)卡那霉素、庆大霉素疗程不要超过 10 日,以免听神经及肾功能受损。

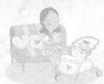
(5)链霉素对听神经有影响,且对肾脏不利。

(6)吗啡、哌替啶、可待因会引起敏感者中毒,应慎用。

3. 给宝宝喂药有讲究

许多父母都遇到过这种情况,宝宝本来满脸堆笑,可是一听说要吃药,瞬间就哭闹起来,更别说乖乖吃药了,使得本来很简单的事情变得困难起来。可见,父母掌握一些喂药的技巧是十分重要的。

(1)最好的喂药方法是把药水、药粉倒入奶瓶,可以加少许糖水,让宝宝像吸奶一样服药。当然,也可以把丸、片剂研成粉状,用糖水调成稀糊状,把宝宝抱在怀里,呈半仰卧状,左手扶住宝宝头部,右手持勺子取药慢慢喂下。

(2)喂药前,可以先喂几口奶,再喂点药,反复这样做,直至将药喂完。然后将宝宝竖起轻拍背部,以防反胃呕吐。注意,喂药之前不应喂饱奶,以免饱后宝宝拒绝服药;也不可将药和乳汁混在一起喂,因为两者混合后可能出现凝结现象或者降低药物疗效。

(3)由于药物太苦,宝宝拒绝服药时,千万不能捏住宝宝的鼻子,撬嘴灌药,因为宝宝哭闹时易将药物灌入气管导致剧烈的呛咳、呕吐,甚至引起窒息等严重后果。这种情况下可暂时通过一个软管把药送到舌根部,避免药液与舌面上的味蕾接触。

(4)喂完药后,不要立即给宝宝喝很多水或汤类的食物,以免引起呕吐,可吃些饼干、蛋糕、糖果等偏干的东西。

温馨提示:给宝宝服药的方法很多,可灵活掌握,父母要有耐心,善于引导,不要发脾气,闹成僵局,使服药失败,延误病情。

4. 怎样给新生儿点眼药

父母在给新生儿使用眼药时,无论是药水,还是药膏,一定要方法得当,有助于药效的发挥,取得良好的效果。否则不但达不到预期效果,还会产生严重后果。

滴眼药水时,新生儿一般要仰卧,头略后仰,眼向上看。父母可以在新生儿头顶上方挂一个玩具来逗引他,使眼睛保持向上看的状态。然后,父母用左手拇指或棉签轻轻扒开新生儿下眼睑,暴露下结膜囊,右手持眼药瓶或滴管将眼药水滴入结膜囊内,动作要快,以免新生儿不配合,再将上眼睑稍提起后轻合上,使整个结膜囊内充盈眼药水,这时最好让新生儿闭眼 1~2 分钟,待其睁开眼后,用手帕擦净眼周围药水。

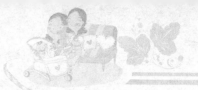

注意:点眼药水时不要距离眼球太近,以防刺伤眼睛;若新生儿眼睛分泌物较多,在点眼药时要先擦干净;如果眼睛被分泌物粘住睁不开,可以将消毒棉球在温开水中浸湿,在眼睛上敷一会儿,然后轻轻地从眼角内向外侧擦洗。注意不要来回擦,一块棉球只能擦洗一只眼睛,擦净后再点眼药。

涂眼药膏时,在暴露结膜囊后,可将米粒大小的药物直接挤入结膜囊内,点完后使其闭眼,有助于眼膏在结膜囊内溶化分布,并用棉签或棉球擦净眼睑缘及睫毛上的油膏。如果眼药水与眼药膏合用时,要先滴眼药水,后点眼药膏。

5. 为什么新生儿不能用氯霉素

新生儿的器官组织柔嫩,药物的吸收迅速,并且他们的肝肾功能发育不健全,肝脏缺乏分解、破坏氯霉素的葡萄糖醛酸转移酶,肾脏对药物的排泄能力较差。所以,新生儿不能用氯霉素,否则就会造成严重后果。

(1)氯霉素能抑制人体的骨髓造血系统。氯霉素能阻碍人体红细胞、白细胞的生长,使其生成减少,导致进行性贫血、出血倾向和反复感染,甚至诱发再生障碍性贫血。

(2)氯霉素能使胃肠道、口腔、肛门及生殖器等发生异常。胃肠道反应主要有腹胀、腹泻、食欲减退及恶心;口腔症状如黏膜充血、疼痛、糜烂、口角炎和舌炎等;少数患儿可有肛裂,并有浆液性渗出。停药后这些症状迅速消失,偶见腹泻持续数周。

(3)新生儿长期大量服用氯霉素会引起"灰婴综合征",出现腹胀、呕吐、呼吸不规则、进行性面色苍白、发绀、循环衰竭等症状,甚至休克。

(4)氯霉素还能引起过敏反应,如皮疹、日光皮炎、血管神经性水肿等。皮疹一般较轻,停药后可迅速消退。

(5)氯霉素还能引起视神经炎、多发性神经炎、神经性耳聋,以及严重失眠。

6. 为何新生儿不宜随便使用退热药

宝宝发热时,我们要马上给退热药吗?新生儿的体温调节功能不完善,汗腺发育不良,排汗散热能力差,若室温过高,或保暖太过,容易使体温上升而导致发热。这时,父母不要立即给他们喂退热药,因为药物往往会使体温突然下降,甚至会导致皮肤青紫,严重者还可出现便血、呕血、脐部出血、颅内出血等,可因抢救不及时而死亡。因此,退热药如阿司匹林等是新生儿的禁用药。

父母在处理新生儿发热时的最好方法是用物理降温的方法,如暴露肢体、

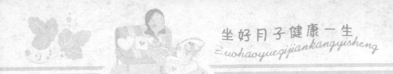

枕冷水袋、温湿毛巾擦浴、酒精擦身等。同时还要保证给予充足的水分,如多喂些温开水或葡萄糖水,以祛除体内毒素,防止脱水。另外,体温一旦下降,应立即停止降温,以免体温继续下降而导致体温不升。

(八)新生儿补钙

1. 新生儿缺钙时会有什么表现

有时候宝宝老出汗,睡觉时总打颤,夜里还哭闹,这种情况下父母千万不要掉以轻心,因为这可能是缺钙的表现。

一些轻度缺钙的宝宝经常表现为烦躁、好哭、睡眠不安、易醒、易惊跳、多汗、枕部脱发圈、出牙落后等症状。缺钙严重的宝宝可引起佝偻病,甚至引起各种骨骼畸形,如方颅、乒乓头、手镯或脚镯、肋骨外翻、鸡胸或漏斗胸、O形腿或X形腿等。专家建议,若发现宝宝出现这些症状了,应该怀疑缺钙,及时去医院检查,尽快加以纠正。另外,胖宝宝比瘦宝宝更容易缺钙,所以父母在照料胖宝宝时更要细心观察。

2. 小宝宝补钙要讲究"分量"

人体对钙质的需求是随年龄、性别、生理状况的不同而有所差异的。我国营养学会的营养专家推荐每日膳食中钙的供给量是:1～6个月,母乳喂养儿300毫克/日,人工喂养儿400毫克/日;6～12个月,400毫克/日;1～4岁,600毫克/日;4～11岁,800毫克/日;11～18岁,1 000毫克/日。

我们吸收钙的主要来源是通过食补,即多摄取高钙食物,如牛奶及奶制品、大豆及大豆制品,虾皮、虾米、芝麻酱等。对宝宝而言,最好每天食用奶类食品,因为奶类和奶制品含钙量丰富,而且易吸收,如1瓶牛奶(220毫升)的含钙量为200毫克左右,若每天能喝上1～2瓶鲜牛奶,就可得到200～400毫克的钙,再加上其他食物中的钙,就能满足宝宝1天的需要量。

值得一提的是:奶酪含钙量也很高,父母可以自制蔬菜奶酪汉堡包,以增加钙的摄取。对于不爱喝奶的宝宝,可以改喝酸奶。另外,豆类及豆制品的含钙量也较高,最好能每天食用25～50克。

在补钙的同时,父母平时应该多带宝宝晒太阳,帮助钙的吸收。

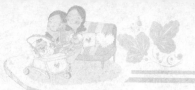

3. 什么原因导致新生儿缺钙

是什么原因导致新生儿缺钙呢？一般来说,母亲在怀孕期间钙量摄取不足会频繁出现小腿抽搐,并且还会影响胎儿对钙的吸收,导致钙缺乏。所以,母亲及时补钙,是预防胎儿和新生儿缺钙的最好方法。

怎样知道宝宝是否缺钙？要判断宝宝缺钙与否,首先要分析宝宝的膳食,从宝宝的膳食质量中获取钙的量看是否充足,其次要了解宝宝的表现。在日常膳食中,应多给宝宝提供含钙丰富的食品,为宝宝选择合适并含钙丰富的食物。

4. 新生儿何时开始补钙

近期社会上掀起了一股补钙热,就连新生儿也不放过。钙确实是儿童正常发育所必需的,但不是每个孩子都需要补充钙。

最近,专家研究发现,只要新生儿吃奶好,维生素 D 在医生的指导下按要求供给,一般不需要补钙。如果盲目补充过多的钙,不但影响新生儿的食欲,大量的钙在肠道内形成钙锌磷酸盐化合物,反而使钙、锌得不到吸收,还可干扰蛋白质及脂肪的正常吸收,直接影响新生儿的正常生长发育。

如果在母乳期新生儿有"抽搐"史,应在 3~4 个月后开始补钙,早产儿一般 2~3 个月开始补钙,这些都是在母乳喂养的前提下。人工喂养可提前一个月给宝宝补钙。

温馨提示:孕妇在怀孕后期最好能进行一次肌内注射维生素 D,这是预防新生儿缺钙较为理想的办法。同时,还要增加宝宝的户外活动时间。

5. 新生儿期要加喂鱼肝油

佝偻病是一种常见的慢性营养不良性疾病,是由于身体内维生素 D 不足而造成钙磷代谢失常,使体内钙盐不能正常地沉着在骨骼的生长部位上,所以骨骼发生病变,出现畸形。同时,还影响神经系统、肌肉系统、造血系统、免疫系统的功能。佝偻病虽然很少直接危及生命,但因发病缓慢易被忽略,一旦发生明显症状时,机体的抵抗力已明显下降,容易得肺炎、腹泻。得病后表现病程长、病情重、病死率高。

体内维生素 D 主要依靠晒太阳的作用形成。因阳光中的紫外线能将皮肤中的 7-脱氢胆固醇变成胆骨醇,即维生素 D_3。其次,食物中也含少量维生素 D,特别是浓缩鱼肝油中含量较多。

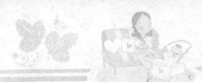

一些在冬春季节妊娠的孕妇,如果在孕晚期没有补充维生素 D 及钙剂,出生的新生儿非常容易发生先天性佝偻病。新生儿期很少晒太阳,而人奶、牛奶含维生素 D 很少,不能满足每日的需要量,导致佝偻病加重,影响生长发育。为了防止新生儿患佝偻病,在新生儿出生半个月时,必须加服鱼肝油。

6. 新生儿不宜吃钙片

现在,许多父母都知道要给宝宝补钙以防止出现佝偻病,随之市场上也出现了各种儿童钙片。儿童保健专家提醒父母,不要给吃母乳的宝宝吃钙片补钙,尤其是新生儿,因为很多钙片都是化学合成品。对于还在母乳喂养期的宝宝来说,母乳中的钙就足够了。如果给宝宝喂服钙片,反而会影响吃奶量,影响营养的吸收。

因此要保证宝宝不缺钙,母亲可以注意适量摄入些含钙丰富的食品,如牛奶、鸡蛋、瘦肉、干果等,都可以帮助母亲补充钙、锌等,而宝宝只要通过母乳喂养就可以得到足够的钙了。当然,还要注意多给宝宝晒太阳,以利于维生素 D 的合成,促进钙的吸收。

(九)新生儿防病细节

1. 如何早期发现宝宝智力低下

如果自己的宝宝反应比其他同龄宝宝慢,父母就会忧心忡忡,是不是宝宝智力低下呀?专家指出,同龄宝宝反应是有差异,但差异比较小,反应慢不一定是智力低下的表现。父母可以从以下 9 个方面早期发现宝宝智力是否低下。

(1)不会笑或很晚才会笑:正常宝宝 2 个月时就会笑,4 个月时能放声大笑。如 3 个月才会笑,6 个月时偶尔一笑,1 周岁还不会笑则是智力低下的一种信号。

(2)不关注周围事物:一般来说,新生儿会用眼睛注意周围环境,而智力低下的新生儿则对周围的人或事物常常表现出无动于衷。

(3)对响声不敏感:正常新生儿对周围的声响常常特别敏感,如果没有反应,似乎特别"老实",则常常是智力障碍的征兆。

(4)看上很老实:平时哭声少,有时只有尖叫,或是哭声无力,似乎很乖巧,对容易引起哭闹的外界刺激显得很淡漠。

(5)咀嚼晚,喂养困难:吃固体食物不易咽下并且常常出现呕吐。

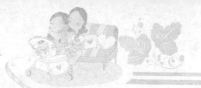

（6）爱流口水：小宝宝流涎可以说是正常现象，但随着年龄的增长，还一直淌口水，就要想到智力障碍的可能。

（7）走路时步态不稳：与同龄正常宝宝相比，智力低下的宝宝动作幼稚，等到学会走路后两脚还是相互乱踢，平时无目的的活动较多。

（8）注意力不集中，缺乏好奇心：对外界事物漠不关心，或虽有兴趣但很短暂，反应迟钝。

（9）能力较低：反映在语言能力、思维能力、记忆能力、计算能力和分析比较能力方面，均明显落后于同龄宝宝。

专家提醒，有以上症状并非就是智力低下，父母需要综合分析，必要时可去医院做智力测定。

2. 如何提高宝宝的免疫力

虽然新生儿一出生就有一些抗体，但这些抗体只能够为宝宝筑起第一道防护体系，而且在宝宝体内维持很短的一段时间。能在宝宝体内维持 23 个月的抗体有：白喉、破伤风、百日咳、脑灰质炎、脑膜炎；能在宝宝体内维持 1 年的抗体有：麻疹、腮腺炎。

可见，宝宝的免疫系统是不够完善的，作为父母要做的就是让宝宝的免疫系统快快发育起来，让他们能够直接面对更广阔的外部世界。方案如下：

（1）母乳喂养：母乳中富含增强免疫力的物质。母乳喂养的孩子患某些疾病的概率比较低，如脑膜炎、肺炎。仅在母乳喂养的头 4 日内，宝宝就能获取 40 亿个白细胞。此外，还能获得 T 细胞和免疫球蛋白 A，前者能帮助免疫系统工作，后者则附着在喉咙和肠道内，从而构筑起抵御细菌的屏障。

（2）健康食品：宝宝需要摄取维生素和无机盐来构建完善的免疫系统，而一些营养物质必须从食物中摄取。健康食品包括富含维生素 A、维生素 C 及维生素 E 等的食物，所有的谷物如燕麦、大麦，都含有各种各样的无机盐。

（3）定期锻炼：定期做运动有助于宝宝循环系统的运转，而且能帮助他们消化，改善胃口。一旦宝宝爱动了，要确保他们每天至少花半小时做一些运动。运动的强度不必很大，简单地滚爬就可以。

（4）充分休息：充分休息能使宝宝的身体做好准备应对任何问题，同时身体能够通过休息恢复活力，从而减轻了免疫系统的负担。

（5）运用色彩：宝宝比较喜欢明快的色彩，这会让他们心情愉快，从而对大脑发育起到积极作用，而且还会促进免疫系统的发育。

（6）注射疫苗：疫苗能够刺激宝宝的身体产生抗体，从而保护他们免于感染

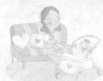

某些危险的传染病,或者至少降低了感染的可能性。

3. 新生儿也会低血糖

新生儿也会发生低血糖,一般多发生于出生后 2～3 日,常见于早产儿、足月小样儿、糖尿病母亲的新生儿及新生儿缺氧窒息、硬肿症、感染败血症等。

低血糖症状轻的患儿可出现面色苍白,口周青紫,出冷汗,哭闹不安,全身肌肉软弱无力,体温偏低,心动过速等症状,或有到处寻找奶头要吃奶的明显饥饿现象。症状重的患儿则表现为哭声低弱,各种反应差,眼球出现异常的转动,心跳加速,肌肉震颤,腱反应亢进,阵发性呼吸暂停或增快,嗜睡、惊厥甚至昏迷。

新生儿发生低血糖会妨碍神经组织中正常的新陈代谢活动,尤其是物质合成代谢,从而使脑细胞能量代谢障碍、脑细胞肿胀、软化、坏死,临床上出现智力低下、脑瘫等神经系统后遗症。因此,对新生儿血糖的监测是十分重要的,尽量要做到预防为主、早期诊断及时治疗,这样才能降低发生率,减少脑损害。

4. 新生儿低血糖的原因

引起新生儿低血糖的原因主要有:

(1)早产儿及小样儿体内糖原的储存量少,出生后维持体温、呼吸、肌肉的活动,都要靠糖类物质来供应能量,如果不及时补充则很容易发生低血糖。

(2)新生儿如患有呼吸窘迫综合征、硬肿症、溶血症时,往往不能很好地进食,体内现有的葡萄糖消耗量又大,从而导致低血糖。

(3)母亲患有糖尿病或新生儿患有半乳糖血症、糖原贮积病等遗传性疾病,也会出现小儿低血糖。

(4)如果快速葡萄糖输入可能刺激新生儿内源性胰岛素分泌增加,当突然停止葡萄糖输入时,可能发生反应性低血糖。因此,对窒息后新生儿,尤其是低出生体重儿,输注葡萄糖后应逐渐减量至停用,可避免发生反应性低血糖。

(5)一些疾病如激素缺乏、糖尿缺陷、先天性垂体功能低下等,还有先天性代谢性缺陷,如枫糖尿症、半乳糖血症等,均能导致血糖减少。

5. 怎样防止新生儿低血糖

新生儿大脑发育很快,需要消耗大量的葡萄糖,如果来源不足或生成障碍,就容易导致低血糖。新生儿低血糖造成的后果严重,轻者智力发育迟缓,重者可出现智力低下、白痴,甚至发生脑性瘫痪等疾病。血糖浓度越低,脑损伤程度

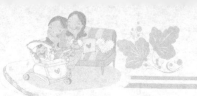

越重。因此,预防新生儿低血糖是一个不可忽视的问题。

新生儿低血糖在早期(血糖在 1.7～2.2 毫摩/升)往往无症状,但可能引起脑的损伤。因此,在新生儿出生后的 24 小时内,必须加强血糖的监测,最早 1 次应在出生后的 30 分钟进行,随后可根据实际情况,在第 1、2、4、6 个小时各检查一次。如果发现血糖低于 2.2 毫摩/升就应给予补充葡萄糖。另外,母亲最好及时喂奶,若是早产儿或不会吸吮者,可用滴管或鼻饲喂奶。

当然,孕妇合理进食是预防新生儿低血糖的关键措施。自然分娩的产妇在产程前后应适当进食,少食多餐,以富含热能的流食、半流食为主,如果汁、藕粉、稀面条、稀饭等。当产妇因情绪紧张、焦虑而缺乏食欲或畏惧进食时,可给予5%～10%葡萄糖液静脉注射。剖宫产的新生儿比自然分娩的新生儿更容易出现低血糖,这与孕妇禁食时间长和术中补盐多于补糖有关。对此,术前给孕妇注射5%～10%葡萄糖液,可提高其产时血糖浓度,有利于改善宝宝对糖的需求。

6. 警惕巨大儿低血糖

一般来说,糖尿病母亲所生的新生儿容易发生低血糖,因为糖尿病母亲血糖高,胎儿从母亲体内得到的糖分亦特别多,由于营养供应充分,胎儿生长较快也较大,但同时由于过高的糖刺激胎儿的胰岛细胞增生,产生较多的胰岛素来处理这些过多的糖。一旦娩出,糖的供应随之中断,但新生儿体内的胰岛细胞仍在不断地分泌胰岛素,过多的胰岛素将消耗掉体内的糖,因此巨大儿会很快出现低血糖。如果巨大儿低血糖严重而又持续时间长,则会引起神经精神方面的后遗症,如智力低下等。有的巨大儿还容易并发低血钙、黄疸或畸形。

预防措施:巨大儿要提早喂养,出生即可在医生指导下喂奶或糖水,以防发生低血糖,可以按照 2 小时喂 1 次进行。如果喂养困难,可以静脉滴注 5%～10%葡萄糖液,此时要注意静脉滴注葡萄糖液的浓度不能过浓,速度不能过快。

7. 为什么有的新生儿会出牙

正常宝宝一般在出生后 6 个月左右开始出牙,但也有个别宝宝出生不久就有牙齿萌出,一般是一颗或两颗,以上颌牙为多,称乳牙萌出过早。

牙齿发育的全过程和机体的内外环境有密切关系,是一种复杂的生物现象。萌出过早的乳牙可能是正常的,由于牙胚离口腔黏膜太近而过早萌出,又因为牙根没长或完全没牙根所以较松动,极易脱落。一旦落入气管容易造成窒息,危及生命。这种牙齿没有用处,而且还会咬母亲的乳头,同时也影响吸乳,故应及早拔除。

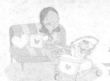

有的新生儿牙齿不松动,吮奶的时候舌系带和双侧软组织与牙齿发生摩擦,易发生创伤性溃疡,如果刺激源不清除,创面可能长期不愈合,此时应立即停止吮奶,改用汤匙喂奶,以避免摩擦溃疡面。对于溃疡面可涂甲紫、碘甘油等缓和收敛性药物,促进溃疡尽快愈合。如果处理不及时,刺激长期存在,这种溃疡有时发展成慢性增殖性病变,易被误诊为肿物,一旦切除极易出血,所以一定要谨慎处理。

8. 唇腭裂新生儿什么时间做手术

唇裂俗称"兔唇",腭裂俗称"狼咽"。其形成的原因主要为两方面,即遗传因素和环境因素,后者是指胚胎在母体内生长发育的环境。现代医学证实了胎儿的唇腭发育是在胚胎12周内完成的,尤其是在怀孕后的前3个月内,一些影响胚胎发育的因素(如微量元素及维生素缺乏、病毒感染、损伤、不良精神刺激、某些药物等)可以直接导致唇腭发育障碍。因此,妊娠早期的妇女应避免一切不良精神刺激,注意劳逸结合,防止病毒感染,慎用药物。

一旦发生唇腭裂,畸形表现在面部,不仅直接影响患儿美观,而且对其今后的生活、发育及心理都会产生不利的影响。因此,对唇腭裂患儿施行早期治疗是父母迫不及待地要求,但同时又因为考虑到新生儿能否忍受手术而犹豫不决,因此如何选择手术时间尤为重要。

唇裂的修复年龄宜早不宜迟,原则上只要避开新生儿黄疸期即可进行手术治疗,也就是通常在出生后3日内或10日后,倘若患儿因黄疸延迟消退,可考虑在出生3周后再行手术。至于双侧唇裂患儿暂可考虑先做一侧手术,另一侧待半年后再予治疗。

9. 为宝宝做正确的骨钙检查

不少父母常常不知道如何判断自己的宝宝是否缺钙,在医院检测中,头发和血液两种检测方法,哪种更能真实反映宝宝的含钙水平?

有关专家介绍,取宝宝的头发来检测其缺钙与否是没有科学依据的,结论也不可信。比较可信的是检测耳朵、手指等处的末梢血来查骨钙,这才能真实反映宝宝的含钙水平。一般医院是做血生化(抽静脉血查血钙、血磷、碱性磷酸酶)和骨骼 X 线检查(腕部 X 线照片)来判断有无佝偻病。

10. 新生儿锁骨骨折不容忽视

新生儿锁骨骨折是产伤性骨折中最常见的一种,有时症状不明显易被医生

或家长忽略,如不能及时发现和治疗,易造成严重后果。本病常发生于体重过大、分娩困难的新生儿,男女比例为2:1。

本病的发生常由于胎儿迅速下降,前肩胛部挤向产妇的骨盆耻骨联合处,使脆弱的锁骨极度弯曲而发生骨折;助产人员牵拉胎儿肩部用力过猛,强拉胎儿娩出至骨盆口时,两肩剧烈向内压而引起。骨折多发生于中央或中外1/3段,呈横形骨折并有移位,也有不完全性骨折(青枝骨折)者。

11. 什么是胎粪吸入综合征

新生儿胎粪吸入综合征见于胎儿窒息在宫内或产时排出胎粪、污染羊水,吸入后可发生肺炎。胎粪吸入气道可形成活瓣样栓塞,引起局限性肺气肿,完全阻塞气道可引起肺不张。胎粪吸入尚可引起化学性或继发性感染性肺炎,严重胎粪吸入综合征由于缺氧、酸中毒引起肺血管痉挛,肺血管阻力增加,可导致右向左分流的新生儿持续肺动脉高压。

胎粪吸入综合征通常是胎盘功能不全的并发症,多见于过期产儿,因为过期产儿的羊水量较少,胎粪不能被稀释,胎粪颗粒稠厚,很容易引起呼吸道梗阻。

12. 胎粪吸入综合征有什么表现

胎粪吸入综合征可以见到羊水被胎粪污染,呈黏稠和黄绿色,患儿的皮肤、指甲和口腔有胎粪污染,并且可发生轻到重度的呼吸窘迫,不同程度的青紫,如果支气管完全梗阻,可导致肺不张;部分梗阻发生吸气时空气潴留,导致过度膨胀和肺气漏;如由胎粪部分阻塞支气管或张力性气胸引起气体陷闭,可能增加胸廓前后径而呈桶状胸。

如果患儿用头罩吸氧,但血气仅达到临界的满意程度,或呈进行性恶化,最安全的方法是应用正压通气,以避免低氧血症或高碳酸血症,而这两者均可促使新生儿持续性肺动脉高压的产生。尤其是过期产儿,应怀疑存在持续性肺动脉高压。

13. 如何治疗胎粪吸入综合征

首先,在胎头娩出而肩尚未娩出前,吸净口腔和气管内污染羊水,如喉镜下发现声带周围有胎粪生后可立即气管插管,在处理气道前不做正压呼吸。

第二,缺氧者可给予头罩或呼吸器供氧。

第三,纠正酸中毒,在高度通气的基础上用碳酸氢钠纠正酸中毒。

第四,如发生气胸、纵隔气肿,轻症自行吸收,重症抽气或引流。

第五,应用抗生素防治感染。注意维持液体及热能。